M. Bonse-Rohmann I. Hüntelmann A. Nauerth (Hrsg.)

Kompetenzorientiert prüfen

Mathias Bonse-Rohmann, Ines Hüntelmann,
Annette Nauerth (Hrsg.)

Kompetenzorientiert prüfen

Lern- und Leistungsüberprüfungen in der Pflegeausbildung

Unter Mitarbeit von:
Andreas Holtmann, Petra Mohr, Patrizia Raschper, Maria Thobe

ELSEVIER
URBAN & FISCHER

URBAN & FISCHER
München • Jena

Zuschriften und Kritik an:
Elsevier GmbH, Urban & Fischer Verlag, Karlstr. 45, 80333 München, pflege@elsevier.de

Wichtiger Hinweis für den Benutzer
Die Erkenntnisse in der Medizin unterliegen laufendem Wandel durch Forschung und klinische Erfahrungen. Herausgeber und Autoren dieses Werkes haben große Sorgfalt darauf verwendet, dass die in diesem Werk gemachten therapeutischen Angaben dem derzeitigen Wissensstand entsprechen. Das entbindet den Nutzer dieses Werkes aber nicht von der Verpflichtung, anhand weiterer schriftlicher Informationsquellen zu überprüfen, ob die dort gemachten Angaben von denen in diesem Buch abweichen und seine Verordnung in eigener Verantwortung zu treffen.

Wie allgemein üblich wurden Warenzeichen bzw. Namen (z. B. bei Pharmapräparaten) nicht besonders gekennzeichnet.

Bibliografische Information der Deutschen Nationalbibliothek
Die Deutsche Nationalbibliothek verzeichnet diese Publikation in der Deutschen Nationalbibliografie; detaillierte bibliografische Daten sind im Internet über http://dnb.d-nb.de abrufbar.

1. Auflage 2008

Der Urban & Fischer Verlag ist ein Imprint der Elsevier GmbH.

08 09 10 11 12 5 4 3 2 1

Um den Textfluss nicht zu stören, wurde die grammatisch feminine Form gewählt. Selbstverständlich sind in diesen Fällen immer Frauen und Männer gemeint.

Projektmanagement: Martina Lauster, München
Lektorat: Ingrid Stöger, München
Herstellung: Gabriele Reuter, München
Satz: abavo GmbH, Buchloe; TnQ, Chennai
Druck und Bindung: L.E.G.O., Lavis/Italien
Umschlaggestaltung: SpieszDesign, Neu-Ulm
Titelfotografie: SpieszDesign, Neu-Ulm

ISBN 978-3-437-28420-5

Aktuelle Informationen finden Sie im Internet unter **www.elsevier.de** und **www.elsevier.com**

Vorwort

Die hier vorliegende Publikation basiert auf dem Schlussbericht zum Forschungs- und Entwicklungsprojekt „Lern- und Leistungskontrollen – exemplarische Entwicklung, Erprobung und Evaluation richtlinienorientierter Prüfungsinstrumente und -verfahren zur Beurteilung handlungs-, problem- und erfahrungsbezogenen Lernens in der Ausbildung zur/zum Gesundheits- und Krankenpflegerin/-pfleger sowie Gesundheits- und Kinderkrankenpflegerin/-pfleger". Dieses Projekt wurde in einer ersten Projektphase mit dem Schwerpunkt der Entwicklung von Prüfungsinstrumenten (15.05.–15.12.'05) vom derzeit zuständigen Ministerium für Gesundheit, Soziales, Frauen und Familie des Landes Nordrhein-Westfalen und in der zweiten Projektphase (15.05.–15.12.'06) mit den Schwerpunkten der Erprobung und Evaluation seitens des inzwischen neu geordneten Ministeriums für Arbeit, Gesundheit und Soziales des Landes Nordrhein-Westfalen gefördert. Dieser wichtigen, d. h. unverzichtbaren Unterstützung der Entwicklungs- und Forschungsarbeiten seitens des Ministeriums und insbesondere dem engagierten Interesse von Frau Reg.-Ang. Margaretha Oetzel-Klöcker gilt der besondere Dank des gesamten Projektteams, das hier zugleich als Autorinnenteam fungiert.

Die Initiative zur Entwicklung stärker kompetenzorientierter Prüfungen als Beitrag zur eigenen Schulentwicklung geht dabei auf den Praxispartner des Projektes, die Alte Michaelschule am Mathias-Spital in Rheine, zurück. So haben Petra Mohr, Maria Thobe und Andreas Holtmann als akademisch qualifizierte Lehrkräfte dieser Schule im Gesundheitswesen sich zunächst maßgeblich an der Entwicklung, Erprobung und Evaluation der hier vorzustellenden Prüfungsinstrumente und -verfahren beteiligt. Anschließend haben sie durch ihre Beiträge als Autorinnen und Autor das Zustandekommen und besonders die Praxisorientierung dieses Buches überhaupt erst ermöglicht. Diesen Kolleginnen und Kollegen sowie der Schulleiterin der Alten Michaelschule am Mathias-Spital in Rheine, Dr. Brigitte Osterbrink, wird hiermit ebenfalls herzlich seitens des Herausgeberteams gedankt.

Die Herausgeberinnen und der Herausgeber fungierten in dem oben genannten Projekt „Lern- und Leistungskontrollen" als Theoriepartner (Fachhochschule Bielefeld, Fachbereich Pflege und Gesundheit i. A.), der für die wissenschaftliche Begleitung des Entwicklungsprozesses sowie vor allem für die Evaluation der kooperativ entwickelten und an der Alten Michaelschule erprobten Prüfungsinstrumente und -verfahren zuständig war. Sowohl diese Evaluationsphase des Projektes als auch die Vorbereitung und redaktionelle Gestaltung dieser Veröffentlichung wurde wesentlich von Patrizia Raschper als studentische Mitarbeiterin (zugleich Fachkrankenschwester für Onkologie) und Autorin mitgestaltet.

Im Ergebnis sollen hier insbesondere Lehrkräften im Bereich der gesundheitsberuflichen Bildung, Studierenden in berufspädagogisch ausgerichteten Studiengängen für den Bereich der Gesundheits- und Pflegeberufe sowie weiteren an der Entwicklung von kompetenzorientierten Prüfungsdesigns und damit verbundenen Fragen der Schulentwicklung interessierten Personen beispielhaft dem Konzept der Handlungsorientierung beruflichen Lernens verpflichtete Prüfungsinstrumente und -verfahren angeboten werden, die in einer Kooperation zwischen Schule und Hochschule entstanden sind. So konnte in einem fruchtbaren Dialog von Praxis und Theorie ein gemeinsames Produkt entwickelt werden, in dem sich die Lehrkräfte aus der schulischen Praxis sehr interessiert und offen für neue Theorien und Konzepte zeigten und die wissenschaftliche Begleitung viele Anregungen aus dem schulischen Handlungsfeld gewinnen durfte. Wir würden uns freuen, wenn diese Lebendigkeit sich ergänzender Perspektiven in den einzelnen Beiträgen auch für den Leser als Anregung wahrgenommen wird.

Die Herausgeberinnen und Herausgeber
Mathias Bonse-Rohmann, Ines Hüntelmann
und Annette Nauerth
Bielefeld, im September 2007

Hinweis:
Im weiteren Fortgang dieser Publikation wird angesichts des hohen Anteils weiblicher Personen in den Gesundheitsberufen sowie in den entsprechenden Schulen des Gesundheitswesens und aus Gründen einer leserfreundlicheren Gestaltung überwiegend nur ein Geschlecht, d. h. die weibliche Form angegeben, die selbstverständlich jeweils auch die männliche Form einschließt.

Autorenverzeichnis

Dr. Mathias Bonse-Rohmann ist Berufs- und Wirtschaftspädagoge und Diplom-Gesundheitslehrer (zunächst Universität Osnabrück). Seit 2002 vertritt er die Professur „Pädagogik, insbesondere Berufspädagogik der Gesundheitsberufe und Pädagogische Psychologie" an der Fachhochschule Bielefeld.

Andreas Holtmann ist Diplom-Pflegepädagoge (FH). Er arbeitete vor seinem Studium mehrere Jahre als Gesundheits- und Krankenpfleger in verschiedenen Praxisfeldern. In der Akademie für Gesundheitsberufe liegt sein Tätigkeitsschwerpunkt in der Gesundheits- und Krankenpflegeausbildung und in verschiedenen Bereichen der Fort- und Weiterbildung, insbesondere dem Wundmanagement.

Ines Hüntelmann ist Physiotherapeutin und hat ein Studium zur Diplom-Berufspädagogin (FH) absolviert. Zurzeit ist sie als wissenschaftliche Mitarbeiterin an der Fachhochschule Bielefeld tätig und beschäftigt sich im Rahmen dieser Tätigkeit mit unterschiedlichen Themen der Berufsbildungsforschung.

Petra Mohr ist Diplom-Pädagogin mit den Schwerpunkten Erwachsenen- und Berufspädagogik. Sie hat mehrere Jahre als Gesundheits- und Krankenpflegerin gearbeitet und die Weiterbildung für Anästhesie- und Intensivpflege absolviert. Sie ist an der Akademie für Gesundheitsberufe am Mathias-Spital in Rheine für die Ausbildung zur Gesundheits- und Krankenpflegerin und für verschiedene Bereiche des Referats „Fort- und Weiterbildung" zuständig.

Dr. Annette Nauerth ist Krankenschwester und Ärztin. Als Ärztin arbeitete sie in der Inneren Medizin, später in der Medizinerausbildung an der Westfälischen Wilhelms-Universität Münster. Sie ist seit 1997 Professorin an der Fachhochschule Bielefeld für das Lehrgebiet „Biomedizinische Grundlagen der Gesundheitsberufe".

Patrizia Raschper ist Krankenschwester und Fachkrankenschwester in der Onkologie. Zurzeit ist sie Diplomandin im Studiengang „Berufspädagogik für Gesundheitsberufe" am Fachbereich Pflege und Gesundheit an der Fachhochschule Bielefeld und arbeitet dort als studentische Mitarbeiterin.

Maria Thobe ist Krankenschwester, Asthmatrainerin, Diplom-Pflegepädagogin (FH) und Supervisorin (M.Sc.). Als Diplom-Pflegepädagogin arbeitete sie zunächst an der Akademie für Gesundheitsberufe in Rheine und seit 2007 am Bildungszentrum St. Hildegard in Osnabrück in der Aus-, Fort- und Weiterbildung für Gesundheitsberufe. Nebenberuflich bietet sie Supervision an.

Bildnachweis

Abb. unter „Stat. 5 Befunderhebung“: Zeichnung von Gerda Raichle

Abb. unter „Gewalt in der Pflege“: aus AK Sozialwissenschaften 3. A., Abb. 1.11, Urheber W. Krüper, Bielefeld

Formulare zum Download

Dieses Symbol weist auf Formulare hin, die als Pdf-Dateien zum Download bereitstehen. Gehen Sie auf www.pflegeheute.de
→ Service
→ Mein Magazin
und registrieren Sie sich als Lehrer.

Inhaltsverzeichnis

KAPITEL

1 Einleitung und Zielsetzung

Die Gesundheits- und Krankenpflegeschulen sowie Gesundheits- und Kinderkrankenpflegeschulen nehmen als Schulen des Gesundheitswesens innerhalb des Bereichs der beruflichen Bildung noch immer eine besondere Stellung ein. So wird bereits in mehreren Bundesländern (z. B. Sachsen) die Aufsicht über die gesundheits- und pflegeberufliche Bildung an öffentlichen berufsbildenden Schulen von den Kultusministerien wahrgenommen, wobei die Kammern für die Aufsicht über das Prüfungswesen zuständig sind. Demgegenüber wird die rechtliche und administrative Aufsicht über die Schulen des Gesundheitswesens in anderen Bundesländern durch die Gesundheits- und Sozialministerien (z. B. Nordrhein-Westfalen vom Ministerium für Arbeit, Gesundheit und Soziales, MAGS) geleistet. Diese bildungsrechtliche Besonderheit bzw. der Sonderstatus der Schulen des Gesundheitswesens beinhaltet, dass sich für diese außerhalb des Geltungsbereichs des Berufsbild ungsgesetzes (BBiG) liegenden Schulen auch Konsequenzen für das Prüfungswesen in Gesundheits- und Krankenpflegeschulen sowie Gesundheits- und Kinderkrankenpflegeschulen ergeben, da die ansonsten übliche Aufsicht der Kammern entfällt.

Die staatliche Kontrolle über die Ausbildung in der Gesundheits- und Krankenpflege und Gesundheits- und Kinderkrankenpflege wird stattdessen rechtlich durch das geltende Krankenpflegegesetz (KrPflG) und die Ausbildungs- und Prüfungsverordnung für die Berufe in der Krankenpflege (KrPflAPrV) bzw. curricular und administrativ durch die o. g. Gesundheits- und Sozialministerien geregelt, wobei die Prüfungsaufsicht bzw. der Prüfungsvorsitz i. d. R. von den regional zuständigen Gesundheitsämtern wahrgenommen wird. Die staatliche Kontrolle über die Ausbildung in der Gesundheits- und Krankenpflege und Gesundheits- und Kinderkrankenpflege wird rechtlich bundesweit geregelt durch das geltende Krankenpflegegesetz (KrPflG) und die Ausbildungs- und Prüfungsverordnung für die Berufe in der Krankenpflege (KrPflAPrV) und curricular bzw. administrativ in mehreren Bundesländern durch die o. g. Gesundheits- und Sozialministerien, wobei die Prüfungsaufsicht bzw. der Prüfungsvorsitz i. d. R. von den regional zuständigen Gesundheitsämtern wahrgenommen werden. Unabhängig von dieser dem Föderalismus der Bundesrepublik Deutschland bzw. Kulturhoheit der Länder geschuldeten und oftmals unbefriedigenden Parallelität von bildungsrechtlich und -organisatorisch heterogenen, aber eng verwandten Bildungssystemen der gesundheitsberuflichen Bildung in unterschiedlichen Schulformen unter unterschiedlichen rechtlichen Regelungen und Zuständigkeiten, zeigt sich in den letzten Jahren eine inhaltliche bzw. konzeptionelle Annäherung. Sie findet insbesondere in einer gemeinsamen Ausrichtung auf das zentrale Konzept beruflicher Handlungskompetenz und in der curricularen Ausrichtung auf das Lernfeldkonzept ihren Ausdruck.

So wird seit der Neufassung des Krankenpflegegesetzes (2003) und der damit verbundenen Änderung der Ausbildungs- und Prüfungsverordnung als Ausbildungsziel neben der Vermittlung berufsbezogener Kompetenzen die Förderung personaler, sozialer und methodischer Kompetenzen eingefordert. Das heißt, auch in der Gesundheits- und Krankenpflege bzw. Gesundheits- und Kinderkrankenpflege (wie übrigens ebenfalls in der Altenpflegeausbildung) steht die Vermittlung umfassender beruflicher Handlungskompetenz (vgl. KrPflG, 2003, KrPflAPrV, 2003) im Mittelpunkt. Vor diesem Hintergrund wird die Ausbildung zur Gesundheits- und Krankenpflegerin und Gesundheits- und Kinderkrankenpflegerin nicht mehr fächerorientiert, sondern in Orientierung an Handlungs- bzw. Lernfeldern durchgeführt. Die komplexeren Lernprozesse bzw. die dabei zugrunde gelegte Kompetenzorientierung verlangen zugleich eine entsprechende Ausrichtung des Prüfungswesens in der Pflege im Sinne komplexerer Prüfungsinstrumente und -verfahren.

Die oben genannten Änderungen erforderten somit eine analoge Anpassung curricularer Regelungen – hier am Beispiel des Landes Nordrhein-Westfalen: „Ausbildungsrichtlinie für die staatlich anerkannten Kranken- und Kinderkrankenpflegeschulen in NRW“ (Ministerium für Gesundheit, Soziales, Frauen und Familie des Landes NRW [Hrsg.], 2003) – die sich an ganzheitlichen Lern- bzw. Unterrichtskonzepten orientieren. Der Neuorientierung von der Fächersystematik hin zur Handlungssystematik entspricht konsequenterweise einer Neugestaltung der Prüfungsinstrumente und -verfahren, welche ebenfalls als fächerübergreifende bzw. -integrative Prüfungsanforderungen zu formulieren sind (vgl. z. B. Schneider, 2003, S. 5). Soziales Lernen, das als Lern- bzw. Unterrichtskonzept ebenfalls in der o.g. Richtlinie vorgesehen ist, kann nicht losgelöst von fachlichen, methodischen und personalen Kompetenzen umgesetzt werden, sodass hier die Überprüfung des sozialen Lernens als Querschnittsaufgabe innerhalb handlungs-, problem- und erfahrungsorientierter Lern- und Leistungsüberprüfungen gesehen wird.

Um bezogen auf die geforderte berufliche Handlungskompetenz die individuelle Entwicklung der Auszubildenden kontinuierlich beurteilen und bewerten zu können, ist die Konzeption von ganzheitlichen Lern- und Leistungsüberprüfungen unter Berücksichtigung von Lernfeldern für Pflegeberufe nötig. Notwendig sind dabei Formen der Lernerfolgsüberprüfung, die sich auf alle Dimensionen beruflicher Handlungskompetenz beziehen sowie die Diagnose und Analyse von Lernprozessen und Lernergebnissen ermöglichen (vgl. hierzu z. B. Allendorf, 2002, S. 4).

Mit der o.g. einschlägigen Richtlinie für die Gesundheit- und Krankenpflege sowie Gesundheits- und Kinderkrankenpflege und die seitens der Schulen des Gesundheitswesens entsprechend nachzuweisenden schulspezifischen Curricula der Ausbildungsstätten wurde mit Beginn des Ausbildungsjahres 2004 (April und/oder Oktober) eine landesweite Qualitätsentwicklung der beruflichen Ausbildung in den Gesundheitsfachberufen vom zuständigen Ministerium für Gesundheit, Soziales, Frauen und Familie des Landes NRW (MGSFF) initiiert. Die Implementation und Dissemination der Richtlinie ist zusätzlich auf der Seite der mit dem MGSFF kooperierenden Hochschulen (Fachhochschule Bielefeld und Kath. Fachhochschule NW, Abt. Köln, und Fachhochschule Münster) durch Fortbildungen und Workshops für Lehrkräfte unterstützt worden.

Angesichts der skizzierten Ausgangslage ergibt sich daher der aktuelle Bedarf einer zielgruppenspezifischen Unterstützung von Lehrkräften an Schulen des Gesundheitswesens wie auch an öffentlichen berufsbildenden Schulen bei der Entwicklung kompetenzorientierter Prüfungsinstrumente und verfahren. So liefert das vorliegende Buch zu diesem Themenkomplex praktisch erprobte und theoretisch fundierte Beispiele. Diese sollen Lehrkräfte dazu anregen bzw. dabei unterstützen, selbstständig ganzheitliche Überprüfungsinstrumente und -verfahren zu entwickeln, zu erproben und möglichst auch zu evaluieren. Aus dem bereits im Vorwort vorgestellten und seitens des Ministeriums für Arbeit, Gesundheit und Soziales des Landes NRW (MAGS) geförderten Projekts „Lern- und Leistungskontrollen“ werden exemplarisch sechs kompetenzorientierte Instrumente und Verfahren zur Lernerfolgsüberprüfung detailliert vorgestellt. Dabei soll betont werden, dass diese als Beispiele bzw. mögliche Orientierungen und nicht als „beispielhaft“ im Sinne von „idealtypisch“ verstanden werden. Denn einerseits hat sich in der Erprobung und Evaluation dieser in Kooperation von Schule und Hochschule entwickelten Prüfungsinstrumente und -verfahren an einzelnen Stellen ein zu erwartender Überarbeitungs- bzw. Optimierungsbedarf angedeutet und andererseits sind diese Prüfungsdesigns auf die speziellen unterrichtlichen Bedingungen, schulspezifisch angepassten Curricula und bundeslandspezifischen Richtlinien bzw. Curricula abzustimmen. Aus der Perspektive interessierter Lehrkräfte in einem jeweils spezifischen Kontext bzw. schulischen Setting geht es also immer um die Prüfung eines möglichen Transfers der hier in einem Projekt entwickelten Beispiele.

Zur Zielsetzung des Buches bzw. einleitend zur Struktur der im zweiten Kapitel folgenden „Theoretischen Grundlegung“ sei hier angedeutet, dass zunächst der zentrale Begriff *Kompetenz* diskutiert wird, um diese nicht direkt messbare Kategorie in dem zentralen unterrichtlichen Konzept beruflicher Handlungsorientierung zu verorten. Es folgt die Darstellung von Bezugsnormen und Gütekriterien für Lernerfolgsüberprüfungen.

Aus der Neuorientierung unterrichtlicher Lernprozesse ergibt sich die anschließend dargestellte Notwendigkeit eines stärker kompetenzorientierten Prüfens in der beruflichen Ausbildung. Nach einer Übersicht prinzipiell möglicher Prüfungsmethoden werden dann erste Hinweise auf kompetenzorientierte Lernerfolgsüberprüfungen in den Gesundheitsberufen gegeben. Mit einer ausführlichen Erläuterung rechtlicher und curricularer Rahmenbedingungen für Lernerfolgsüberprüfungen und einer Darstellung der im Bereich der Pflege empfohlenen Überprüfungsverfahren wird die theoretische Grundlegung abgeschlossen. Im dritten Kapitel werden einzelne exemplarische Prüfungsinstrumente und -verfahren auf Basis gemeinsamer Konstruktionsprinzipien als Kern dieses Buches vorgestellt. Das vierte Kapitel zeigt Anregungen und Wege zur Implementierung eines kompetenzorientierten Prüfens und entsprechende Einflüsse auf die Schulentwicklung auf. Im abschließenden fünften Kapitel werden zusammenfassend und ergänzend Perspektiven vom möglichen Transfer in den schulischen Alltag bis hin zu ggf. erforderlichen Änderungen curricularer und prüfungsrechtlicher Regelungen formuliert.

KAPITEL

2 Theoretische Grundlegung

2.1 Klärung und Abgrenzung des Kompetenzbegriffes

Im Folgenden wird eine Annäherung an das Konstrukt *Kompetenz* bzw. *Handlungskompetenz* unternommen und anhand von verschiedenen Positionen dargestellt. Der Begriff *Kompetenz* wird dabei differenziert und in Abgrenzung zu *Qualifikationen, Fähigkeiten* und *Fertigkeiten* präzisiert. Im Anschluss erfolgen eine Zusammenschau der aufgeführten Ansätze sowie die Darstellung einer Synthese für eine möglichst definierte und einheitliche Basis des Kompetenzverständnisses, welches hier zugrunde gelegt wird.

Pätzold (1999) orientiert sich primär am Begriff *beruflicher Handlungskompetenz*. Trotz unterschiedlicher Definitionsansätze dieses Begriffs finden sich Gemeinsamkeiten. Diese Übereinstimmungen beziehen sich auf die Differenzierung in verschiedene Kompetenzbereiche und die Überlegung, dass die berufliche Bildung neben dem beruflichen Leben auch immer für das soziale bzw. gesellschaftliche Leben befähigen soll. Dabei soll in der beruflichen Bildung als implizites Ziel die Generierung von beruflicher Handlungskompetenz angesehen werden. Berufliche Handlungskompetenz wird im Kontext der Berufs- und Wirtschaftspädagogik als ein ganzheitliches Handlungsrepertoire aufgefasst, abhängig vom sozialen Kontext und ebenso von kognitiven, motivationalen und emotionalen Aspekten (vgl. Pätzold, 1999, S. 57).

Eine mögliche Begriffsüberschneidung mit dem Kompetenzbegriff wird in dem Terminus *Qualifikation* gesehen. Der Begriff *Qualifikation* wird aufgrund der mangelnden Präzisierung relativ weit gefasst. Unter Qualifikation können Kenntnisse, Fertigkeiten und Haltungen, aber auch Eignung, ein erworbener Abschluss und Statuszuweisungen verstanden werden. Der Kompetenzbegriff umschließt in der Tradition des Bildungsbegriffs die erworbenen handlungswirksamen Qualifikationen. *Kompetenz* wird als „Befähigung zur Bearbeitung und auch als die Zuständigkeit für die Erledigung bestimmter Aufgaben" verstanden (vgl. Pätzold, 1999, S. 57).

Die berufliche Handlungskompetenz kann dabei in verschiedene Kompetenzbereiche differenziert werden. Als Unterteilung werden die vier Dimensionen *Fachkompetenz, Methodenkompetenz, Sozialkompetenz und Personalkompetenz* vorgeschlagen (vgl. Pätzold, 1999, S. 57).

- Die *Fachkompetenz* beinhaltet dabei berufsspezifische Kenntnisse und Fähigkeiten.
- Unter der Dimension *Methodenkompetenz* wird die Fähigkeit verstanden, sich neue Kenntnisse und Fähigkeiten anzueignen.
- Die Fähigkeit zur sozialen Interaktion und Kooperation in Teams wird der *Sozialkompetenz* zugeordnet.
- Unter der *Personalkompetenz* werden die Anlagen, die Persönlichkeit, das Wissen, das Können und die Fähigkeiten zur Reflexion und Anpassung verstanden (vgl. Pätzold, 1999, S. 58).

Dabei wird jedoch darauf hingewiesen, dass diese Aufteilung eine eher künstliche Trennung darstellt, da die Kompetenzbereiche in konkreten Situationen in einer Wechselbeziehung stehen und in ihrer Summe die berufliche Handlungskompetenz bilden (vgl. Pätzold, 1999, S. 58).

Erpenbeck und von Rosenstiel (2003) nähern sich bei ihrer Betrachtung dem komplexen Begriff *Kompetenz* und heben ebenfalls Unklarheiten und eine fehlende Charakterisierung des Begriffs hervor. Allerdings nehmen diese Herausgeber zunehmend Einheitlichkeitsbestrebungen wahr, die darauf abzielen, die verschiedenen Kompetenzverständnisse zusammenzuführen.

Kompetenzen sind nach Erpenbeck und von Rosenstiel „Dispositionen selbstorganisierten Handelns", also „Selbstorganisationsdispositionen" (vgl. Erpenbeck & v. Rosenstiel, 2003, S. XI).

Kompetenzen sind demnach nicht direkt prüfbare, innere Voraussetzungen und in ihrem eigentlichen Sinne nur durch die Performanz nachzuweisen. Anhand dieser Definition wird eine Abgrenzung der Kompetenz zum Begriff *Qualifikation* vorgenommen.

Qualifikationen sind erst in der gesondert durchgeführten und genormten Prüfungssituation wahrnehmbare Handlungen, die nacheinander erbracht werden. Gleichermaßen zeigen Qualifikationen einen auf das Ergebnis bezogenen Zertifizierungscharakter auf, wobei unter diesem Aspekt keine Rückschlüsse auf Kreativität und Selbstorganisation der Handlungen geleistet werden können. Demnach sind „*Qualifikationen* Positionen eines gleichsam mechanisch abgeforderten Prüfungshandelns, sind *Wissens- und Fertigkeitspositionen*" (Erpenbeck & v. Rosenstiel, 2003, S. XI). Eine weitere Unterscheidung der beiden Begrifflichkeiten ist die sachverhaltsorientierte Prägung von Qualifikation im Gegensatz zur Subjektzentriertheit von Kompetenz. Weiterhin werden grundlegende *Kompetenzdimensionen* unterschieden:

1. „Personale Kompetenzen als die Disposition einer Person, reflexiv selbstorganisiert zu handeln.
2. Aktivität- und umsetzungsorientierte Kompetenzen als die Dispositionen einer Person, aktiv und gesamtheitlich selbstorganisiert zu handeln und dieses Handeln auf die Umsetzung von Absichten, Vorhaben und Pläne zu richten.
3. Fachlich-methodische Kompetenzen als Dispositionen einer Person, bei der Lösung von sachlich-gegenständlichen Problemen geistig und physisch selbstorganisiert zu handeln.
4. Sozialkommunikative Kompetenzen als Dispositionen, kommunikativ und kooperativ selbstorganisiert zu handeln" (Erpenbeck & v. Rosenstiel, 2003, S. XVI).

Hundenborn unternimmt in ihren Ausführungen im Rahmen einer Fachtagung des Ministeriums für Arbeit, Gesundheit und Soziales des Landes NRW (MAGS, 2005) eine Annäherung an den Kompetenzbegriff bzw. das Kompetenzverständnis und versucht zudem eine Abgrenzung zu bereits bestehenden Konzepten.

1. „In seiner zweifachen Bedeutung verweist der Kompetenzbegriff zum einen auf die Zuständigkeit im Sinn von Befugnis, zum anderen auf den Sachverstand, auf die Befähigung zur Bewältigung komplexer Handlungssituationen.
2. Kompetenzen werden verstanden als innere, nicht direkt beobachtbare Voraussetzungen oder Dispositionen selbstorganisierten Handelns.
3. Kompetenz ist die Voraussetzung für Performanz, wobei sich nur Letztere im Handlungsvollzug direkt beobachten lässt.
4. Ein Urteil über Kompetenzen ist als Zuschreibung oder Attribution auf der Grundlage einer Performanzbeobachtung zu verstehen" (Hundenborn, 2005, S. 11).

Zusammenfassend wird von Hundenborn in weiteren Punkten (5.–8.) der Kompetenzbegriff als situationsgebundene Handlungsfähigkeit akzentuiert, wobei der Begriff *Kompetenz* mehr sein soll als ein rein situationsbezogenes Personen-Umwelt-Verhältnis. Ebenfalls wird eine Differenzierung der Handlungskompetenz in die Dimensionen *Fachkompetenz, Methodenkompetenz, soziale Kompetenz und personale Kompetenz* vorgenommen und deren überwiegend heterogene inhaltliche Ausfüllung problematisiert. Im letzten Punkt wird darauf aufmerksam gemacht, dass der Kompetenzbegriff immer auch theoriegebunden und somit kontextabhängig sei (vgl. Hundenborn, 2005, S. 11 f.).

Zudem hebt Hundenborn die Unterschiede zwischen qualifikationsorientierter und kompetenzorientierter Bildungsarbeit hervor. So seien qualifikationsorientierte Bildungsprozesse auf die unmittelbare Verwertbarkeit ausgerichtet und würden durch definierte Lernziele dargestellt. Kompetenzorientierte Bildungsprozesse beinhalteten hingegen formulierte Handlungsziele, auf deren Grundlage subjektbezogene Lerninhalte ausgewählt werden (vgl. Hundenborn, 2005, S. 12 f.).

Bei **Betrachtung der vorgestellten Perspektiven** zum Begriff *Kompetenz* offenbaren sich die jeweils unterschiedlichen Definitionen bzw. Bedeutungen von Kompetenz. Vor allem zeigt sich, dass Kompetenz in unterschiedlichen Kontexten Anwendung findet.

Der Begriff *Kompetenz* tritt in der berufspädagogischen Diskussion in Abgrenzung zu und neben den Begriffen *Fertigkeit, Fähigkeit* und *Qualifikation* immer mehr in den Vordergrund, bleibt aber hinsichtlich eines einheitlichen Bedeutungsverständnisses schwer fassbar. *Fähigkeiten* und *Fertigkeiten* sind demnach Erfordernisse zur Bearbeitung einer bestimmten Aufgabe und können als Grundlagen für die Handlungskompetenz angesehen werden. So erscheint nach Pätzold (1999) besonders die Abgrenzung der *Kompetenz* zum weit gefassten Begriff der *Qualifikation* teilweise uneindeutig und überlappend. Nach Erpenbeck und von Rosenstiel (2003) sowie Hundenborn (2005) besteht jedoch eine deutliche Abgrenzung des eher subjektbezogenen und ganzheitlichen Kompetenzbegriffs zu dem eher engeren Begriff *Qualifikation*, der unmittelbar auf die Verwendung von konkreten Tätigkeiten und Fertigkeiten bezogen ist.

Im Rahmen eines vom BMBF und ESF geförderten Projekts „ANKOM Gesundheitsberufe nach BBiG" (Bonse-Rohmann, Burchert, Evers, Hüntelmann) wurden aus einer Gegenüberstellung der nationalen und international gebräuchlichen Verständnisse zum Kompetenzbegriff mittels einer Synthese die zentralen Punkte nach dem Kriterium einer intersubjektiven Übereinstimmung zusammengestellt:

- „Fähigkeit/Disposition zur Selbstorganisation (Subjektbezug)
- zur Bewältigung möglichst komplexer, offener Situationen in beruflichen, privaten oder sozialen Kontexten (Situationsbezug)
- wird erst im Handlungsvollzug (Performanz) sichtbar und somit messbar
- sollte zur Differenzierung in verschiedene Bereiche/Dimensionen unterteilt werden" (Bonse-Rohmann et. al., 2006, S. 77).

Vor dem Hintergrund der verschiedenen Ansätze und der dargestellten Synthese des Kompetenzbegriffes lassen sich zusammenfassend **zentrale Definitionscharakteristika** darstellen, die dem o. g. Projekt und den Ausführungen dazu in diesem Buch zugrunde gelegt wurden.

Kompetenz wird verstanden:

- als ein ganzheitliches Handlungspotenzial
- mit einem deutlichen Subjekt- und Situationsbezug
- als Disposition einer Person, selbstorganisiert zu handeln
- als Disposition zur Bewältigung komplexer Handlungssituationen in verschiedenen Kontexten
- unter Rückgriff auf bereits vorhandene Fähigkeiten und Fertigkeiten
- wird in verschiedene Bereiche/Dimensionen unterteilt
- wird nur in der Performanz sichtbar.

Es zeigt sich die übergreifende Tendenz, das Konstrukt *Kompetenz* in verschiedene Bereiche/Dimensionen zu unterteilen. Die Unterteilung erfolgt jeweils anhand von vier Dimensionsbereichen, wobei mehrheitlich die folgenden Dimensionen benannt werden:

- Personal-/Selbstkompetenz
- Methodenkompetenz
- Sach-/Fachkompetenz
- Sozialkompetenz.

Anschließend wird hier der Versuch unternommen, exemplarisch eine Zielformulierung der „Ausbildungsrichtlinie für die staatlich anerkannten Kranken- und Kinderkrankenpflegeschulen in NRW" (MGSFF, 2003) anhand der unterschiedlichen Perspektiven wie der Fähigkeit und Fertigkeit, der Qualifikation und der Kompetenz darzustellen.

Beispiele für die Lerneinheit I.3: Sich bewegen

Fähigkeiten- und fertigkeitenorientierte Zielformulierung

Die Schülerinnen können aktive und passive Bewegungsübungen durchführen.

Qualifikationsorientierte Zielformulierung

Die Schülerinnen können anhand eines Fallbeispiels Methoden zur Erhaltung, Förderung und Wiederherstellung der Beweglichkeit, z. B. aktive und passive Bewegungsübungen, ausführen.

Kompetenzorientierte Zielformulierung

Die Schülerinnen können selbstständig komplexe Situationen in ihrer Bedeutung für die Beweglichkeit analysieren und beurteilen. Sie verfügen über die Fähigkeiten und Fertigkeiten, um diese Situationen zu gestalten. Dies schließt die Durchführung aktiver und passiver Bewegungsübungen ein.

Dimensionen beruflicher Handlungskompetenz

Im Folgenden werden nun Definitionen für die innerhalb der vorgestellten Synthese der verschiedenen Kompetenzverständnisse deutlich gewordene mehrheitliche Unterteilung von beruflicher Handlungskompetenz in die Dimensionen Fach-, Personal-, Sozial- und Methodenkompetenz vorgestellt.

„**Fachkompetenz** bezeichnet die Bereitschaft und Fähigkeit, auf der Grundlage fachlichen Wissens und Könnens Aufgaben und Probleme zielorientiert, sachgerecht, methodengeleitet und selbstständig zu lösen und das Ergebnis zu beurteilen" (KMK, 2000, S. 9). Bei dieser Definition geht man davon aus, dass es berufs- und fachspezifische Anforderungen gibt, für deren Bewältigung man korrespondierendes Fachwissen und fachliches Können benötigt (vgl. Kaiser & Pätzold, 1999, S. 246).

Die **Personalkompetenz** drückt die Bereitschaft und Fähigkeit des Einzelnen aus, die eigene Persönlichkeit mit ihren Entwicklungschancen, Anforderungen und Einschränkungen, bezogen auf Familie, Beruf und Gesellschaft, zu reflektieren und zu bewerten (vgl. Pätzold, 1999, S. 58; KMK, 2000, S. 9). Sie umfasst dabei persönliche „Eigenschaften wie Selbstständigkeit, Kritikfähigkeit, Selbstvertrauen, Zuverlässigkeit, Verantwortungs- und Pflichtbewusstsein. Zu ihr gehören insbesondere auch die Entwicklung durchdachter Wertvorstellungen und die selbstbestimmte Bindung an Werte" (KMK, 2000, S. 9).

„**Sozialkompetenz** umfasst Fähigkeiten, z.B. in Teams unterschiedlicher sozialer Struktur kommunikativ und kooperativ zusammenzuarbeiten" (Kaiser & Pätzold 1999, S. 58). Der Begriff Sozialkompetenz schließt dabei kommunikative Kompetenzen ausdrücklich mit ein. Ferner gehören hierzu insbesondere auch die Fähigkeit, in Problemsituationen konstruktiv miteinander umzugehen, und die Entwicklung sozialer Verantwortung (vgl. KMK, 2000, S. 9; BEA – Wirtschafts- und Organisationsberatung GmbH, 2005).

Methodenkompetenz bedeutet, die kognitiven Fähigkeiten flexibel einzusetzen, um somit situationsgerecht zu handeln. Sie bezeichnet weiterhin die Fähigkeit und Bereitschaft, Mittel und Wege zur erfolgreichen Aufgabenbewältigung zu kennen und anzuwenden. Hierzu zählt vor allem, Probleme zu erkennen und mithilfe von geeigneten Strategien selbstständig zu lösen. Zur Methodenkompetenz gehören u. a. Strategien zur Informationsbeschaffung, Arbeitsplanung, Arbeitsstil, Anpassungsfähigkeit, Problemlösungs- und Kreativitätstechniken (vgl. Pätzold, 1999, S. 58; BEA, 2005).

2.2 Kompetenzorientierung durch handlungsorientierten Unterricht

Die Ausführungen im vorangehenden Kapitel zum zugrunde liegenden Verständnis des Begriffes *Kompetenz* bzw. *berufliche Handlungskompetenz* machen deutlich, dass die (berufliche) Handlung im Mittelpunkt didaktischer Überlegungen der Berufsbildung stehen sollte, wobei sich besonders der *handlungsorientierte Unterricht* als didaktisches Konzept in der Umsetzung eignet. Bader (2004, S. 61) stellt hierzu die Hypothese auf, dass berufliche Handlungskompetenz besonders durch Lehr-Lern-Arrangements gefördert wird, die sich an Handlungen orientieren.

In der der aktuellen didaktischen Diskussion findet eine umfassende Auseinandersetzung mit dem Begriff *Handlungsorientierung* statt, wobei im Mittelpunkt meist das Abzielen auf „überlegtes und systematisches Handeln" (Reetz & Seyd, 1995, zit. nach Berchtold & Stock, 2006) steht. Hierfür wird vorausgesetzt, „dass der Lernprozess sinnvolle Ziele in Form von Aufgaben und Problemen enthält, von denen her der Lernende seine Aktivitäten zunehmend selbstständig organisieren kann. Denken und praktisches Handeln sind eng aufeinander bezogen, weil sie die gleiche Struktur besitzen" (Reetz & Seyd, 1995, zit. nach Berchtold & Stock, 2006). In Anlehnung an Gudjons (1998, zit. nach Berchtold & Stock, 2006) wird Handlungsorientierung durch folgende Merkmale beschrieben:

- Aktivierung möglichst vieler Sinne
- Selbstverantwortung und Methodenkompetenz der Lernenden
- Orientierung auf das Ergebnis
- kooperatives Handeln
- Lebensbezug.

Als Leitidee der Handlungsorientierung gilt es, die Lernenden zu „eigenem Urteil und zu kompetentem und verantwortlichem Handeln zu befähigen" (Achtenhagen & Tramm, 1993, S.167).

Nach Schewior-Popp (2005, S. 6) richtet sich Handlungsorientierung einerseits am zielgerichteten beruflichen Handeln aus. Andererseits wird die Methodik der Inhaltsvermittlung sowie das Handeln der Lernenden im Unterricht in den Blick genommen. Somit stellt die Handlungsorientierung ein didaktisches Konzept dar, das die Fach- und Handlungssystematik integriert.

Es gilt im Rahmen dieses Konzeptes,

- „Planungs-, Durchführungs- und Evaluationsprozesse zu integrieren
- sich an typischen Handlungsfeldern und Arbeitsaufgaben zu orientieren
- sich an leistungs-, sach-, sozial- und persönlichkeitsbezogenen Lernvoraussetzungen der Lernenden zu orientieren und zur berufs- und persönlichkeitsrelevanten Weiterentwicklung derselben beizutragen
- berufliches Handeln als theorie- und erfahrungsgeleitet und damit (verantwortungs-)bewusst und begründbar zu verstehen
- einem aktuellen (fach-)wissenschaftlichen Gütemaßstab verpflichtet zu sein
- es den Lernenden zu ermöglichen, Handeln reflektiert zu erlernen" (Schewior-Popp, 1998; Schewior-Popp & Lauber, 2003; zit. nach Schewior-Popp, 2005, S. 6).

Inhalte des Unterrichts sollen sich also auf berufliche Handlungen beziehen und demzufolge an Arbeitsprozessen orientieren. Dieses setzt allerdings eine theoretische Konzeptualisierung voraus (vgl. Bader, 2003, S. 211).

Verbindlich geregelt ist eine zentrale didaktische Orientierung jedoch lediglich für die berufsbildenden Schulen, die in den Zuständigkeitsbereich des Berufsbildungsgesetzes (BBiG) bzw. der Handwerksordnung (HWO) fallen. Hierzu wurden im Jahr 2000 die „Handreichungen für die Erarbeitung von Rahmenlehrplänen der Kultusministerkonferenz (KMK) für den berufsbezogenen Unterricht in der Berufsschule und ihre Abstimmung mit Ausbildungsordnungen des Bundes für anerkannte Ausbildungsberufe" von der KMK verabschiedet. Dabei wird von Veränderungen auf sozialer und ökonomischer Ebene ausgegangen, z. B. Abbau von Hierarchien in Unternehmen, die Orientierung der Arbeitsaufgaben an Dienstleistungsfunktionen, Vernetzung von Kommunikation und Information und welche neuen Kompetenzanforderungen (Fach-, Personal- und Sozialkompetenz) sich für die berufliche Ausbildungen ergeben (vgl. KMK, 2000, S. 3). Die KMK benennt in diesen Handreichungen den *handlungsorientierten Unterricht* ausdrücklich als didaktisches Konzept, um das Lernen in der Berufsschule in Beziehung zum konkreten beruflichen Handeln zu setzen. Dabei werden für den *handlungsorientierten Unterricht* folgende grundlegenden Aspekte benannt:

- „Didaktische Bezugspunkte sind Situationen, die für die Berufsausübung bedeutsam sind (Lernen für Handeln).
- Den Ausgangspunkt des Lernens bilden Handlungen, möglichst selbst ausgeführt oder aber gedanklich nachvollzogen (Lernen durch Handeln).
- Handlungen müssen von Lernenden möglichst selbstständig geplant, durchgeführt, überprüft, ggf. korrigiert und schließlich bewertet werden.
- Handlungen sollten ein ganzheitliches Erfassen der beruflichen Wirklichkeit fördern, z. B. technische, sicherheitstechnische, ökonomische, ökologische, soziale Aspekte einbeziehen.
- Handlungen müssen in die Erfahrung der Lernenden integriert und in Bezug auf ihre gesellschaftlichen Auswirkungen reflektiert werden.
- Handlungen sollen auch soziale Prozesse, z. B. der Interessenerklärung oder der Konfliktbewältigung, einbeziehen" (KMK, 2000, S. 10).

Rahmenlehrpläne werden dabei seit der ersten Fassung der „Handreichung für die Erarbeitung von Rahmenlehrplänen der Kultusministerkonferenz (KMK) für den berufsbezogenen Unterricht in der Berufsschule und ihre Abstimmung mit Ausbildungsordnungen des Bundes für anerkannte Ausbildungsberufe" zunehmend nach Lernfeldern strukturiert. Eine etwas ausführlichere Auseinandersetzung mit dem Lernfeldkonzept erscheint an dieser Stelle erforderlich, da dieses Konzept inzwischen auch die Berufsbildung der Gesundheitsfachberufe erreicht hat. Nachdem in den Berufsbildungsgängen des dualen Ausbildungssystems bei allen neu geordneten oder neu entwickelten Ausbildungsberufen bereits seit einigen Jahren die Lernfelddidaktik für den berufsschulischen Unterricht die Regel ist, fordert die Ausbildungs- und

Prüfungsverordnung für die Berufe in der Krankenpflege erst neuerdings eine Auseinandersetzung mit diesem Thema (vgl. KrPflAPrV 2003).

Wesentliche Diskussionsbeiträge zum Lernfeldkonzept und dessen Standards haben seit über 10 Jahren Bader und Sloane geliefert. Danach sind Lernfelder so konzipiert, dass die traditionelle Organisation des Berufsschulunterrichts in Fächern und Fachsystematiken aufgegeben wird und an ihre Stelle eine fachübergreifende Ausrichtung des Unterrichts tritt. Diese orientiert sich primär an beruflich relevanten Handlungszusammenhängen und berufstypischen Arbeitsverfahren (vgl. Bader & Schäfer, 1998; Bader, 2003; Bader & Sloane, 2000; Bader & Sloane, 2002). Lernfelder werden aus Handlungsfeldern extrahiert sowie didaktisch reflektiert und gestaltet. Im Folgenden wird in Anlehnung an Bader (2003, S. 214 f.) und Schewior-Popp (2005, S. 9) der Zusammenhang zwischen Handlungsfeldern, Lernfeldern und Lernsituationen dargestellt.

Nach Bader (2003, S. 213) sind Handlungsfelder: „… zusammengehörige Aufgabenkomplexe mit beruflichen sowie lebens- und gesellschaftsbedeutsamen Handlungssituationen, zu deren Bewältigung befähigt werden soll. Handlungsfelder sind immer mehrdimensional, indem sie stets berufliche, gesellschaftliche und individuelle Problemstellungen miteinander verknüpfen. Die Gewichtung der einzelnen Dimensionen kann dabei variieren. Eine Trennung der drei Dimensionen hat nur analytischen Charakter".

Um Handlungsfelder zu identifizieren und zu formulieren, müssen berufstypische Arbeitsprozesse erfasst und analysiert werden. Von Bedeutung sind ferner Ausbildungsbedingungen wie Eingangsqualifikation der Auszubildenden, Ausbildungsabbrüche, Verbleib im Beruf und Berufswechsel. Handlungsfelder beschreiben einerseits das sogenannte „Kerngeschäft" des Berufes und andererseits eher randständige Bereiche. Es muss demzufolge genau analysiert werden, welche Handlungsfelder inhaltlich für die Ausbildung relevant sind. Bei der Beschreibung von Handlungsfeldern muss klar werden, welche Funktion das Handlungsfeld im gesamten Berufs- und Arbeitsprozess erfüllt und welche Qualifikationen bzw. Kompetenzen das berufliche Handeln im beschriebenen Handlungsfeld erfordert. Bei der Auswahl von Handlungsfeldern als Basis für die Konstruktion von Lernfeldern müssen diese hinsichtlich ihrer gegenwärtigen, zukünftigen und exemplarischen Bedeutung für die Lernenden beurteilt werden (vgl. Bader, 2003, S. 214 f.; Schewior-Popp, 2005, S. 9).

Nach Bader (2003, S. 213) sind Lernfelder „didaktisch begründete, schulisch aufbereitete Handlungsfelder. Sie fassen komplexe Aufgabenstellungen zusammen, deren unterrichtliche Bearbeitung in handlungsorientierten Lernsituationen erfolgt. Lernfelder sind durch Zielformulierungen im Sinne von Kompetenzbeschreibungen und durch Inhaltsangaben ausgelegt".

Bei der Konstruktion von Lernfeldern ist es allerdings grundsätzlich notwendig, vertiefte Kenntnisse über die Struktur des gesellschaftlichen Handlungssystems zu haben, dem der entsprechende Ausbildungsberuf zugeordnet ist, und diese didaktisch zu reflektieren. Reine Kenntnisse darüber, wie sich die berufstypischen Aufgaben und Handlungsabläufe im Idealfall des jeweiligen Berufs darstellen, greifen daher zu kurz (vgl. Bader, 2003, S. 211).

Für die berufliche Bildung im Bereich der Pflege ist es deshalb erforderlich, zunächst einmal „die Strukturen, den Aufbau und die (Arbeits-)Organisationsformen des Handlungssystems der Gesundheitswirtschaft zu betrachten" (BIBB, 2005a) und für die Konstruktion von Lernfeldern als Orientierung zu nutzen. Dieses Handlungssystem der Gesundheitswirtschaft unterteilt sich in unterschiedliche berufliche Handlungsfelder (z. B. Krankenhauswesen, Altenhilfe, Primärversorgung und ambulante Dienste), die erst zusammen das Handlungssystem bilden und gleichzeitig die berufstypischen Aufgaben der Berufe bestimmen bzw. an der Definition dieser beteiligt sind (vgl. BIBB, 2005a). Eine differenzierte Betrachtung des Handlungssystems ermöglicht es, die Ausbildungsberufe im Berufsfeld „Pflege" mit ihren Kompetenzen und Qualifikationen im Handlungssystem der Gesundheitswirtschaft zu verorten und ihre berufsspezifischen Beiträge zum Handlungsfeld differenziert zu verstehen. Berufliche Handlungsfelder bieten daher die didaktische Grundlage für die Konzeption von Lernfeldern und sollten den Ausgangspunkt bilden (vgl. BIBB, 2005a).

Die ausgewählten Handlungsfelder werden nun zu einem Lernfeldarrangement transformiert. Dazu gehört die Erweiterung um einzelne Handlungsgebiete bzw. -aspekte, um neben der Fachkompetenz auch andere Kompetenzbereiche zu fördern (vgl. Bader, 2003, S. 214 f.; Schewior-Popp, 2005, S. 9). Lernfelder erfassen ferner den betrieblichen Kontext, in dem der Auszubildende arbeitet, jedoch nicht nur als reinen Arbeitsraum, sondern sie verstehen das Arbeitsumfeld ebenso als persönlichen Lebensraum.

„Insofern ist bei der unterrichtlichen Umsetzung der Lernfelder immer von der individuellen Lebenssituation der Auszubildenden in den Einrichtungen und Betrieben der Altenhilfe und in der Gesellschaft auszugehen. Das Ziel ist die Herausbildung einer beruflichen Identität als Bestandteil von sozialer Integration. Daraus folgt, dass zum Beispiel biografische und soziale Themenstellungen in den Ausbildungsunterricht einbezogen werden müssen" (BIBB, 2005).

Diese für die Altenhilfe getroffene Feststellung lässt sich analog auch auf die Pflegeberufe übertragen.

Bei der curricularen Strukturierung ist darauf zu achten, ob einzelne Lernfelder aufgrund ihrer exemplarischen Bedeutung besonders gewichtet werden sollten oder ob eine bestimmte Anordnung bzw. Verteilung auf die einzelnen Ausbildungsjahre sinnvoll erscheint. Entsprechend den KMK-Vorgaben werden Lernfelder so formuliert, dass die zu entwickelnden Kompetenzen, Inhalte, die theoretische Fundierung, zu berücksichtigende Lernvoraussetzungen, Zeitrichtwerte sowie die Arbeitsprozesse, auf die im Lernfeld Bezug genommen wird, darin beschrieben werden.

Die Lernfelder werden nun zu Lernsituationen konkretisiert. Dabei sind die besonders zu entwickelnden Kompetenzen auszuweisen sowie festzuhalten, welche Methoden und Fertigkeiten in der Lernsituation zum Tragen kommen. Des Weiteren sind das Anspruchsniveau, die theoretische Fundierung, Formen der Lernortkooperation, Methoden der Unterrichtsgestaltung und Ergebnissicherung sowie Formen des Lernens festzulegen, z. B. soziales Lernen etc. (vgl. Bader, 2003, S. 214 f.; Schewior-Popp, 2005, S. 9).

Ein weiterer wichtiger Aspekt des Lernfeldkonzeptes beinhaltet die Änderung der Verbindlichkeiten bei der Unterrichtsgestaltung: Das Lernfeldkonzept verändert die Zuständigkeiten des herkömmlichen Standards, bei denen Lernziele und Unterrichtsinhalte der Lehrkraft vorgegeben sind. Die Lehrkraft bekommt mit Einführung des Lernfeldkonzeptes deutlich mehr Gestaltungsspielraum bezüglich der Auswahl der Unterrichtsinhalte und der Entscheidung, wie die angestrebte berufliche Handlungskompetenz im Rahmen des Unterrichts gefördert werden soll (vgl. BIBB, 2005).

Letztendlich muss sich die Wirkungsfähigkeit dieser neuen didaktischen Orientierung im Ausbildungsbereich und deren Berechtigung in den entsprechenden Lernerfolgsüberprüfungen beweisen.

„Wenn die schulische Berufsausbildung den Kriterien der Anwendungsbezogenheit und der Handlungsorientierung verpflichtet ist, müssen berufliche Prüfungen genau diese Kriterien spiegeln, um den Leistungsstand der Prüfungsteilnehmer/innen realistisch beurteilen zu können. Wenn aber Prüfungen im Zentrum dennoch auf ‚Faktenwissen' und schriftliche Leistungsnachweise abheben, besteht die ernsthafte Gefahr, dass Lernfeldausbildung und Projektunterricht ihrer Leistungsfähigkeit beraubt werden" (BIBB, 2005).

Vor diesem Hintergrund stellt das BIBB (2005) fest, dass es gerade für die neu strukturierten Berufsausbildungen im Bereich der Pflege notwendig und eigentlich unabdingbar ist, die Handlungsorientierung auch in Prüfungssituationen zu übertragen. Hierfür sollten vor allem kompetenzorientierte Prüfungsinstrumente und -verfahren berücksichtigt werden.

2.3 Lernerfolgsüberprüfungen – Bezugsnormen und Gütekriterien

Eine Lernerfolgsüberprüfung hat in der Regel eine doppelte Funktion: Zum einen sollen Aussagen zur persönlichen Weiterentwicklung des Lernenden getroffen und zum anderen ein benoteter Qualifikationsnachweis erstellt werden können.

So steht bei einer entsprechenden Überprüfung unter dem Aspekt der *Beurteilung* der individuelle Lernerfolg im Vordergrund. Dabei stellt sich der Lernerfolg sowohl in Lernprozessen als auch in Lernergebnissen dar. Somit ist die Lernbeurteilung als fortlaufender Prozess zu sehen, der Aussagen zur individuellen Entwicklung der Lernenden bzw. Auszubildenden macht. Eine *Bewertung* der erbrachten Leistungen hingegen orientiert sich an stärker formalisierten Kriterien. Sie findet punktuell (in zeitlich größeren Abständen oder am Ende eines Lern- bzw. Arbeitsprozesses) statt und gibt in den meisten Fällen abschließend ein Urteil in Form einer Note ab (vgl. hierzu auch Schneider, 2003, S. 4).

Damit eine Lernerfolgsüberprüfung überhaupt durchgeführt werden kann, sollten die Bewertenden einen Maßstab bzw. einen Standard festgelegt haben, nachdem sie beurteilen bzw. bewerten. Die drei zentralen Bezugsnormen, die zur Lernerfolgsbeurteilung und Lernerfolgsüberprüfung herangezogen werden, sollen hier kurz beschrieben werden.

Im Allgemeinen bezeichnen **Bezugsnormen** die generelle Perspektive, die für die Interpretation des Testwertes herangezogen werden soll. Folgende Bezugsnormen/Gütemaßstäbe sind zu unterscheiden:

- **Individuelle Bezugsnorm**
  = Vergleichsperspektive ist der zeitliche Längsschnitt der individuellen Leistungsentwicklung einer Person (intraindividuell, z. B. einer Schülerin).
- **Soziale (oder normative) Bezugsnorm**
  = Vergleichsperspektive ist die Leistungsverteilung innerhalb der bewerteten Gruppe; Vergleich zu den Leistungsergebnissen anderer Gruppenmitglieder und Bestimmung eines Rangplatzes (interindividuell, z. B. die Mitschülerin in der Klasse).
- **Kriteriale (oder sachliche) Bezugsnorm**
  = Leistung in Relation zu einem oder mehreren vorher festgelegten Erfolgskriterien (z. B. eine Lösung kann richtig oder falsch sein) (vgl. Heckhausen, 1989, S. 271 ff.).

Der Vorgang der Lernerfolgsüberprüfung erfolgt oftmals anhand unterschiedlicher Bezugsnormen. Laut Schneider (2003, S. 7) werden Bezugsnormen im Prüfungsalltag selten bewusst eingesetzt und voneinander getrennt. Infolgedessen finden sich in der täglichen Prüfungspraxis häufig Mischformen der beschriebenen Bezugsnormen, wobei hier eine Differenzierung nicht nur aus formalen bzw. systematischen Gründen anzustreben ist.

Weiterhin erscheint es sinnvoll, sich bei der Entwicklung von Prüfungsinstrumenten mit Haupt- und Nebengütekriterien für eine Lernerfolgs- und Leistungsüberprüfung zu beschäftigen. Diese stellen allgemeine Rahmenbedingungen für die Konstruktion bzw. Entwicklung von Lernerfolgsüberprüfungen dar, die es zu berücksichtigen gilt, um wissenschaftlichen bzw. testtheoretischen Qualitätsansprüchen von Prüfungen zu genügen.

Hauptgütekriterien für Lernerfolgsüberprüfungen

Aktuelle und zukünftige Bewertungsverfahren müssen sowohl den klassischen Gütekriterien der Validität, Reliabilität und Objektivität als auch prüfungsökonomischen Aspekten gerecht werden. In diesem Zusammenhang werden Haupt- und Nebengütekriterien als Qualitätsstandards verstanden, die bei Messungen wie schulischen Tests oder Prüfungen dazu beitragen sollen, die Qualität zu sichern und Irrtümer bei der Ermittlung von Ergebnissen zu vermeiden (vgl. Walzik, 2002, S. 5). Im nachstehenden Abschnitt wird in Anlehnung an Lienert und Raatz (1998) sowie Richter (2002) die Bedeutung der Hauptgütekriterien Objektivität, Reliabilität und Validität und der Nebengütekriterien Angemessenheit, Trennschärfe, Handhabbarkeit und Transparenz vor dem Hintergrund der noch vorzustellenden Prüfungsinstrumente und -verfahren erläutert.

Objektivität

Ein zentrales Gütekriterium für Lernerfolgsüberprüfungen ist die Objektivität bzw. die Unvoreingenommenheit der Prüfenden und ihrer Maßnahmen in diesem Zusammenhang (vgl. Richter, 2002, S. 7). Die Objektivität einer Prüfung gibt an, in welchem Ausmaß die Prüfungsergebnisse unabhängig von den Prüfungsanwenderinnen (hier: Lehrerinnen) sind. Dabei sind schriftliche Prüfungen i. d. R. den mündlichen Verfahren gegenüber im Vorteil (vgl. Bortz & Döring, 2002, S. 194).

Jäger (2001) nimmt weiterhin die folgende Unterteilung vor:

- Durchführungsobjektivität: Alle Prüflinge erhalten gleiche Aufgabenstellung und gleiche Arbeitsbedingungen.
- Auswertungsobjektivität: Prüfungsleistungen werden nach den gleichen Bewertungskriterien beurteilt.

- Interpretationsobjektivität: Die gewonnenen Daten werden in das gleiche Raster eingeordnet, um zu einer abschließenden Bewertung zu kommen.

Darüber hinaus ergänzt Lissmann (1997, S. 33) in diesem Kontext, dass eine mündliche Prüfung nur dann objektiv ist, wenn mehrere Prüferinnen voneinander unabhängig bei der Beurteilung einer Prüfungsleistung zum gleichen Ergebnis bzw. zur gleichen Note gelangen.

Reliabilität

Reliabilität bedeutet Zuverlässigkeit. Unter Reliabilität wird das Hauptgütekriterium verstanden, welches die Messgenauigkeit des Verfahrens angibt. Als Messgenauigkeit wird dabei nicht die Zahl der Dezimalstellen der Messwerte bezeichnet, sondern die Zuverlässigkeit, mit der bei einer wiederholten Messung unter gleichen Bedingungen dasselbe Messergebnis herauskommt. Nach der klassischen Testtheorie erhöht sich die Reliabilität einer Prüfung dann, wenn die Ergebnisse möglichst wenig von „zufälligen" Fehlern beeinflusst werden (vgl. Mietzel, 2001, S. 418).

Dabei kann unterschieden werden, ob man sich auf die Prüferin als „Messinstrument" bezieht (mehrere Lehrerinnen bewerten eine Prüfung = Paralleltest-Reliabilität) oder den Beurteilungsbogen für den Messvorgang voraussetzt (eine Lehrerin bewertet eine Prüfung mehrmals = Wiederholungsreliabilität) (vgl. Jäger, 2001). Bei schriftlichen und mündlichen Prüfungen kann man von einer hohen Reliabilität ausgehen, wenn die Beurteilung eines Prüflings von einer oder mehren Prüferinnen zu unterschiedlichen Zeitpunkten gleich ausfällt (vgl. Lissmann, 1997, S. 34).

Validität

Validität bedeutet Gültigkeit. Damit wird der Grad der Genauigkeit, mit dem ein Testverfahren tatsächlich das misst, was es messen soll, zum Ausdruck gebracht. Die Validität ist das wichtigste, jedoch auch das am schwierigsten zu bestimmende Hauptgütekriterium. Somit steht unter diesem Aspekt die Frage im Vordergrund, ob die Prüfung bzw. das Prüfungsinstrument wirklich eine bestimmte Leistung, die Qualität bestimmter Fertigkeiten, versteckte Begabungen usw. misst, wenn sie bzw. es vorgibt, dies messen zu wollen (vgl. Gage & Berliner, 1996, S. 596).

Bei schulischen Leistungen ist nach Jäger (2001) dabei vor allem die curriculare Genauigkeit (Inhaltsvalidität) von Bedeutung. Diese kann z. B. durch einen Vergleich zwischen den Aufgabenstellungen einer Prüfung und entsprechend formulierten Lernzielen des Curriculums durch Expertinnen erfolgen. Weiterhin wichtig ist die Übereinstimmungsvalidität, welche Auskunft darüber gibt, in welchem Umfang eine herkömmliche Prüfung zu einer vergleichbaren Beurteilung gekommen wäre.

Nebengütekriterien für Lernerfolgsüberprüfungen

Als weitere wichtige Gütekriterien im Zusammenhang mit Lernerfolgsüberprüfungen gelten die Nebengütekriterien. Dabei ist zu betonen, dass durch die Bezeichnung keine Wertigkeit der Gütekriterien hinsichtlich ihrer Bedeutung für den Schulalltag ausgedrückt werden soll. Gerade die Berücksichtigung der Nebengütekriterien kann für eine Bewährung und Verstetigung neuer Prüfungsinstrumente und -verfahren einen wesentlichen Beitrag leisten.

Angemessenheit

Eine sowohl inhaltliche als auch methodische Abstimmung der Lernerfolgsüberprüfung auf den Unterricht in Bezug auf die gestellten Anforderungen ist von hoher Bedeutung. Besonders für den Bereich der beruflichen Bildung erscheint es sinnvoll, Handlungswissen wie auch die fachlichen Inhalte gestuft zu überprüfen, d. h. eventuell im ersten Jahr der Ausbildung überschaubare Handlungen oder Teilhandlungen in Prüfungssituationen einzubeziehen, damit die Lernenden nicht durch die Komplexität überfordert werden. Es ist daher erforderlich, ein angemessenes Prüfungsniveau festzulegen, das sich am jeweiligen Ausbildungsstand orientiert (vgl. Richter, 2002, S. 6 f.).

Trennschärfe

Beim Erfassen von Einzelleistungen in einer Lerngruppe steht die Trennschärfe mit dem Schwierigkeitsgrad einer Aufgabe in engem Zusammenhang. Jede Lernerfolgsüberprüfung hat auch eine Allokationsfunktion, d. h. es soll für die Einzelne deutlich werden, an welcher Stelle sie in Bezug auf ihre Lernleistung innerhalb der Lerngruppe steht. Daraus folgt, dass z. B. eine Prüfung, die nur aus sehr leichten Aufgaben besteht, die jede lösen kann, keine Trennschärfe aufweist. Daher versucht man, zur Erhöhung der Trennschärfe möglichst viele Aufgaben zu stellen, die einen mittleren Schwierigkeitsgrad aufweisen (vgl. Sacher, 2004, S. 138 ff.).

Handhabbarkeit

Die verwendeten Prüfungsinstrumente müssen von den vor Ort unterrichtenden Lehrerinnen als handhabbar beurteilt bzw. leicht anzuwenden und auszuwerten sein. Das heißt, unterschiedliche Verfahren zur Lern- und Leistungskontrolle werden sich im Schulalltag nur dann bewähren, wenn sie mit einem angemessenen Zeit- und Arbeitsaufwand stattfinden. Auch komplizierte statistische Verfahren mögen vielleicht aus Sicht der Lernpsychologie anzustreben sein, könnten jedoch die Lernenden inhaltlich und die Lehrenden bei der Auswertung wegen eines unangemessenen hohen Aufwandes überfordern (vgl. Richter, 2002, S. 7).

Transparenz

Ferner wird der Aspekt der Transparenz einer Lern- und Leistungsüberprüfung genauer betrachtet. Schülerinnen sollten einen Überblick darüber erhalten, was sie in der Prüfung erwartet und wie der Erwartungshorizont der Lehrerin gesteckt ist. Lehrerinnen sollten diese Aspekte bereits vor der Durchführung der Prüfung mit den Schülerinnen besprechen und eventuell auch gemeinsam Beurteilungskriterien entwickeln. Einige Maßnahmen, um die Transparenz bei Lernerfolgsüberprüfungen sicherzustellen, benennt Richter (2002, S. 7):

- „Bekanntgabe oder Vereinbarung der Anforderungen für die Durchführung der Lernerfolgsüberprüfung
- Vereinbarungen über die Art der Darstellung
- Angabe der Gewichtung der verschiedenen Teilbereiche bzw. Teilaufgaben vor oder während der Durchführung der Maßnahme
- Darlegung und Begründung für die Durchführung der Lernerfolgsüberprüfung
- Darstellung und Begründung des eigenen Standpunktes (als Lehrender) nach Auswertung der Lernerfolgsüberprüfung“.

Die bis zu diesem Punkt benannten Aspekte und Kriterien sollten bei der Gestaltung und Entwicklung von Lernerfolgsüberprüfungen im Rahmen eines handlungsorientierten Unterrichtes Berücksichtigung finden. Auch für das Konzept der Handlungsorientierung und die darauf bezogenen kompetenzorientierten Lernerfolgsüberprüfungen gelten uneingeschränkt die hier vorgestellten Bezugsnormen und spezifisch angepassten Gütekriterien.

2.4 Lernerfolgsüberprüfungen im handlungsorientierten Unterricht

Seit Einführung des Lernfeldkonzepts u. a. in den Bereich der dualen Berufsausbildung steht besonders die Frage der Beurteilung von erworbenen Kompetenzen im Mittelpunkt der Diskussion. Es ist erforderlich, neue Formen der Lernerfolgsüberprüfung zu entwickeln, wenn man dem Anspruch gerecht werden will, dass ein Zusammenhang zwischen Lernerfolgsüberprüfungen und dem Unterrichtskonzept gegeben sein soll. Steht im handlungsorientierten Unterricht das selbsttätige Handeln der Lernenden im Mittelpunkt, so bedeutet dies für handlungsorientierte Lernerfolgsüberprüfungen, dass diese sich ebenfalls auf das Handlungswissen und die Handlungskompetenz beziehen müssen.

Besonders intensiv setzten sich verschiedene Modellversuchsverbünde mit der Thematik der Leistungsbewertung im handlungsorientierten Unterricht auseinander. Im Hinblick auf die zu berücksichtigenden Kriterien formulierte das Projekt „Steigerung der Effizienz neuer Lernkonzepte und Unterrichtsmethoden in der dualen Berufsausbildung (SELUBA)“ in einem sogenannten *Werkstattbericht*:

„Ziele neuer Formen der Lernerfolgsüberprüfung:

- beziehen sich auf alle Dimensionen von Handlungskompetenz (Fach-, Sozial-, Human-, Methoden- und Lernkompetenz, kommunikative Kompetenz)
- erfassen Lernentwicklungen und Lernwege dynamisch und lernprozessbegleitend auf einer breiten, vielfältigen Informationsbasis
- berücksichtigen die Lernenden als Subjekt ihrer Kompetenzentwicklung und demzufolge die Selbsteinschätzung der Lernenden über ihren Lernerfolg
- fördern die Eigenverantwortung der Lernenden für ihre Lernprozesse
- erfassen und berücksichtigen kollektive Leistungen in sozial eingebundenen Lernsituationen
- unterstützen kompetenzorientiertes Lehren und Lernen" (Allendorf, 2002, S. 4).

Diese Zielsetzungen berücksichtigend, erfüllen Lernerfolgs- und Leistungsüberprüfungen verschiedene pädagogische Zielsetzungen: Den Lernenden soll eine Rückmeldung über ihren derzeitigen Lernstand gegeben werden sowie ihre Lernfort- bzw. Lernrückschritte aufgezeigt werden. Somit erhalten sie eine Lernhilfe, -bestätigung oder -förderung, die auch eine Lernmotivation für die Lernenden darstellen kann. Auf der anderen Seite wird es den Lehrenden durch Lernerfolgsüberprüfungen ermöglicht, ihre gewählten Maßnahmen auf ihre Wirksamkeit hin zu überprüfen und gegebenenfalls zu optimieren.

Lernerfolgsüberprüfungen im handlungsorientierten Unterricht lassen sich in Anlehnung an Richter (2002, S. 22 f.) grundlegend in zwei Formen einteilen:

1. Statusdiagnose
2. Prozessdiagnose.

Weiterhin sollten Lernerfolgsüberprüfungen allgemeine Prinzipien berücksichtigen, auf die im Anschluss ebenfalls eingegangen wird.

Statusdiagnose

Unter Statusdiagnosen werden bei Richter (2002) solche Lernerfolgsüberprüfungen verstanden, die zu einem festgelegten Prüfungsdatum und in einem definierten Umfang stattfinden und Rückmeldung zum aktuellen Lernstand geben. Die Notenfindung erfolgt i. d. R. durch die jeweilige Fachlehrerin. Zur Statusdiagnose gehören z. B. schriftliche Arbeiten, wobei vor allem das Fachwissen der Schülerinnen geprüft wird. Ferner ist es auch möglich, mithilfe der Statusdiagnose eine Aussage zum Handlungswissen des Prüflings zu machen, allerdings sind dann komplexere Prüfungsinstrumente erforderlich, wie z. B. der Struktur-Lege-Plan (vgl. Richter, 2002, S. 22 f.).

Vorteile der Statusdiagnose liegen besonders in der zeitlich überschaubaren Dauer und der für die Schülerinnen eindeutig erkennbaren Prüfungssituation. Ferner lassen sich anhand dieser Prüfungsform genaue Aussagen zum derzeitigen Stand der Schülerinnen treffen. Als möglichen **Nachteil** sieht Richter (2002, S. 22 f.), dass eine Beurteilung der Sozialkompetenz einer Schülerin nicht oder nur schwer vorgenommen werden kann. „Dadurch, dass wichtige Ziele des handlungsorientierten Unterrichts in der Lernerfolgsüberprüfung ausgeblendet werden, besteht die Gefahr, dass diese von Lehrenden und Lernenden als nebensächlich angesehen und vernachlässigt werden" (Richter, 2002, S. 22 f.). Es ist daher sinnvoll, diese zeitlich eng bezogenen Statusdiagnosen in verschiedenen Kombinationen mit prozessorientierten Lernerfolgsüberprüfungen einzusetzen.

Prozessdiagnose

Prozessorientierte Lernerfolgsüberprüfungen nehmen den Lernprozess in den Blick und erfolgen über einen längeren Zeitraum. Durch dieses Vorgehen werden sie dem dynamischen Geschehen in handlungsorientierten Lernarrangements eher gerecht und ermöglichen die Feststellung von Veränderungen und Weiterentwicklungen in der Handlungskompetenz der Lernenden. Innerhalb der Prozessdiagnose ist es z. B. möglich, eine Beurteilung der Entwicklung der sozialen oder personalen Kompetenzen einer Schülerin zu treffen. Diese Art der Prüfung greift somit entscheidende Merkmale des handlungsorientierten Unterrichts auf und versucht, diese in die Bewertung einzubeziehen. Richter (2002, S. 23) führt in diesem Zusammenhang die folgenden wichtigen Erhebungsmethoden an:

- Selbsteinschätzung: Die Selbsteinschätzung wird strukturiert oder unstrukturiert durch die Schülerinnen vorgenommen.

- Fremdeinschätzung: Die Fremdeinschätzung erfolgt ebenfalls strukturiert oder unstrukturiert und wird meistens von der Lehrkraft durchgeführt.
- Tätigkeitsbericht, Gruppenprozess, Lernbericht (in Rahmen von Gruppenarbeiten): Lehrende und Lernende schätzen den Gruppenprozess ein (strukturiert oder unstrukturiert).

Diese Unterscheidung von Status- und Prozessdiagnose mit ihrer unterschiedlichen Zielsetzung findet sich auch in der Schulgesetzgebung wieder. So sieht z. B. das Schulgesetz für das Land Nordrhein-Westfalen (vgl. Schulgesetz NRW – SchulG (vom 15.02.2005), § 48, Abs. 1) die Leistungsbewertung als Instrument, welches über den Stand des Lernprozesses der Schülerinnen Aufschluss gibt. Ferner kann die Leistungsbewertung auch als Grundlage für die gezielte Förderung der Schülerinnen dienen.

Kompetenzorientierung als Prinzip von Lernerfolgsüberprüfungen

Wie bereits in den vorherigen Kapiteln deutlich wurde, ist Kompetenz bzw. berufliche Handlungskompetenz ein Konstrukt, welches nur schwer fassbar und daher auch nicht direkt gemessen werden kann. Es entzieht sich daher weitgehend der direkten Überprüfung in klassischen Lernerfolgskontrollen. Um eine Lernerfolgsüberprüfung durchzuführen, ist es also notwendig, die Performanz der Lernenden in den Mittelpunkt der Überprüfung zu stellen. Damit wird auch die Prüfungssituation unter den Anspruch einer Handlungsorientierung gestellt.

Um das Handlungswissen der Schülerinnen zu überprüfen und dem Anspruch von Handlungsorientierung gerecht zu werden, müssen bei der Entwicklung von Lernerfolgsüberprüfungen folgende Aspekte berücksichtigt werden (vgl. Richter, 2002, S. 6):

- Die Lernerfolgskontrollen sollen sich auf ein Handlungsziel beziehen.
- Sie sind subjektorientiert. Somit können die Lernenden ihre Persönlichkeit und damit ihre personalen Kompetenzen mit einbringen.
- Die Lernsituation muss einen Handlungsentwurf oder eine Handlungsstruktur beinhalten, die Handlungskompetenz erforderlich machen.
- Die Erarbeitung der Lernsituation sowie die Lernerfolgsüberprüfung sollten selbstständig durchgeführt werden.
- Soziales Lernen bzw. soziale Eingebundenheit wird in der Prüfungssituation ermöglicht.
- Teilhandlungen sind möglich – diese müssen jedoch regelgeleitet sein.
- Die Selbstreflexion der erbrachten Leistung wird berücksichtigt und kommt bei der Lernerfolgskontrolle zum Tragen.

Konsequenzen für die Entwicklung der Prüfungsinstrumente

Zur Entwicklung von Prüfungsinstrumenten ist die Erarbeitung von Beurteilungskriterien und den dazugehörigen Indikatoren ein zentraler Aspekt. Für die Beurteilung einer Performanz bzw. beobachtbaren Handlung lassen sich laut Richter (2002) aus den Definitionen der unterschiedlichen Kompetenzdimensionen Indikatoren für berufliche Handlungskompetenz ermitteln, indem die Schlüsselbegriffe aus der Definition von Handlungskompetenz der KMK (2000) herausgefiltert werden. Aus den verschiedenen Begriffsbestimmungen zu den vier Kompetenzdimensionen isoliert Richter (2002) somit Indikatoren, die für die Beurteilung von Handlungskompetenz genutzt werden können.

Richter (2002) benennt in seinen Ausführungen beispielhaft die folgenden Adjektive bzw. Schlüsselbegriffe als beobachtbare Elemente der Fachkompetenz: zielorientiert, sachgerecht, methodengeleitet, selbstständig, Ergebnis beurteilen. Diese Verhaltensweisen lassen demnach beim Handeln einer Lernenden beobachten, wenn man davon ausgeht, dass diese über die entsprechende Fachkompetenz verfügt. Zielgerichtete Vorgehensweise, Selbstständigkeit im Handeln usw. sind der direkten Beobachtung zugänglich und können daher operationalisiert sowie anschließend beurteilt werden. Indikatoren für das Vorliegen von Fachkompetenz sind nach Richter (2002) u. a. die folgenden Kriterien: Zielgerichtetheit, Selbstständigkeit und Gegenstandsbezug.

Auch für die weiteren nach der KMK (2000) definierten Teilkompetenzen (Sozialkompetenz und personale Kompetenz) nimmt Richter (2002, zit. nach Hundenborn, 2007, S. 153 f.) diese Analyseschritte vor und definiert somit die Gütekriterien einer Lernhandlung, die auch in dieser Publikation zugrunde gelegt werden sollen (➤ 3.1). Tab. 2.1 enthält die Arbeitsdefinitionen von Richter (2002) zu jedem Gütekriterium, wobei er dabei keinen Anspruch auf Vollständigkeit erhebt und die Definitionen als Beispiele versteht.

Im Folgenden und an weiteren Stellen dieser Publikation werden aus pragmatischen Gründen die Ergebnisse von Richter (2002) für die Entwicklung von Lernerfolgsüberprüfungen für den Bereich der Gesundheits- und Krankenpflege genutzt und nach dem Falsifikationsprinzip solange zugrunde gelegt, wie sie auch für die personenbezogenen Dienstleistungen als zutreffend eingeschätzt werden. Gegebenenfalls werden jedoch bereits in dieser Publikation bzw. innerhalb der vorzustellenden Prüfungsinstrumente erste Modifikationen vorgenommen.

Bevor jedoch auf die neu entwickelten Prüfungsinstrumente (➤ 3.2–➤ 3.7) eingegangen wird, soll im Folgenden ein Überblick über mögliche Formen einer Lernerfolgsüberprüfung angeboten werden. Die bisher entwickelten Aspekte und Kriterien sind dabei auch für die Evaluation bestehender Verfahren von Bedeutung. Insgesamt existiert eine Vielzahl unterschiedlicher Überprüfungsverfahren im Schulwesen, die hier kurz dargestellt werden.

Tab. 2.1 Arbeitsdefinitionen der Gütekriterien einer Lernhandlung (Richter, 2002, S. 14 f.)

Gütekriterium	Arbeitsdefinition
Zielgerichtetheit	bezeichnet die Fähigkeit, Probleme methodengeleitet und strukturiert zu lösen
Selbstreflexion	bezieht sich auf die Fähigkeit und Bereitschaft, eigene Fähigkeiten selbstkritisch einzuschätzen und sich kreativ mit dem Handlungsgegenstand auseinanderzusetzen
Selbstständigkeit	bezeichnet die Fähigkeit, Problemsituationen ohne äußere Hilfe zu lösen und zur Verfügung stehende Hilfsmittel sinnvoll einzusetzen
Soziale Eingebundenheit	bezieht sich auf die Fähigkeit, einen Gruppenprozess mitzutragen
Gegenstandsbezug	bezieht sich auf die Fähigkeit, Probleme unter Berücksichtigung gängiger Normen und Vorschriften fachgerecht zu lösen

2.5 Formen der Lernerfolgsüberprüfung im Überblick

Formen der Lernerfolgsüberprüfung werden unter anderem durch die entsprechende Gesetzgebung festgelegt. Für den Bereich der öffentlichen Schulen unterscheidet z. B. das Schulgesetz in NRW (vgl. SchulG (vom 15.02.2005), § 48, Abs. 2) im Bereich der Leistungsbewertung bereits seit Februar 2005 zwischen dem Beurteilungsbereich „schriftliche Arbeiten" und dem Beurteilungsbereich „sonstige Leistungen im Unterricht". Dies bedeutet für die Lehrkräfte einen großen Ermessens- bzw. Gestaltungsspielraum.

Für den Bereich der Gesundheits- und Krankenpflege ist vor allem die Ausbildungs- und Prüfungsverordnung für die Berufe in der Krankenpflege (KrPflAPrV, 2003) relevant, in der schriftliche, mündliche und praktische Prüfungsverfahren unterschieden werden. Im Bereich der berufsbildenden Schulen werden in der praktischen Ausgestaltung dieser gesetzlichen Vorgaben zahlreiche Varianten der Lernerfolgsüberprüfung eingesetzt, von denen hier die wichtigsten Formen, die zur Anwendung kommen, charakterisiert werden. In Tab. 2.2 werden ausgewählte Prüfungsmethoden benannt und kurz beschreiben.

Ein großer Anteil, der in Tab. 2.2 beschriebenen, im schulischen Alltag bislang üblichen Prüfungsmethoden, ist jedoch vor dem Hintergrund eines *handlungsorientierten Unterrichtes* kritisch zu betrachten, da es in diesem Unterricht primär nicht um das „Abfragen" von theoretischem Wissen geht. Vielmehr geht es hier auch um den Prozess, wie ein Ergebnis zustande kommt, und um das Einüben solidarischen Handelns (vgl. Jank & Meyer, 2002, S. 315 ff.). Somit ist es nicht möglich, die Ziele des *handlungsorientierten Unterrichts* vollständig durch traditionelle Prüfungsinstrumente (z. B. schriftliche Klassenarbeiten oder Mehrfachwahlaufgaben) abzubilden bzw. zu prüfen. Dass jedoch berufliche Handlungskompetenz angestrebt wird „oder zumindest ihr ‚gedanklicher Nachvollzug', muss auch innerhalb der Lernerfolgsüberprüfung erkennbar sein" (Richter, 2002, S. 21). So müssen Prüfungsinstrumente entwickelt und praktisch angewendet werden, die nicht nur Fach-

Tab. 2.2 Prüfungsmethoden im Überblick (in Anlehnung an Richter, 2002, S. 20)

Prüfungsmethode	Kurzbeschreibung
Schriftliche Klassenarbeit	Alle Lernenden bearbeiten i. d. R. gleichzeitig gleiche Aufgaben oder Problemstellungen; Dauer i. d. R.: 30–90 Min.; die Art der Aufgabenstellung kann variieren; Kurzform (d. h. max. 20 Min.) ist der Test.
Mehrfachwahlaufgaben („Multiple Choice")	Meist in Form einer Klassenarbeit oder eines Tests durchgeführt; zu einer Aufgabe werden mehrere Distraktoren und eine bzw. ggf. mehrere richtige Antworten zur Auswahl angeboten.
Situationsbezogene schriftliche Klassenarbeit	Alle Lernenden bearbeiten i. d. R. gleichzeitig gleiche lernsituationsbezogene Problemstellungen; zur Lösung wird Handlungswissen benötigt. Dauer > 90 Min. möglich.
Schriftlicher Bericht, Problemskizze, schriftliche Übung, Materialsammlung	Schriftliche Aufgaben, freier in der Themenstellung und Ausführung als eine Klassenarbeit; auch als Hausaufgabe, Gruppenarbeit oder Gruppenleistung, z. B. im Zusammenhang mit Projektarbeit, möglich.
Protokoll	Selbstständige Zusammenfassung eines Themas, kann als Einzel- oder Gruppenarbeit durchgeführt werden.
Referat	Selbstständige Erarbeitung eines Themas, kann als Einzel- oder Gruppenarbeit durchgeführt werden.
Mitarbeit im Unterricht	(Meist) nicht formalisierte Beobachtung der Lernenden im Unterricht.
Mündliche Prüfung, Fachgespräch oder Simulation	Formalisierte Gesprächssituation mit Prüfungscharakter; auch als Performanzsituation mit Simulationsperson möglich.
Projekt	Eine umfassende Problemstellung wird – meist in der Gruppe – gemeinsam erarbeitet; die Beurteilung kann sich auf den Projektprozess, die Projektpräsentation und/oder den Projektbericht stützen.
Praktische Leistung, Fertigung eines Produktes im Unterricht	Selbstständige Erstellung eines vereinbarten Handlungsproduktes; kann als Einzel- oder Gruppenarbeit durchgeführt werden; Benotung meist durch ein Expertenurteil (Lehrerurteil).
Hausarbeit	Eine Problemstellung oder Aufgabe wird von den Lernenden außerhalb der Schule bearbeitet und innerhalb der Schule zur Lernerfolgsüberprüfung herangezogen.

wissen überprüfen, sondern gleichzeitig Rückschlüsse auf andere Kompetenzen ermöglichen bzw. Aufschluss über die Leistungsentwicklung der Schülerinnen geben. Um differenzierte und reliable Aussagen über den Lernstand bzw. die Kompetenzentwicklung der Schülerin zu erhalten, müssen die Lern- und Leistungsüberprüfungen also mehrere Kompetenzbereiche einbeziehen. Somit sollten unterschiedliche Verfahren eingesetzt werden, um ein differenziertes Bild vom Lernerfolg der Lernenden zu erlangen (vgl. Richter, 2002, S. 21).

Um diesen Kriterien gerecht zu werden, gibt es bereits wichtige Ansätze in der beruflichen Praxis, wie eine kompetenzorientierte Lernerfolgsüberprüfung gestaltet werden kann. Hier wird eine Vielzahl von Methoden und Instrumenten zum Einsatz gebracht, um die verschiedenen Ebenen der beruflichen Handlungskompetenz abzuprüfen. Als Beispiel sei hier u. a. auf die Ausbildung zur Industriekauffrau im Land Sachsen-Anhalt verwiesen. Dort sollen nach Anregungen des Kultusministeriums im Rahmen der Zwischen- und Abschlussprüfungen praxisbezogene Aufgaben in Form von Fallbeispielen und Problemdarstellungen sowie Präsentationen und Fachgespräche zu speziellen Fachaufgaben Auskunft über den Lernerfolg der Auszubildenden geben (vgl. Kultusministerium des Landes Sachsen-Anhalt, 2003).

In anderen beruflichen Ausbildungsbereichen werden zudem das Struktur-Lege-Verfahren bzw. der Struktur-Lege-Plan, die individuelle Projektarbeit oder aber auch Gruppenarbeiten zu einem bestimmten Thema als Bewertungsverfahren eingesetzt (vgl. LISA, 2002, S. 27 ff.).

Im Folgenden werden eine Reihe von Prüfungsinstrumenten beschrieben und einer Analyse auf Eignung zur Überprüfung von Kompetenzen unterzogen. Grundsätzlich werden die Formen der Lernerfolgsüberprüfungen im handlungsorientierten Unterricht in zwei große Gruppen (Status- und Prozessdiagnose) unterteilt, die bereits an anderer Stelle vorgestellt worden sind (➢ 2.4).

Analyse ausgewählter Prüfungsinstrumente und -verfahren

Mit Blick auf die zu entwickelnden Prüfungsinstrumente und -verfahren werden an dieser Stelle einige ausgewählte Methoden betrachtet. Sie werden zunächst beschrieben und in einem weiteren Schritt daraufhin analysiert, inwiefern die verschiedenen Dimensionen von Handlungskompetenz in dem Verfahren zum Tragen kommen. Diejenigen Prüfungsinstrumente und -verfahren, die Grundlage für die im Rahmen des Projektes entwickelten Prüfungsinstrumente bilden, werden dann in Kapitel 3 ausführlicher beschrieben. Die Reihenfolge der vorgestellten Instrumente stellt keine Wertung dar.

Klausur: Essay oder Kurzantwort

Bei diesem Prüfungsinstrument handelt es sich um ein schriftliches Prüfverfahren, wobei dem Prüfling eine oder mehrere offene Fragen gestellt werden. Diese werden nach eigenem Ermessen beantwortet, wobei je nach Aufgabentyp ein längerer Text oder wenige frei formulierte Sätze notwendig sind. Besonders Zusammenhangswissen und das schriftliche Ausdrucksvermögen werden mit dieser Prüfungsmethode überprüft (vgl. Ebbinghaus & Schmidt, 1999, S. 70).

Dabei können sowohl die Fach- als auch die Methodenkompetenz beurteilt werden. Wird die Arbeitsaufgabe zudem beispielsweise um die Bereiche: „Erstellen einer Pro-Contra-Analyse" oder „Persönlichen Kommentar schreiben" erweitert, wird zusätzlich die personale Kompetenz überprüfbar (vgl. Depping, 2004, S. 12). Eine genauere Betrachtung dieses Prüfungsinstrumentes erfolgt in Kapitel 3.7.1.

Multiple Choice

Bei Multiple-Choice-Aufgaben (auch gebundene schriftliche Mehrfachwahlaufgaben genannt) werden den Prüflingen mehrere unterschiedliche Antwortalternativen angeboten. Von diesen Alternativen ist zumindest eine, gegebenenfalls sind auch mehrere Antworten korrekt. Damit stellen Multiple-Choice-Aufgaben eine flexible Form der gebundenen Fragen dar. Die Prüflinge sind jedoch an Antwortalternativen gebunden und können somit keine eigenen, von den Alternativen abweichenden Antworten geben. Multiple-Choice-Aufgaben als schriftliches Lernerfolgsüberprüfungsverfahren eignen sich vor allem, um im Rahmen der Fachkompetenz Faktenwissen und Detailkenntnisse abzufragen. Der Vorteil liegt besonders in der Tatsache, dass der Zeitaufwand für die Durchführung und Auswertung dieses Prüfungsverfahrens als eher gering anzusehen ist (vgl. Ebbinghaus & Schmidt, 1999, S. 55 ff.).

Überdies lassen sich einzelne Aspekte der Methodenkompetenz als Teil der beruflichen Handlungskompetenz durch Multiple-Choice-Aufgaben erfassen. Dabei handelt es sich besonders um Kompetenzen im Bereich Textverständnis, Lesefähigkeit und Sprachverständnis. Mit Beschränkung auf diese eben benannten Teilaspekte lassen sich also Aussagen über die Methodenkompetenz des Prüflings machen, wobei sich weitere bedeutende Teilbereiche der Methodenkompetenz, z. B. Strategien zur Informationsbeschaffung oder Problemlösungstechniken, nicht beurteilen lassen. Multiple-Choice-Aufgaben empfehlen sich weiterhin nicht zur Prüfung sozialer und personaler Kompetenzen bzw. sind nicht für eine Beurteilung dieser Kompetenzen geeignet und sollten im Kontext kompetenzorientierter Prüfungen eher unüblich sein.

Es ist somit festzuhalten, dass der Einsatz von Multiple-Choice-Aufgaben im Kontext handlungsorientierten Lernens und damit verbundenen kompetenzorientierten Prüfungen nicht zur umfassenden Beurteilung der beruflichen Handlungskompetenz genutzt werden und auch nur eingeschränkt eine Bewertung der Methodenkompetenz hierdurch erfolgen kann. Diesem Prüfungsverfahren sollte daher ein eher geringer Stellenwert als schriftliches Instrument der Lernerfolgsüberprüfung im Rahmen der Ausbildung zur Gesundheits- und Krankenpflegerin sowie Gesundheits- und Kinderkrankenpflegerin eingeräumt werden.

Schriftliche Hausarbeit

Eine Hausarbeit stellt eine Sonderform der schriftlichen Überprüfungsinstrumente dar. Die Schülerin soll dabei anhand einer gestellten Aufgabe und innerhalb eines festgelegten Zeitraumes eine Ausarbeitung zu einer bestimmten Thematik anfertigen. Dabei setzt sich die Schülerin besonders intensiv mit der Thematik auseinander und hat die Möglichkeit, komplexe Aufgabenstellungen zu bearbeiten (vgl. Ebbinghaus & Schmidt, 1999, S. 74).

Eine Hausarbeit zu einem spezifischen fachbezogenem Thema kann wie auch beim Essay verschiedene Arbeitsaufträge beinhalten und daher unterschiedliche (Teil-)Kompetenzen überprüfen (vgl. Depping, 2004, S. 12).

Mündliches Fachgespräch

Zentraler Ausgangspunkt des Fachgesprächs ist eine spezifische fachliche Problemstellung. Diese kann an eine vorangegangene Präsentation anknüpfen, aber auch ohne direkten Zusammenhang gestellt werden. Die Lernende soll in diesem Fachgespräch die Initiative übernehmen und eine Problemlösung anstreben. Damit eignet sich das Fachgespräch vor allem für die Ermittlung, ob die Lernende anspruchsvolle berufliche Aufgabenstellungen verstehen und analysieren sowie Lösungskonzepte entwickeln kann. Darüber hinaus lassen sich soziale bzw. kommunikative Kompetenzen erkennen. Eine Überprüfung der methodischen oder der personalen Kompetenz ist wiederum je nach Fragestellung möglich (vgl. Depping, 2004, S. 13).

Projekt

Bei unterrichtlichen Projekten wird zwischen Schülerinnen und Lehrkräften ein „Handlungsprodukt" vereinbart, welches in Teamarbeit von jeweils mehreren Schülerinnen zu erstellen ist. Die Aufgabenstellung sollte fächerintegrativ gestaltet sein und sich am beruflichen Alltag der Schülerinnen orientieren. Dadurch soll die Gruppe von Lernenden zeigen, dass sie berufliche Aufgaben zielorientiert und bedarfsgerecht bearbeiten kann. Auf diese Weise kann erfasst werden, ob die Lernenden komplexe Aufgaben zeitgerecht, ergebnisorientiert und gegebenenfalls sogar kostengünstig bewältigen können.

Die Arbeit in Projekten unterstützt somit den Aufbau beruflicher Handlungskompetenz und macht sie in diesem Rahmen ebenso überprüfbar (Fach-, Methoden- und Personalkompetenz). Bei einer Gruppenaufgabe ist zudem die Überprüfung der Sozialkompetenz möglich. Die Kontrolle von Detailkenntnissen ist jedoch nur begrenzt und evtl. nur durch Nachfragen möglich. Die Projektergebnisse, aber auch der Prozess eines Projektes, können sowohl in einem schriftlichen Projektbericht als auch in einer mündlichen Projektpräsentation dokumentiert und demonstriert werden (vgl. Ebbinghaus & Schmidt, 1999, S. 98 f.; Jank & Meyer, 2002, S. 45, S. 309). Die Kombination von Projektpräsentation und Projektbericht als Prüfungsinstrument wird in Kapitel 3.5.1 ausführlicher dargestellt.

Portfolio

Bislang galt das Portfolio sowohl in Schulen als auch in der Ausbildung als eher ungewöhnliches Lernmedium. Dabei versteht man unter einem Portfolio „eine strukturierte Sammlung der besten Arbeiten eines Schülers oder einer Schülerin. Die Sammlung zeigt seine/ihre zugrunde liegenden Auswahlkriterien und seine Fähigkeiten der Zusammenarbeit. Das Portfolio ist Zeuge der Entwicklung des Lernenden über einen Zeitabschnitt hinweg und in einer ganzen Reihe verschiedener Zusammenhänge" (Portfolio-Projekt Collège de Rimouski, Goupil, 1998, zit. nach: Schweizerischer Bildungsserver, 2005).

Bekannt wurde der Begriff *Portfolio* in den 90er-Jahren besonders in den USA und bedeutet *(Akten-) Mappe*, d. h. eine Mappe, in der wichtige Dokumente und Materialien gesammelt werden. Portfolios sind allerdings mehr als akkumulierte Sammlungen einzelner Dokumente. Sie beziehen als zentrales Element die Auswahl einzelner Arbeiten durch die Schülerin in die Portfolioarbeit ein und zielen in dieser Hinsicht daher nicht auf Vollständigkeit. Die veränderte Lehr- und Lernstruktur hat in den letzten Jahren dazu geführt, Portfolios auch als Instrument zur Lernerfolgsüberprüfung einzusetzen. Als Alternative zu den bislang gebräuchlichen Formen der

Beurteilung schafft es für die einzelne Teilnehmerin die Möglichkeit, ihren Lernprozess zu dokumentieren und zu reflektieren. Dadurch ist sie in der Lage, ihre eigene Entwicklung im Verlauf der Ausbildung aufzuzeigen und über den individuellen Lernprozess nachzudenken (vgl. Brunner & Schmiedinger, 1997, S. 1074 f.). Eine nähere Betrachtung des Portfolios als Prüfungsinstrument erfolgt in Kapitel 3.6.1.

Performanz-Prüfung oder Simulation

Im Rahmen einer Performanz-Prüfung werden vom Prüfling erworbenes Wissen und die angelegten Kompetenzen exemplarisch auf die tägliche Berufspraxis angewendet. Die Performanzsituation erfolgt i. d. R. mit einer Simulationsperson. Dadurch wird ein hoher Praxisbezug hergestellt. Im Bereich der Pflegeberufe kann sich die praktische Anwendung auch auf die sachgerechte und vollständige Führung einer Dokumentation beziehen. Nach der Planung und Durchführung der zu erfüllenden Aufgabe(n) reflektiert die Teilnehmerin ihre eigenen Maßnahmen, u. a. im Hinblick auf deren sachgemäße Anwendung und auf die Wirksamkeit.

Zur Performanz-Prüfung liefert Meisel (2005) ein Beispiel aus dem Bereich der Examensprüfung für den Beruf der Altenpflege:

„Der praktische Teil der Prüfung besteht aus einer Aufgabe aus den Lernbereichen ‚Aufgaben und Konzepte in der Altenpflege' und ‚Unterstützung alter Menschen bei der Lebensgestaltung'. Die Prüfungsaufgabe besteht aus der schriftlichen Ausarbeitung eines Pflegeplans und der praktischen Durchführung der Pflegeaufgabe, die auch die Beratung, Betreuung und Begleitung eines alten Menschen einschließt. Abschließend wird in einer Reflexion das beschriebene Pflegekonzept auf seine Wirksamkeit hin überprüft. Die Aufgabe soll in einem Zeitraum von zwei Tagen vorbereitet, durchgeführt und abgenommen werden. Der praktische Teil dauert abschließend maximal 90 Minuten."

In Kapitel 3.3.1 wird die Performanz-Prüfung ausführlicher betrachtet.

Triple Jump Exercise (TJE)

Die Prüfungsform Triple Jump Exercise (TJE) ist sehr stark am systematischen Vorgehen des problemorientierten Lernens (POL) orientiert und findet bislang eher im Rahmen des Medizinstudiums Anwendung.

Beim POL ist über das Ergebnis der Problemlösung hinaus insbesondere auch der Weg der Problemlösung von Interesse. Vor diesem Hintergrund sind im POL für Lernerfolgsüberprüfungen immer auch prozessorientierte Verfahren bedeutsam. Der TJE ist ein Prüfungsverfahren, welches neben dem Ergebnis auch den Prozess der Prüfung beurteilt. Die Prüfungsaufgabe schildert ein Fallbeispiel, wobei zur Lösung ähnlich wie im POL in mehreren Schritten vorgegangen wird. Diese drei Schritte bestehen aus folgenden Elementen:

1. Zunächst erfolgt die Präsentation eines geschriebenen Patientinnenfalls, aus dem der Prüfling die relevanten Problemstellungen formuliert und gewichtet. Dieser Vorgang wird von den Prüfenden protokolliert, Fragen können gestellt und zusätzliche Informationen wie Laborergebnisse auf Nachfragen ausgehändigt werden. Der Prüfling formuliert aus den offenen Fragen Lernziele, denen er dann in der nächsten Prüfungseinheit nachgeht.
2. In dieser zweiten Phase arbeitet die Schülerin ohne Prüferinnen unter Zuhilfenahme von frei wählbaren bzw. zur Verfügung gestellten Hilfsmitteln. Innerhalb dieser Phase kann der Prüfling den Fall gründlich analysieren, neu erworbenes Wissen in seine Hypothesen integrieren und diese ggf. korrigieren.
3. In der abschließenden dritten Phase erörtert die Prüfungskandidatin wiederum in Anwesenheit der Prüferinnen die veränderten Hypothesen und ihre Bearbeitungsstrategie (vgl. Medizinische Hochschule Hannover, 2005, 2005a; Price, 2005, S. 161).

In die Bewertung fließt nicht nur das erworbene Wissen, sondern auch der Einsatz geeigneter Quellen und die Vorgehensweise mit ein. Zum Abschluss der Prüfung wird ein Feedbackgespräch geführt.

Modified Essay Question Test (MEQ)

Der Modified Essay Question Test (MEQ) ist ein schriftliches Prüfungsverfahren, bei dem i.d.R. fächerübergreifende Fragen gestellt werden. Entwickelt wurde der MEQ für die Ausbildung von Medizinerinnen. Dabei handelt es sich um Fragen zu einem Fallbeispiel, die frei, in Kurzantworten oder mit vorgegebenen Antworten zu bearbeiten sind. Über mehrere Seiten, die nacheinander durchzunehmen sind, wird in Etappen jeweils der gleiche bzw. ein fortlaufender Fall weitererzählt und um neue Informationen ergänzt (vgl. Medizinische Hochschule Hannover, 2005a).

Eine vertiefende Betrachtung des Prüfungsinstrumentes MEQ sowie des im Rahmen des Projektes spezifizierten Prüfungsinstrumentes **Process oriented Essay Question Test (PEQ)** erfolgt in Kapitel 3.4.1.

Objective Structured Clinical Examination (OSCE)

Das Prüfungsdesign Objective Structured Clinical Examination (OSCE) stammt aus dem angelsächsischen Raum und wurde ursprünglich zur Überprüfung klinischer Kompetenzen von angehenden Medizinerinnen entwickelt.

Der OSCE setzt sich aus unterschiedlichen Prüfungsstationen zusammen, an denen verschiedene, sich teilweise aufeinander beziehende Aufgabenstellungen bearbeitet werden. Dabei wechseln sich praktische und schriftliche Prüfungsaufgaben ab.

Die Prüflinge rotieren gleichzeitig durch die Stationen, wobei diese idealerweise einen geschlossenen Kreis von Stationen ohne Anfang oder Ende bilden. Bei den Prozedurstationen werden üblicherweise Simulationspatientinnen eingesetzt (vgl. Medizinische Hochschule Hannover, 2005b). In Kapitel 3.2.1 findet sich eine genauere Betrachtung des Prüfungsinstrumentes *OSCE*.

Struktur-Lege-Plan (SLP)

Wie der Name bereits andeutet, stehen beim Struktur-Lege-Plan (SLP) die Strukturen im Mittelpunkt der Methode. Bei dieser Methode sollen die Auszubildenden ein für den Sachverhalt geeignetes Ordnungssystem entwickeln und finden, indem vorgegebene oder selbst entwickelte Begriffe bzw. Bilder eingeordnet werden und somit eine in sich logische Struktur entsteht. Aus der Anordnung der Begriffe und deren Verknüpfungen ist nachvollziehbar, inwieweit die Lernenden Zusammenhänge erkannt und verinnerlicht haben. Somit sind mit dieser Methode auch Ursache-Wirkungs-Zusammenhänge darstellbar. Zusätzlich kann der Prozess des Legens der Struktur betrachtet und die Zielgerichtetheit beurteilt werden. Diese individuelle Logik wird nach Erstellen des SLPs immer auch im Plenum bzw. den Prüferinnen präsentiert und kritisch reflektiert. Der SLP kann sowohl im Rahmen von Gruppenarbeiten als auch als Einzelbearbeitung eingesetzt werden (vgl. Schneider, 2004a; LISA, 2002, S. 28).

Der SLP ist somit als Unterrichtsmethode, aber auch als Lernerfolgsüberprüfung einsetzbar und verläuft i. d. R. in vier Phasen (vgl. Schneider, 2004a, S. 35):

- Phase I: Themenfindung/-benennung
- Phase II: Thematische Begriffsfindung
- Phase III: Strukturierung und Dokumentation
- Phase IV: Präsentation.

Eine Bewertung des SLPs als Instrument zum Einstieg in ein Thema scheint weniger sinnvoll, da es sich um erste, intuitive Ergebnisse handelt. Dagegen ist eine Bewertung des SLPs während der Erarbeitung und als Sicherung der Ergebnisse möglich und sinnvoll. In diesen Phasen werden durch den SLP vor allem Methoden- und Fachkompetenzen überprüfbar (vgl. Schneider, 2004a, S. 35).

Diskussion

Das Prüfungsinstrument *Diskussion* wird in den meisten Fällen als Gruppendiskussion durchgeführt. Dabei müssen die Teilnehmerinnen ein vorgegebenes, meist fachbezogenes Thema über einen bestimmten Zeitraum diskutieren. Die Schülerin soll somit in eine möglichst berufstypische Gesprächssituation gebracht werden. Dabei sind verschiedene Varianten der Durchführung denkbar (vgl. Ebbinghaus & Schmidt, 1999, S. 38):

- ungelenkte vs. gelenkte Gruppendiskussion
- mit vs. ohne Rollenvorgabe
- mit vs. ohne Vorgabe des Themas
- mit vs. ohne Zielvorgabe.

In ihren verschiedenen Varianten dient die Diskussion als Prüfungsinstrument vor allem zur Erfassung der sozialen Kompetenzen der Schülerin. Zudem können zumindest in Teilen die personale und fachliche Kompetenz überprüft werden. Allerdings bestehen im Hinblick auf die Überprüfung der personalen Kompetenzen im Rahmen einer Diskussion ethische Bedenken (vgl. Ebbinghaus & Schmidt, 1999, S. 37 ff.).

Gruppenarbeit

In einer Gruppenarbeit lösen Kleingruppen gemeinsam eine Aufgabe. Neben der Bearbeitung eines fachlich relevanten Themas stehen vor allem die sozialen und methodischen Kompetenzen der Gruppenmitglieder während der Bearbeitung im Vordergrund. Diese können am wirkungsvollsten prozessbegleitend während der Erarbeitungsphasen überprüft werden. Zur Bildung einer abschließenden Beurteilung kann die Selbstbewertung durch die Schülerin und die Fremdbewertung durch Mitschülerinnen und Lehrerinnen genutzt werden (vgl. Depping & Rüller, 2004, S. 28 ff.).

Auszubildende/Lernende leiten an

Eine Schülerin wird von einem Prüfling aus einem höheren Ausbildungsjahr auf die Übernahme einer berufsspezifischen Tätigkeit vorbereitet und führt diese gegebenenfalls gemeinsam mit ihr durch. Die Durchführung ist als Simulation/Performanztest ohne echte Patientin oder in einer realen Situation möglich. Mit dieser Vorgehensweise können alle Kompetenzbereiche überprüft werden, da die Anleitungssituation sowohl fachliche, methodische, personale als auch soziale Anteile umfasst (vgl. Depping 2004, S. 14).

Eine Beispielaufgabe zu dieser praktischen Prüfungsmethode wird bei Depping (2004) formuliert: „Sie haben in der letzten Woche die Durchführung eines septischen Verbandswechsels erlernt. Bereiten Sie sich darauf vor, die Durchführung im nächsten Praxiseinsatz der Schülerin Margit aus dem 1. Ausbildungsjahr so zu zeigen und zu erläutern, dass sie diese Tätigkeit nach einer Woche übernehmen kann. Führen Sie das Ergebnis Ihrer Vorbereitung zur Anleitung in einer Simulation vor“ (S. 14).

Ausgewählte Prüfungsinstrumente und Zuordnung prüfbarer Kompetenzbereiche

In den Tabellen 2.3–2.5 werden die ausgewählten Prüfungsinstrumente und -verfahren in der gleichen Reihenfolge genannt und den damit prüfbaren Kompetenzbereichen (Fach-, Personal-, Sozial- und Methodenkompetenz) zugeordnet. Der Zuordnung liegt eine vorherige Analyse der einzelnen Prüfungsinstrumente zugrunde. Diese Vorarbeit zur Entwicklung neuer exemplarischer Prüfungsinstrumente und -verfahren für den Bereich der Pflege dient einer grundsätzlichen Orientierung. Auf dieser Grundlage kann bei der Auswahl eines Prüfungsverfahrens für einen konkreten Lernbereich und die damit anzubahnenden Kompetenzen eine passende Prüfungsform bzw. ein passendes Prüfungsinstrument ausgewählt oder aber eine erfolgte Auswahl überprüft werden.

2.6 Lernerfolgsüberprüfungen im Bereich der Gesundheitsberufe

2.6.1 Rechtliche Rahmenbedingungen

Nach dem Krankenpflegegesetz (KrPflG) vom 16.07.2003 sollen die Auszubildenden fachliche, personale, soziale sowie methodische Kompetenzen entwickeln, um verantwortlich bei der Heilung, Erkennung und Verhütung von Krankheiten mitzuwirken (vgl. KrPflG, § 3, Abs. 1). Es gilt, die Auszubildenden zu befähigen, eigenverantwortlich den Pflegebedarf zu erheben, Pflege zu planen, durchzuführen, zu dokumentieren und zu evaluieren sowie die Pflegequalität zu sichern. Ferner sollen die Auszubildenden in der Lage sein, die zu pflegenden Menschen und deren Bezugspersonen zu beraten, anzuleiten und zu unterstützen. Ein weiteres Ziel der Ausbildung ist, dass die Auszubildenden lernen, interdisziplinär mit anderen Berufsgruppen zusammenzuarbeiten sowie berufsgruppenübergreifende Lösungen zu entwickeln (vgl. KrPflG, § 3, Abs. 2). Dazu muss die Ausbildung kompetenzorientiert gestaltet und Prüfungsinstrumente so konzipiert werden, dass angelegte Kompetenzen sichtbar werden und somit beurteilbar sind.

Eine einheitliche rechtliche Grundlage für die Curricula und Rahmenrichtlinien der Bundesländer

Tab. 2.3 Prüfungsinstrumente und damit prüfbare Kompetenzbereiche (Teil 1)

	Klausur: Essay oder Kurzantwort	Klausur: Multiple Choice	Schriftliche Hausarbeit	Mündliches Fachgespräch	Projekt
Fachkompetenz	✓	✓ Fachwissen bzw. Faktenwissen	✓	✓	✓
Personalkompetenz	✓ wenn eine Analyse oder Stellungnahme erwartet wird		✓ wenn eine Analyse oder Stellungnahme erwartet wird	+/–	✓
Sozialkompetenz	✓ wenn z. B. ein Perspektivenwechsel erforderlich ist				✓ wenn in Gruppen durchgeführt
Methodenkompetenz	✓	✓ im Sinne von Lesekompetenz, Textverständnis und logischem Schlussfolgern	✓		✓

Tab. 2.4 Prüfungsinstrumente und damit prüfbare Kompetenzbereiche (Teil 2)

	Portfolio	Performanz-Prüfung	TJE	MEQ	OSCE
Fachkompetenz	✓	✓	✓	✓	✓
Personalkompetenz	✓	✓	✓		✓
Sozialkompetenz	✓ (nur bei entsprechenden Inhalten)	✓			✓
Methodenkompetenz		✓	✓	✓	✓

Tab. 2.5 Prüfungsinstrumente und damit prüfbare Kompetenzbereiche (Teil 3)

	SLP	Diskussion	Gruppenarbeit	Auszubildende leiten an
Fachkompetenz	✓	(✓)	(✓)	✓
Personalkompetenz	(✓)	✓	✓	✓
Sozialkompetenz		✓	✓	✓
Methodenkompetenz	✓		✓	✓

für die Berufe in der Gesundheits- und Krankenpflege sowie in der Gesundheits- und Kinderkrankenpflege bildet die Ausbildungs- und Prüfungsverordnung für die Berufe in der Krankenpflege 2003 (KrPflAPrV). Die bundeseinheitlichen Prüfungsbestimmungen (KrPflAPrV, §§ 13–18) beziehen sich auf die staatlichen Abschlussprüfungen, die sich aus einem schriftlichen, mündlichen und praktischen Teil zusammensetzen. Prüfungen in Form von Lernerfolgsüberprüfungen sollten allerdings so gestaltet werden, dass sich Parallelen zur Methodik der Abschlussprüfungen erkennen lassen, damit die Auszubildenden mit dem Prüfungsinstrument sowie der Art der Aufgabenstellung vertraut werden. Aus diesem Grund empfiehlt es sich, Teilaspekte der Prüfungsbestimmungen bereits frühzeitig bei der Gestaltung von Lernerfolgsüberprüfungen zu berücksichtigen.

In der Ausbildungs- und Prüfungsverordnung wird gefordert, im schriftlichen Teil der Abschlussprüfung die Themenbereiche „Pflegesituationen bei Menschen aller Altersgruppen erkennen, erfassen und bewerten“, „Pflegemaßnahmen auswählen, durchführen und auswerten“ sowie „Pflegehandeln an pflegewissenschaftlichen Erkenntnissen, Qualitätskriterien, rechtlichen Rahmenbestimmungen sowie wirtschaftlichen und ökologischen Prinzipien ausrichten“ (KrPflAPrV, § 13, Abs. 1) zu bearbeiten. Dabei wird das Prinzip der Fächerintegration eingefordert und es findet eine Orientierung am Pflegeprozess statt. Dies ermöglicht, schriftliche Abschlussprüfungen und auch Lernerfolgsüberprüfungen handlungsorientiert an berufstypischen Situationen auszurichten.

Ferner wird der Transfer pflegewissenschaftlicher Erkenntnisse in die Bearbeitung praxisnaher Fragestellungen gefördert, was als eine Voraussetzung für die Professionalisierung der Pflegeberufe gilt. Durch den Einbezug der rechtlichen, wirtschaftlichen sowie ökologischen Perspektive soll sichtbar werden, inwieweit die Auszubildenden pflegerisches Handeln als gesellschaftlichen Auftrag verstehen und gesundheitspolitische Aspekte berücksichtigen (vgl. KrPflAPrV, § 13, Abs. 1).

Bei der Konstruktion von Aufgabenstellungen ist ferner der jeweilige Differenzierungsbereich der Ausbildung zu beachten und demzufolge der Schwerpunkt in diesem Bereich zu setzen. Lernerfolgsüberprüfungen zum Zeitpunkt der integrierten Phase sollten Aspekte der Gesundheits- und Krankenpflege sowie der Gesundheits- und Kinderkrankenpflege widerspiegeln.

Die Bewertung schriftlicher Prüfungen ist von zwei Fachprüferinnen durchzuführen. Dadurch wird die Subjektunabhängigkeit sowie die Fachlichkeit bei der Korrektur erhöht. Inwieweit diese Bestimmung bei der Bewertung von ausbildungsbegleitenden Lernerfolgsüberprüfungen auch im Ausbildungsverlauf umgesetzt wird, ist in der jeweiligen Institution zu entscheiden (vgl. KrPflAPrV, § 13, Abs. 2).

Im mündlichen Teil der Abschlussprüfung sind vom Prüfling anwendungsbereite berufliche Kompetenzen nachzuweisen. Dies bedeutet auch hier, dass themenbereichsübergreifend geprüft werden soll (vgl. KrPflAPrV, § 14, Abs. 1). Die mündliche Prüfung integriert als Schwerpunkt das Kommunikations- und Interaktionsverhalten in Beratungs- und Anleitungssituationen. Die Verschränkung von fachlicher und kommunikativer Kompetenz ist in der Ausbildung von Beginn an von Bedeutung. Aus diesem Grund empfiehlt es sich zum thematischen Schwerpunkt „Beraten, Anleiten und Unterstützen“ Lernerfolgsüberprüfungen anwendungsorientiert zu gestalten und somit die Prüfungsbestimmungen für Abschlussprüfungen berücksichtigen. Ferner sollen auch die Entwicklung eines Berufsverständnisses sowie die soziale Kompetenz, um in Teams und Gruppen zusammenzuarbeiten, von Beginn der Ausbildung an gefördert werden.

Mit Blick auf die Organisation der Prüfung besteht die Möglichkeit zur Einzel- oder Gruppenprüfung von bis zu vier Personen (vgl. KrPflAPrV, § 14, Abs. 2).

Die Beurteilung und Benotung von mündlichen Abschlussprüfungen muss von zwei Fachprüferinnen erfolgen, sodass es sich empfiehlt, diese Bedingung auch im Rahmen von Lernerfolgsüberprüfungen zu beachten (vgl. KrPflAPrV, § 14, Abs. 3).

Auch für den praktischen Teil der Prüfung gilt nach § 15 der KrPflAPrV (Abs. 1), dass der Prüfling „in einem Prüfungsgespräch … sein Pflegehandeln zu erläutern und zu begründen sowie die Prüfungssituation zu reflektieren“ hat. Der praktische Teil der Prüfung wird ebenfalls von mindestens zwei Fachprüferinnen abgenommen, wobei es sich um eine Lehrkraft und eine Praxisanleiterin handelt (vgl. KrPflAPrV, § 15, Abs. 3).

2.6.2 Curriculare Rahmenbedingungen

In Anlehnung an die Ausbildungs- und Prüfungsverordnung (vgl. KrPflAPrV, §§ 13–17) sollen sich die Kriterien für Lernerfolgsüberprüfungen über die Fachkompetenz hinaus an dem übergreifenden Ausbildungsziel der beruflichen Handlungskompetenz in der Gesundheits- und Krankenpflege bzw. der Gesundheits- und Kinderkrankenpflege orientieren.

Dies bedeutet für die Strukturierung der Ausbildung eine Abwendung von der Fächersystematik und eine Veränderung in Richtung Handlungs- und Lernfeldverknüpfung. Damit wird die Entwicklung beruflicher Handlungskompetenz als ein zentrales berufspädagogisches Paradigma verstanden, dem durch ganzheitliches, aktives, prozess- und produktorientiertes Lernen Rechnung getragen wird. Im Folgenden wird exemplarisch auf die „Ausbildungsrichtlinie für die staatlich anerkannten Kranken- und Kinderkrankenpflegeschulen in NRW", den „Rahmenlehrplan für die Gesundheits- und Krankenpflege und Gesundheits- und Kinderkrankenpflege Hessen" sowie die „Lehrplanrichtlinie für die Berufsfachschule für Krankenpflege und Kinderkrankenpflege Bayern" eingegangen, um diese Neuorientierung zu verdeutlichen.

Die „Ausbildungsrichtlinie für die staatlich anerkannten Kranken- und Kinderkrankenpflegeschulen in NRW" (Ministerium für Gesundheit, Soziales, Frauen und Familie NRW, 2003) bildet die landesrechtliche curriculare Grundlage für die unter Kapitel 3 vorzustellenden Prüfungsinstrumente (➢ 3.2–➢ 3.7). Nach dieser Ausbildungsrichtlinie wird Bildung mit der Intention gefordert, berufsbezogene und -übergreifende Kompetenzen zu vermitteln, was eine Fächerintegration voraussetzt. Im Vordergrund stehen Lernsituationen, in denen Erfahrungen, Fragen sowie Probleme der Lernenden aufgegriffen werden, die es gilt, aktiv und kritisch zu bearbeiten, um die berufliche Handlungskompetenz zu fördern.

Die Ausbildungsrichtlinie wird in vier Lernbereiche differenziert. Die Lernbereiche „Pflegerische Kernaufgaben", „Ausbildungs- und Berufssituationen von Pflegenden", „Zielgruppen, Institutionen und Rahmenbedingungen pflegerischer Arbeit" sind Bestandteil der integrativen Phase der Ausbildung. Die Lernbereiche „Gesundheits- und Krankenpflege bei bestimmten Patientinnengruppen" bzw. „Gesundheits- und Kinderkrankenpflege bei bestimmten Patientinnengruppen" bilden die Grundlage in der Differenzierungsphase. Die vier Lernbereiche werden in Lerneinheiten unterteilt, die relevante Themen der Gesundheits- und Pflegewissenschaften sowie der Bezugswissenschaften wie Naturwissenschaften, Sozialwissenschaften und Medizin integrieren. Damit werden die Forderungen der KMK (2000) einer Ausrichtung des Unterrichts am didaktischen Konzept der Handlungsorientierung explizit und einer curricularen Strukturierung nach Lernfeldern näherungsweise erfüllt, da zwar auch in den Lernbereichen die Entwicklung beruflicher Handlungskompetenz angestrebt wird, diese jedoch konzeptionell nicht völlig der Konstruktion von Lernfeldern gleichzusetzen sind (➢ 2.2). Das Lernfeldkonzept der KMK findet sich auch in der aktuellsten Fassung der „Handreichungen für die Erarbeitung von Rahmenlehrplänen der Kultusministerkonferenz für den berufsbezogenen Unterricht in der Berufsschule und ihre Abstimmung mit Ausbildungsordnungen des Bundes für anerkannte Ausbildungsberufe" bzw. in deren Anlage 3 „Anregungen zur Umsetzung" (KMK, 2007, S. 17 ff. und 38 ff.). Die Empfehlung, Unterricht erfahrungs- und handlungsorientiert zu gestalten, erfordert eine enge Theorie-Praxis-Vernetzung sowie Methoden, die Unterricht auch anteilig lernortübergreifend gestalten. Insbesondere der „Projektunterricht" impliziert die Möglichkeit, einen Transfer zwischen den Lernorten herzustellen.

Unterrichtsmethoden sind richtungweisend für Lernerfolgskontrollen. Dabei liegt die Entscheidung, wie häufig und in welcher Form Lernerfolgsüberprüfungen und Leistungsbeurteilungen durchgeführt werden, bei den Ausbildungseinrichtungen. Es werden jedoch einige grundlegende Kriterien benannt, die bei der Gestaltung der Lernerfolgsüberprüfungen durch die Schulen berücksichtigt werden sollten. Das Prinzip der Fächerintegration soll sich auch in den Lernerfolgsüberprüfungen widerspiegeln. Dementsprechend sind diese so zu gestalten, dass Handlungswissen überprüft wird, das sich nicht nur aus dem Wissen eines Faches zusammensetzt. Im Sinne des sozialen Lernens sollten Gruppenleistungen sowie Selbstbeurteilungen bzw. Selbsteinschätzungen der Auszubildenden besondere Berücksichtigung finden. Um dem handlungsorientierten Lernen gerecht zu werden, sollten nicht nur das Schreiben und Reden, sondern auch andere, eigenständige Formen erbrachter Handlungen oder Produkte beurteilt werden. Zudem soll berücksichtigt werden, dass im Sinne des problemorientierten Lernens analytisches und problemlösendes Denken zu fördern ist und auf ein reines Reproduzieren von Faktenwissen verzichtet werden sollte (vgl. Ministerium für Gesundheit, Soziales, Frauen und Familie NRW, 2003).

Auch im „Rahmenlehrplan für die Gesundheits- und Krankenpflege und Gesundheits- und Kinderkrankenpflege Hessen" (Hessisches Sozialministerium, 2005) liegt der Schwerpunkt auf einer berufsbezogenen sowie berufsübergreifenden Qualifizierung und somit der Abkehr vom fächerbezogenen Detailwissen. Ferner wird gefordert, dass sich die Lernenden aktiv mit den Anforderungen, Belastungen sowie Zukunftsperspektiven der Profession Pflege auseinandersetzen. Insbesondere das Letztere erfordert ein hohes Reflexionsvermögen und eine entsprechende personale Kompetenz. Um dies zu überprüfen, sind also Prüfungsinstrumente notwendig, die Möglichkeiten der aktiven Auseinandersetzung mit dem Berufsfeld Pflege erfordern. Ferner wird erwartet, dass die Lernenden für ihren individuellen Lernprozess Verantwortung übernehmen und diesen auch mitgestalten. Dies verlangt Lern- und auch Prüfungsmethoden, welche die Selbstständigkeit, Selbstbestimmung und Eigenverantwortung der Lernenden fördern. Die konkrete methodische Gestaltung wird den Einrichtungen überlassen.

Aufgrund der curricularen Gestaltung des Themenbereichs 1: „Pflegesituationen bei Menschen aller Altersgruppen erkennen, erfassen und bewerten" sowie des Themenbereichs 2: „Pflegemaßnahmen auswählen, durchführen und auswerten" nach der „International Classification for Nursing Practice (ICNP)" werden die Dimensionen „Mensch" und „Umwelt" bei der Betrachtung von Pflegephänomenen integriert. Dabei differenziert sich die Dimension „Mensch" in „Individuum" und „Gruppe" und die Dimension „Umwelt" in „Natur" und „künstliche Umwelt". Somit soll gewährleistet werden, dass neben personenbezogenen physischen und psychischen Faktoren die Interaktion und Kommunikation sowie Familien-, Gesellschafts- und Versorgungsprozesse bei der didaktischen Aufbereitung der „Pflegephänomene" beachtet werden. Daraus resultiert die Forderung nach einer ganzheitlichen Betrachtungsweise im Unterricht und in Lernerfolgsüberprüfungen, die wiederum die fachliche, methodische, soziale und personale Kompetenz bei den Auszubildenden fordern (vgl. Hessisches Sozialministerium, 2005).

In der „Lehrplanrichtlinie für die Berufsfachschule für Krankenpflege und Kinderkrankenpflege" (Bayerisches Staatsministerium für Unterricht und Kultus, 2005) wird ebenfalls eine enge Theorie-Praxis-Verknüpfung im Sinne der praxisorientierten Vermittlung von theoretischen Grundlagen und Erkenntnissen gefordert. Nicht nur das Aneignen von fachlichen Kenntnissen und Fertigkeiten soll fokussiert werden, sondern auch die überfachlichen Kompetenzen. Unterricht soll ebenfalls handlungsorientiert gestaltet werden. Empfohlen werden konkrete Handlungssituationen bzw. deren Simulation oder Vorstellung als Basis für die methodische Aufbereitung von Unterricht. Dadurch sollen fach- und handlungssystematische Strukturen miteinander verknüpft werden. Die Ausbildungsinhalte werden in Lernfelder differenziert. Dies erfordert eine fächerübergreifende Systematik bei der Gestaltung von Lernsituationen im Rahmen von Unterricht und ferner ganzheitliche und praxisorientierte Prüfungsinstrumente.

Da die Ausbildung in der Gesundheits- und Krankenpflege sowie Gesundheits- und Kinderkrankenpflege in Bayern an den Berufsfachschulen angesiedelt ist, wird hier ausdrücklich eine enge Kooperation zwischen den Lernorten „Schule" und „Betrieb" gefordert. So empfehlen sich Projekte und lernortübergreifende Erkundungen. Eine methodische Festlegung für die Gestaltung von Unterricht und Lernerfolgsüberprüfungen ist in der bayerischen Lehrplanrichtlinie nicht enthalten. Allerdings soll die methodische Ausrichtung an ganzheitlichen Handlungen/Geschäftsprozessen erfolgen. Neben der Persönlichkeitsbildung soll die Förderung gesellschaftlicher Kompetenzen wie Teamfähigkeit, Methodenkompetenz und Sozialkompetenz Priorität haben, wodurch die Forderungen eines kompetenzorientierten Unterrichts und entsprechend gestalteter Prüfungen legitimiert werden (vgl. Bayrisches Staatsministerium für Unterricht und Kultus, 2005).

2.6.3 Geeignete Lernerfolgsüberprüfungen

Für den Bereich der Pflegeausbildungen werden die in Kapitel 2.5 bereits dargestellten Prüfungsformen im schulischen Bereich durch Depping (2004, S. 12 ff.) weiter konkretisiert. Der handlungsorientierte

Tab. 2.6 Übersicht zu Arten, Formen und Methoden für mündliche, praktische und schriftliche Prüfungen (vgl. Depping, 2004, S. 12 ff.)

Mündliche Prüfungen		
Einzelprüfung	Gruppenprüfung	Präsentation
• Fach-/Prüfungsgespräch • halbstandardisierte Befragung • unstrukturierte Befragung	• Diskussion • Bearbeitung einer Aufgabe	• (keine weitere Differenzierung vorgenommen)

Praktische Prüfungen			
• Demonstration	• Simulation	• reale Situation	• Schüler leiten Schüler an

Schriftliche Prüfungen		
Klausur mit Teilaufgaben	Hausarbeit mit Teilaufgaben	Weitere Aufgabentypen
• Informationen nachschlagen • Fragen zum Text entwickeln • Schaubild beschreiben/vervollständigen • Inhaltsstruktur zum Text entwickeln • Struktur-Lege-Plan anfertigen • Pro-Contra-Analyse darstellen • persönlichen Kommentar schreiben	• Informationen nachschlagen • Fragen zum Text entwickeln • Inhaltsstruktur zum Text entwickeln • Pro-Contra-Analyse darstellen • persönlichen Kommentar schreiben	• schriftliche Umordnungsaufgaben • gebundene Alternativantwort-Aufgaben • Multiple-Choice-Aufgaben • halboffene Aufgaben • offene Aufgaben

Unterricht in den Pflegeberufen bedient sich nach Depping ebenfalls verschiedenster methodischer Elemente. Dadurch soll die Ausbildung unterschiedlicher Teilkompetenzen unterstützt und gefördert werden. Dementsprechend sollte auch in Prüfungssituationen ein möglichst breites Methodenrepertoire ausgeschöpft werden, damit die verschiedenen Kompetenzbereiche überprüft werden können. Die laut Depping in der Pflegeausbildung bereits vorhandenen und angewandten Formen und Aufgabentypen werden im Folgenden kurz skizziert.

Zu den geeigneten Prüfungen im Bereich der Gesundheits- und Krankenpflege sowie Gesundheits- und Kinderkrankenpflege zählt Depping (2004) die in Tab. 2.6 vorgestellten drei grundlegenden Prüfungsformen (in Analogie zu den Teilen der staatlichen Prüfung: *mündlich, schriftlich und praktisch*), die mit den alternativen Prüfungsmethoden dargestellt werden.

Neben den bereits in ➢ Tab. 2.6 benannten Prüfungsformen nennt Depping (2004) außerdem *kombinierte Prüfungen* als denkbar und sinnvoll anzuwenden, da sie eine umfassende Überprüfung verschiedener Kompetenzbereiche ermöglichen. Dazu zählen die in ➢ Tab. 2.7 genannten Prüfungsarten.

Auch im Bereich der Gesundheitsberufe zeigt sich also ein großer Handlungsspielraum der Lehrkräfte im Bereich der Gestaltung von Prüfungen, der genutzt werden sollte, um kompetenzorientierte Lernerfolgsüberprüfungen zu gestalten.

Tab. 2.7 Übersicht zu Prüfungsarten für kombinierte Prüfungen (vgl. Depping, 2004, S. 15)

Kombinierte Prüfungen
• Rollenspiel • Projektarbeit • Planspiel • integrierte Prüfung • Gruppenarbeit • Struktur-Lege-Plan • Lerntagebuch

KAPITEL

3 Kompetenzorientierte Lernerfolgsüberprüfungen

Wie bereits in der Einleitung (➤ Kap. 1) vorgestellt, basiert die Entwicklung – wie auch die anschließende Erprobung und Evaluation – der hier vorgestellten Prüfungsinstrumente auf dem Projekt „Lern- und Leistungskontrollen", das in Kooperation zwischen der Fachhochschule Bielefeld und der Alten Michaelschule am Mathiasspital (Rheine) durchgeführt wurde

Die Grundlage für die Entwicklung dieser sechs Prüfungsinstrumente bildet jeweils die „Ausbildungsrichtlinie für die staatlich anerkannten Kranken- und Kinderkrankenpflegeschulen in NRW" (MGSFF, 2003) bzw. das daran angelehnte schuleigene Curriculum der Alten Michaelschule (Rheine).

Im Folgenden werden zunächst eher allgemeine Ausführungen zur Konstruktion von kompetenzorientierten Lernerfolgsüberprüfungen (➤ 3.1) dargelegt, um anschließend die entwickelten, erprobten und evaluierten Prüfungsinstrumente ausführlicher darzustellen (➤ 3.2– ➤ 3.7).

Für die Entwicklung der Prüfungsinstrumente wurden Themenbereiche anhand der Vorgaben der „Ausbildungsrichtlinie für die staatlich anerkannten Kranken- und Kinderkrankenpflegeschulen in NRW" (MGSFF, 2003) festgelegt, auf die sich die Prüfungsverfahren beziehen.

Tab. 3.1 zeigt einen Überblick über die ausgewählten Lerneinheiten und die hierzu exemplarisch entwickelten Prüfungsinstrumente. Weiterhin wird aufgezeigt, welche Teilkompetenzen mithilfe des gewählten Instrumentes beurteilt werden. In der letzten Spalte werden die jeweiligen Entwicklerinnen bzw. Bearbeiterinnen-Teams benannt. Eine ausführlichere Darstellung der inzwischen erprobten und evaluierten Prüfungsinstrumente wird in den folgenden Kapiteln 3.2–3.7 vorgenommen.

Tab. 3.1 Überblick über die vorgestellten Prüfungsinstrumente

Prüfungsinstrument/ -verfahren	Lernbereich (LB) Teillernbereich (TB) Lerneinheit (LE)		abprüfbare Kompetenzbereiche[1] (Fettdruck: vorrangiger Kompetenzbereich)	Bearbeiter-Team
OSCE = Objective Structured Clinical Examination	LB I:	Pflegerische Kernaufgaben	**Fachkompetenz** Personalkompetenz **Sozialkompetenz** Methodenkompetenz	Holtmann/ Nauerth
	TB:	Aktivierend und/oder kompensierend pflegen		
	LE:I.	3 Sich bewegen (58 Std.)		
Performanz-Prüfung	LB I:	Pflegerische Kernaufgaben	**Fachkompetenz** **Personalkompetenz** **Sozialkompetenz** **Methodenkompetenz**	Mohr/Bonse-Rohmann
	TB:	Gespräche führen, beraten und anleiten		
	LE:	I.19 Gespräche führen (24 Std.) I.20 Beraten und anleiten (24 Std.)		
PEQ = Process oriented Essay Question Test	LB I:	Pflegerische Kernaufgaben	**Fachkompetenz** **Personalkompetenz** **Sozialkompetenz** **Methodenkompetenz**	Thobe/Nauerth
	TB:	Menschen in besonderen Lebenssituationen oder mit spezifischen Belastungen betreuen		
	LE:	I.30 Schwangere und Wöchnerinnen pflegen (44 Std.)		

Tab. 3.1 Überblick über die vorgestellten Prüfungsinstrumente

Prüfungsinstrument/ -verfahren	Lernbereich (LB) Teillernbereich (TB) Lerneinheit (LE)		abprüfbare Kompetenzbereiche[1] (Fettdruck: vorrangiger Kompetenzbereich)	Bearbeiter-Team
Projektpräsentation und -bericht	LB II:	Ausbildungs- und Berufssituation von Pflegenden	**Fachkompetenz** **Personalkompetenz** Sozialkompetenz **Methodenkompetenz**	Holtmann/ Bonse-Rohmann
	TB:	Die Schüler als Lernende bzw. Auszubildende		
	LE:	II.6 Persönliche Gesunderhaltung (48 Std.)		
Portfolio (über den gesamten Ausbildungsverlauf)	LB II:	Ausbildungs- und Berufssituation von Pflegenden	**Fachkompetenz** **Personalkompetenz** **Sozialkompetenz** **Methodenkompetenz**	Thobe/Bonse-Rohmann
	TB:	Die Schülerinnen als Betroffene schwieriger sozialer Situationen		
	LE:	II.22 Gewalt (12 Std.		
Klausur	LB III:	Zielgruppen, Institutionen und Rahmenbedingungen pflegerischer Arbeit	**Fachkompetenz** Personalkompetenz **Sozialkompetenz** Methodenkompetenz	Mohr/Nauerth
	TB:	Zielgruppen pflegerischer Arbeit		
	LE:	III.2 Alte Menschen (16 Std.)		

[1] Differenzierung „Beruflicher Handlungskompetenz" nach Pätzold (1999, S. 57 f.) in: Kaiser, F.-J. & Pätzold, G. (Hrsg.). (1999). Wörterbuch Berufs- und Wirtschaftspädagogik. Bad Heilbrunn, Hamburg: Gemeinschaftsverlag Julius Klinkhardt und Handwerk und Technik.
Anmerkung: der Begriff „Sozialkompetenz" schließt kommunikative Kompetenzen ausdrücklich ein.

Wie Tab. 3.1 zu entnehmen ist, handelt es sich bei den entwickelten Prüfungsinstrumenten um Beiträge zu unterschiedlichen Lernbereichen. Dabei wurden vorrangig drei Prüfungsinstrumente für den Lernbereich I „Pflegerische Kernaufgaben" entwickelt, da sich diese Instrumente auf einem höheren Niveau auch auf den Lernbereich IV „Gesundheits- und (Kinder-)Krankenpflege bei bestimmten Patientinnengruppen" übertragen lassen und daher einen doppelten Nutzen aufweisen. Weiterhin wurden für den Lernbereich II „Ausbildungs- und Berufssituationen von Pflegenden" zwei bzw. für den Lernbereich III „Zielgruppen, Institutionen und Rahmenbedingungen pflegerischer Arbeit" je ein exemplarisches Prüfungsinstrument entwickelt. Bei der Wahl der Prüfungsinstrumente wurden bevorzugt solche berücksichtigt, die ein relativ breites Spektrum prüfbarer Kompetenzbereiche ermöglichen, um so dem Anspruch einer möglichst ganzheitlichen beruflichen Handlungskompetenz zu entsprechen.

3.1 Konstruktion kompetenzorientierter Lernerfolgsüberprüfungen

Die Konstruktion von Prüfungsinstrumenten ist ein längerfristiger Prozess, der sich in vier Phasen untergliedern lässt:

1. Analyse-/Orientierungsphase
2. Entwicklungs-/Konstruktionsphase
3. Erprobungsphase
4. Evaluationsphase.

Damit folgt auch die Konstruktion von Prüfungsinstrumenten den Phasen eines Problemlösungsprozesses. Im Folgenden werden zunächst die ersten beiden Phasen erläutert. Die Erprobungs- und Evaluationsphase sind Bestandteil der Kapitel „Implementierung“ (➤ 4.1) und „Evaluation“ (➤ 4.2).

3.1.1 Analyse-/Orientierungsphase

In der ersten Phase soll hauptsächlich geklärt werden, welche Kriterien die zu entwickelnden Prüfungsinstrumente erfüllen müssen. Dies betrifft zum einen die inhaltlichen Aspekte im Hinblick auf die zu überprüfenden Kompetenzen und die Lerneinheiten, auf die damit Bezug genommen wird. Zum anderen geht es um strukturelle Prinzipien, die bei der Darstellung der Prüfungsinstrumente und -verfahren berücksichtigt werden sollten. Schließlich ist organisatorisch zu klären, welche zeitlichen und personellen Ressourcen für die Entwicklung zur Verfügung stehen.

Für die hier vorgestellten Instrumente wurde ein *Kriterienraster* entwickelt und als einheitliche Gliederungsgrundlage genutzt.
(1) Lernbereich/Teil-Lernbereich/Lerneinheit
(2) Ausweisung der Kompetenzen
(3) Art und Organisation des Prüfungsverfahrens
(4) Rahmenbedingungen
(5) Voraussetzungen bei den Lehrenden und Lernenden
(6) Empfohlene Unterrichtskonzepte und methodische Orientierung
(7) Aufgabentypen und konkrete Aufgabenstellungen mit Erwartungshorizont
(8) Beobachtungs- und Beurteilungskriterien mit entsprechendem Bewertungsbogen
(9) Leistungsmessung
(10) Testgütekriterien und deren Einhaltung
(11) Stärken-/Schwächenanalyse
(12) Literaturbasis

Weiterhin wurde vereinbart, dass die folgenden *Materialien* als feste Bestandteile jedes Prüfungsinstrumentes gelten sollen:

- ggf. Fallbeispiel
- Formulierung der Aufgabenstellungen
- Beschreibung des Erwartungshorizontes
- Bewertungs- bzw. Beobachtungsbogen
- Beschreibung bzw. Anleitung zur Leistungsmessung
- Checkliste zur Durchführung der Prüfung
- ggf. didaktische Hinweise.

3.1.2 Entwicklungs-/Konstruktionsphase

Entsprechend der vereinbarten Materialien stellen sich in dieser Phase verschiedene Aufgaben, die je nach Art des Prüfungsverfahrens variieren: die Fallkonstruktion, die Formulierung der Aufgabenstellung, die Erarbeitung und Niederlegung des Erwartungshorizontes, die Erstellung der Beobachtungs- und/oder Bewertungsbogen, die Beschreibung der Leistungsmessung und Notenfindung sowie die Erarbeitung einer Checkliste für die Durchführung der Prüfung.

Die Fallkonstruktion

In der Gesundheits- und Krankenpflegeausbildung bzw. Gesundheits- und Kinderkrankenpflegeausbildung gewinnt die Arbeit mit Fällen aus der beruflichen Praxis immer mehr an Priorität, sodass bereits von einzelnen Vertreterinnen eine fallorientierte Didaktik diskutiert wird (vgl. Hundenborn, 2007). Allerdings wird hier unter der Fallmethode ein Lehr- und Lernverfahren verstanden, bei dem Problemsituationen bearbeitet werden, an denen die Lernenden als Akteurinnen nicht unmittelbar beteiligt sind. Somit würde eine logisch-analytische Betrachtung der Ausgangssituation und deren Bearbeitung erleichtert werden (vgl. Hundenborn, 2007, S. 56).

Trotzdem wird im Folgenden kurz auf die Konstruktion von Fällen in der Pflegeausbildung eingegangen, zumal verwendete Kriterien und Anforderungen an den Fall für die Gestaltung von Ausgangssituationen z. B. für eine Performanz-Prüfung relevant sind.

Ein Fall soll nach Kaiser (1983, zit. nach Hundenborn, 2007) der konkreten Wirklichkeit entsprechen, überschaubar sein sowie mehrere Lösungsmöglichkeiten zulassen. Bezogen auf die Gesundheits- und Krankenpflege bzw. Gesundheits- und Kinderkrankenpflege, bildet ein Fall eine Pflegesituation ab. Durch die Fallmethode wird eine Bewältigung einer realitätsnahen Situation im *entscheidungs-* und *handlungsentlasteten Schonraum* ermöglicht. Einem Fall in der Gesundheits- und Krankenpflegeausbildung bzw. Gesundheits- und Kinderkrankenpflegeausbildung liegt eine reale Pflegesituation zugrunde, die in Anlehnung an Hundenborn, Kreienbaum & Knigge-Demal (1996, zit. nach Hundenborn, 2007) je nach gewünschtem Komplexitätsgrad folgende Aspekte enthält: *Pflegeanlass, Erleben und Verarbeiten, Interaktionsstrukturen, institutioneller Kontext, gesellschaftlicher Kontext* und *Wertesystem.*

Der Pflegeanlass ist objektiv und resultiert aus akuten/chronischen, körperlichen oder psychischen Krankheitsprozessen und deren Folgen. Daraus ergibt sich der Pflegebedarf. Das Erleben und Verarbeiten bezieht sich auf die subjektive Selbstwahrnehmung und Selbsteinschätzung der Patientin sowie ihr subjektives Krankheitserleben. Die Interaktionsstrukturen ergeben sich aus den anwesenden Personen sowie deren Beziehungen untereinander. Der institutionelle Kontext behandelt die Tätigkeitsfelder der Pflegenden und die daraus resultierende Bedeutung für die Berufssituationen. Der gesellschaftliche Kontext bezieht die Perspektive, Erwartungen und Anforderungen der Gesellschaft mit ihren geltenden Wertesystemen an die Berufsgruppe der Pflegenden mit ein (weitergehende Ausführungen zu konstitutiven Elementen einer Pflegesituation ➢ 3.6.3).

Nach Reetz (2005) sollen Fälle subjektiv bedeutsam sein. Hierunter wird die Relevanz des Falles für das jetzige und zukünftige Berufshandeln der Lernenden verstanden. Der Fall soll darüber hinaus die Probleme der Lernenden ansprechen und zur Rollenidentifikation ermutigen. Das zuletzt genannte Kriterium kann somit die Brücke zur Simulation darstellen, um die getroffenen Entscheidungen anhand der Durchführung zu reflektieren. Somit wäre die Verknüpfung einer logisch-analytischen Betrachtung eines Falls auf der Metaebene mit der anschließenden Performanz möglich.

Ein weiteres Kriterium beim Einsatz von Fällen ist ein angemessener Schwierigkeitsgrad, der dem Lernstand der Lerngruppe entsprechen sollte. Ferner sollte der Fall den wissenschaftlichen Erkenntnissen entsprechen und sich mithilfe wissenschaftlich fundierter Theorien, Modelle und Konzepte bearbeiten lassen (vgl. Hundenborn, 2007, S. 60).

Die Formulierung der Aufgabenstellung

Der Formulierung der Aufgabenstellung ist eine hohe Aufmerksamkeit zu widmen. Jede Aufgabenstellung sollte einer mehrfachen Überprüfung unterzogen werden.

Dies bezieht sich zunächst auf die intersubjektive Verständlichkeit. Dazu bietet sich als erster Schritt an, Fachkolleginnen um Rückmeldung zu bitten. Eine solche Rückmeldung ersetzt aber nicht eine sorgfältige Erprobung durch die Lernenden. Eine Prüfungsaufgabe setzt ein gemeinsames Verständnis von Aufgabenstellungen zwischen Lehrenden und Lernenden voraus. Dieses gemeinsame Verständnis ist oft Ergebnis des vorausgehenden Unterrichts. Eine möglichst hohe Transparenz und konsequente Verwendung der zentralen Begrifflichkeiten (nennen, beschreiben, ausführen, erläutern etc.) in nachvollziehbarer Weise durch die Lehrkräfte ist hier ein wesentlicher Aspekt.

Der Erwartungshorizont

Die Niederlegung eines Erwartungshorizontes für ein Prüfungsverfahren ist eine unabdingbare Voraussetzung für eine transparente Bewertung und Beurteilung einer Prüfung. Ein solcher Erwartungshorizont bezieht sich sehr genau auf den Unterricht, der auf die Prüfung vorbereitet. Im Erwartungshorizont sollten selbstverständlich keine Kriterien neu aufgenommen werden, die nicht Gegenstand des Unterrichts waren. Hier zeigt sich eine rückwirkende Funktion von Prüfungsplanung auf den Unterricht. Vom Prüfungsinstrument her wird auch der Unterricht einer Überprüfung und Kontrolle durch die Lehrenden unterzogen. Trägt der Unterricht in der geplanten Gestaltung zu den angestrebten und zu überprüfenden Kompetenzen bei? Liegt der Unterrichtsplanung ebenfalls eine Kompetenzorientierung zugrunde?

An dieser Stelle wird angemerkt, dass sich die entwickelten Prüfungsinstrumente eng an das schulinterne Curriculum der Alten Michaelschule anlehnen und sich somit auch Grenzen für die Gestaltung von Prüfungsinstrumenten bzw. insbesondere der Erwartungshorizonte zeigten. So ergaben sich aus der kritischen Diskussion der Prüfungsinstrumente bzw. der Erwartungshorizonte im Rahmen des Projektes auch entsprechende Hinweise zur Optimierung bzw. Revision des schulinternen Curriculums bzw. der Unterrichtsgestaltung.

Der Beobachtungs- und Bewertungsbogen

Zur Bearbeitung des 8. Punktes des Kriterienrasters „Beobachtungs- und Beurteilungskriterien mit entsprechendem Bewertungsbogen" (➢ 3.1.1) bietet es sich an, die *Gütekriterien einer Lernhandlung von Richter* (2002, S. 14 ff.) zu nutzen, die als Indikatoren für das Vorliegen beruflicher Handlungskompetenz fungieren. Für die hier vorgestellten Instrumente wurden die bereits in Tab. 2.1 (➢ 2.4) ersichtlichen Definitionen der Gütekriterien von Richter (2002, S. 14 f.) zugrunde gelegt, die an den entsprechenden Stellen für personenbezogene Dienstleistungen modifiziert bzw. ergänzt wurden.

In einem weiteren Schritt müssen die Gütekriterien anschließend je nach Prüfungsinstrument operationalisiert werden, um beobachtbare Merkmale der Prüfungssituation zu schaffen. Je nach Ausprägung des Merkmals (positiv oder negativ) wird dieses auf einem entsprechend entwickelten Beobachtungs- oder Beurteilungsbogen vermerkt. Somit ist es für die Prüferin möglich, eine strukturierte Beobachtung der Lernhandlung vorzunehmen, die zu einer abschließenden Beurteilung herangezogen werden kann. Für die Bewertung können diese Beobachtungskriterien mit Punktwerten versehen werden, wodurch noch einmal eine Gewichtung der verschiedenen Kriterien möglich ist und legitimiert werden muss. An dieser Stelle muss betont werden, dass die Beurteilung nicht im Sinne eines tatsächlichen Messvorganges zu verstehen ist, sondern vielmehr ein Instrument zur qualitativen Bewertung für das Vorliegen von (Handlungs-)Kompetenzen angeboten wird. Wenn eine Note vergeben wird, ist auszuweisen, in welchem Zusammenhang Punktesystem und Notensystem stehen.

Die Checkliste für die Prüfung

Schließlich erscheint es sinnvoll, für die Lehrenden eine Checkliste für die Durchführung der Prüfung zu erstellen. Eine solche Checkliste erleichtert die Organisation der Prüfung. Dies ist insbesondere dann notwendig, wenn ein aufwendiges Prüfungsverfahren gewählt wird. Gelingt es mit einem standardisierten Vorgehen, die Prüfungsbedingungen für jeden Prüfling gleich zu gestalten, wird damit ein wichtiger Beitrag zur Durchführungsobjektivität geleistet.

Die Konstruktion von kompetenzorientierten Lernerfolgsüberprüfungen stellt sich somit als ein aufwendiger Prozess dar, der in seiner Beanspruchung von Ressourcen nicht zu unterschätzen ist.

In den sich anschließenden Kapiteln werden nun die exemplarisch entwickelten Prüfungsinstrumente vorgestellt. Alle folgenden Prüfungsinstrumente und -verfahren sind beim Praxispartner Alte Michaelschule erprobt und mit organisatorischer Unterstützung der Lehrkräfte anschließend seitens der wissenschaftlichen Begleitung der Fachhochschule Bielefeld evaluiert worden. Diese Erprobung und Evaluation wird in Kapitel 4 ausführlicher dargestellt (➢ 4.1.4 und ➢ 4.2).

3.2 OSCE (Objective Structured Clinical Examination) zum Thema „Sich bewegen"

Entwickelt von Andreas Holtmann

In diesem Kapitel wird differenzierter auf das innerhalb des Projektes entwickelte, erprobte und evaluierte Prüfungsinstrument „OSCE" eingegangen. Dabei wird zunächst eine theoretische Fundierung zum Prüfungsinstrument dargelegt, um im Folgenden detaillierter auf die vereinbarten Kriterien zur Entwicklung kompetenzorientierter Prüfungen einzugehen. Ferner folgen Ausführungen zur Eignung des Prüfungsinstrumentes im Rahmen der Abschlussprüfung. Abschließend wird das eigentliche Prüfungsinstrument „OSCE" mit Checkliste vorgestellt.

3.2.1 Beschreibung des Prüfungsinstrumentes

Der OSCE bildet einen flexiblen, methodisch variablen Prüfungsrahmen, der sich als Stationenprüfung darstellt. In der Regel werden je nach gewünschtem Prüfungsumfang zwischen 16 und 20 dieser Stationen mit einer Bearbeitungszeit von meistens 5 bis 10 Minuten absolviert. Die Prüflinge durchlaufen an unterschiedlichen Stellen zugleich die Stationen, wobei diese idealerweise einen geschlossenen Kreis ohne Anfang oder Ende bilden (vgl. Handgraaf, Klemme & Nauerth, 2004, S. 7). Ein OSCE bietet somit die Möglichkeit, praktische Kompetenzen zu überprüfen, ohne Einzelprüfungen in der Praxis durchzuführen, und stellt somit eine Variante einer praktischen Prüfung dar.

Innerhalb eines OSCE werden Prozedurstationen und Fragestationen unterschieden. Prozedurstationen dienen dazu, die Prüflinge mit praktischen Aufgabenstellungen zu konfrontieren. In den Fragestationen müssen schriftliche Fragen beantwortet werden, die oftmals im Zusammenhang mit vorherigen Prozedurstationen stehen (vgl. Institut für Aus-, Weiter- und Fortbildung, Medizinische Fakultät Universität Bern [IAWF], 1999, S. 56).

Bei den Prozedurstationen werden üblicherweise Simulationspersonen eingesetzt. Diese erhalten vor dem Test eine standardisierte Einweisung in ihre Rolle. Hier wird empfohlen, den Simulationspersonen ein Informationsblatt mit Informationen zur Krankheit, zu den Symptomen, zur Persönlichkeit und zum sozialen Umfeld auszuhändigen. Ferner kann das Informationsblatt die vom Prüfling erwarteten Verhaltensweisen enthalten. Die Simulationsperson hat die Aufgabe, sich verbal und nonverbal wie eine reale Patientin zu verhalten und sich möglichst vergleichbar in den sich wiederholenden Prüfungssituationen zu geben (vgl. Handgraaf, Klemme & Nauerth, 2004, S. 17).

Die einzelnen Stationen werden mit Prüferinnen, im OSCE Rater („Einschätzer") genannt, besetzt. Diese sind in der Regel fachkundige Expertinnen. An den Prozedurstationen besteht ferner die Möglichkeit, Simulationspersonen als zusätzliche Rater einzusetzen. Dies ist jedoch nicht unproblematisch, da dabei die Simulationspersonen neben ihrer eigentlichen Aufgabe, der Simulation, gleichzeitig die Leistung des Prüflings beurteilen müssen und dies eine Überforderung bedeuten könnte. Die Rater sollten vor Beginn der Prüfung eine Einführung in den Ablauf der Prüfung, in das Prozedere an den Prüfungsstationen sowie in die zu erwartenden Handlungen und Lösungsmöglichkeiten in der zu besetzenden Station erhalten (vgl. Nikendei & Jünger, 2006, S. 5).

Die Koordination des OSCE wird von einer Durchführungsverantwortlichen übernommen. Diese plant und koordiniert die Rotation der Prüflinge durch die Prüfungsstationen, beschafft Einrichtungs- und Prüfungsmaterialien inklusive Beschilderung, richtet die Stationen am Prüfungstag ein, erstellt Zeitpläne, organisiert die Verpflegung und überwacht den gesamten Prüfungsablauf (vgl. IAWF, 1999, S. 146). Weitere wichtige Aspekte bei der Organisation eines OSCE sind die einheitliche Zeitdauer an den einzelnen Stationen, die Erstellung eines Laufzettels für jeden Prüfling sowie die Ausstattung jeder Station mit einer Liste, auf der die Reihenfolge der Prüflinge festgehalten ist (vgl. Handgraaf, Klemme & Nauerth, 2004, S. 17 f.).

Das Prüfungsinstrument „OSCE" eignet sich besonders gut zur Überprüfung praktischer Fähigkeiten und Fertigkeiten. Ferner kann die soziale Kompetenz im Interaktions- und Kommunikationsverhalten des Prüflings mit der Simulationsperson sowie Fähigkeiten in der Beobachtung und Wahrnehmung beurteilt werden. Somit kann der OSCE als wichtige Ergänzung zur reinen Wissensüberprüfung betrachtet werden. Mit dem OSCE wird nicht nur das Ergebnis beruflichen Handelns beurteilt sondern auch der Prozess und die (Arbeits-)Technik (vgl. IAWF, 1999, S. 56 f.). Bezogen auf das pflegerische berufliche Handeln, bedeutet dies die Beurteilung von Pflegemethoden und -techniken sowie die Ausrichtung des Handelns am pflegerischen Prozess.

In der Ausbildung von Medizinerinnen besteht die Möglichkeit, sich bei der Konstruktion von Aufgabenstellungen an dem „Standardized Patient Project" des National Board for Medical Examiners in den USA zu orientieren. Da das dreistufige Vorgehen (*Entwurf, Ausarbeitung* und *praktische Erprobung)* auf andere Ausbildungsgänge transferiert werden kann, wird es im Folgenden vorgestellt.

Im 1. Schritt geht es darum, einen konkreten Fall bzw. eine berufliche Situation zu entwerfen, wozu Angaben zur Person, zum Setting, zur Krankheitsgeschichte, zur Symptomatik sowie weitere relevante pflegerische und soziale Aspekte gehören. Im anschließenden Schritt der Ausarbeitung sollte die Kandidatinneninstruktion sowie eine konkrete Checkliste für die Beurteilung verfasst werden. Im 3. Schritt der praktischen Erprobung wird empfohlen, die Simulation mit derjenigen, die die Simulationsperson eingewiesen hat, zu erproben (vgl. IAWF, 1999, S. 151 f.).

Der OSCE kann als kompensatorische oder nichtkompensatorische Prüfung angelegt sein. Bei der kompensatorischen Prüfungsform kann eine schwächere Leistung an einer Station durch bessere Leistungen an anderen Stationen ausgeglichen werden. Bei Einsatz eines nichtkompensatorischen OSCE muss jede Station für sich bestanden werden. Die Bestehensgrenze lässt sich *kriteriumsorientiert, normorientiert* oder *holistisch* bestimmen. Bei der Entwicklung einer kriteriumsbezogenen Bestehensgrenze werden von Fachexpertinnen Kriterien formuliert, die in den jeweiligen Stationen vom Prüfling erfüllt werden müssen. Bei der normorientierten Methode werden die Leistungen der Prüflinge untereinander im Vergleich beurteilt, bspw. die Leistungen der Prüflinge im Bezug zu den Leistungen der besten Prüflinge. Bei der holistischen Methode wird die Bestehensgrenze bspw. durch einen Prozentsatz willkürlich festgelegt (vgl. Nikendei & Jünger, 2006, S. 3 f.).

Aufgrund identischer Aufgabenstellungen und weitgehend gleicher Prüfungsbedingungen kann eine relativ hohe Objektivität bei dieser Art der praktischen Prüfung gewährleistet werden. Ein weiterer Beitrag zur Objektivität ist der Einsatz von Beurteilungsinstrumenten. Als Beurteilungsinstrumente in Prozedurstationen können *Checklisten* oder das *globale Rating* eingesetzt werden. *Checklisten* mit binärem Item („korrekt"/„nicht korrekt") werden eher traditionell eingesetzt, um die Durchführung von Teilschritten zu dokumentieren. Bei einem *globalen Rating* werden jeweils mehrere Punkte in verschiedenen Dimensionen vergeben, z. B. 1 Punkt für ausreichend durchgeführt und 5 Punkte für hervorragend durchgeführt. Durch ein *globales Rating* können Kompetenzen wie Kommunikation, Empathie und ethische Haltungen besser beurteilt werden. Eine Kombination aus binären *Checklisten* und *globalem Rating* ist allerdings möglich (vgl. Nikendei & Jünger, 2006, S. 2).

In Anlehnung an Schewior-Popp (1998, S. 191) sollte die Beurteilung von praktischen Leistungen in den Pflege und Rehabilitationsberufen anhand eines eindeutigen Beurteilungsrasters mit „Ja/Nein"-Möglichkeiten und einer Spalte für individuelle Bemerkungen erfolgen, um lerndiagnostische Aussagen zu treffen. Dadurch würden klare und begründete Entscheidungen begünstigt und Mitteltendenzen wie „häufig" und „meistens" vermieden werden. Das Beobachtungs- und Beurteilungsinstrument stellt somit auch ein Dokumentationsinstrument dar, um dem Prüfling ein sachbezogenes und qualitatives Feedback bzgl. seiner praktischen Leistungen zu geben. Bei der Entwicklung von Beurteilungsinstrumenten in Fragestationen muss vorab festgelegt werden, auf welchem Niveau sich die Bearbeitung der Aufgabenstellung ansiedeln soll. Bei der Entwicklung eines Erwartungshorizontes müssen Gedankengänge antizipiert und Lösungsmöglichkeiten formuliert werden (vgl. Handgraaf, Klemme und Nauerth, 2004, S. 16).

Der OSCE kann als formative und summative Prüfungsform eingesetzt werden. Bei der formativen Prüfungsform wird den Prüflingen ein konstruktives Feedback zu ihrem aktuellen Wissens- und Kenntnisstand gegeben. Stärken und Schwächen in der Durchführung von Handlungsabläufen können erkannt und korrigiert werden. In summativen Prüfungen kann beurteilt werden, inwieweit Kompetenzen beim Prüfling vorhanden sind, um einen Abschnitt im Curriculum bzw. eine Lerneinheit oder ein Lernfeld zu bestehen (vgl. Nikendei & Jünger, 2006, S. 3).

Es empfiehlt sich, das Feedback nach denselben Kriterien zu gestalten wie den Beobachtungs- und Beurteilungsbogen. Dabei sind folgende Aspekte in Anlehnung an Schewior-Popp (1998, S. 191) zu beachten:

- Dem Prüfling ist das verwendete Instrument bekannt
- nach Möglichkeit mit einer Selbsteinschätzung des Prüflings beginnen
- Begründung der jeweiligen getroffenen Entscheidung
- qualitative Differenzierung der Leistung
- Aufzeigen von Lernwegen
- Motivation.

Zusätzlich ist anzumerken, dass die Entwicklung und Durchführung eines OSCE sehr zeit- und personalaufwendig ist. Ferner verlangt die Durchführung eine strenge Zeitplanung und deren exakte Einhaltung, zumal sich eine Verzögerung an einer Station auf das Zeitmanagement in den anderen Stationen auswirkt. Der OSCE kann von den Prüflingen, Prüferinnen und Simulationspersonen deshalb auch als recht „stressreich“ empfunden werden. Aus diesem Grund sind unbedingt Pausenstationen einzuplanen (vgl. IAWF, 1999, S. 57).

3.2.2 Kriterienraster mit entsprechenden Ausführungen

Kriterienraster für die Entwicklung von kompetenzorientierten Prüfungsinstrumenten

(1) Lernbereich/Teil-Lernbereich

Das Prüfungsinstrument „OSCE“ wurde exemplarisch für die Lerneinheit I.3 „Sich bewegen” aus dem Teilbereich „Aktivierend und kompensierend pflegen“ der „Ausbildungsrichtlinie für die staatlich anerkannten Kranken- und Kinderkrankenpflegeschulen in NRW“ (MGSFF, 2003) entwickelt. Die Grundlage für die Entwicklung dieses Prüfungsinstrumentes bildet das Curriculum der Alten Michaelschule in Anlehnung an die o. g. Ausbildungsrichtlinie. Innerhalb dieser Lerneinheit sollen laut diesem Curriculum folgende Ziele erreicht werden:

- Die Lernenden setzen sich mit der Bedeutung der Beweglichkeit für das menschliche Wohlbefinden auseinander und können sich in die Situation eines bewegungseingeschränkten Menschen hineinversetzen.
- Sie sind für verschiedene menschliche Körperhaltungen (einschließlich deren Aussagekraft) sensibilisiert.
- Die Lernenden können einschätzen, wie sie mit welchen Methoden (Kinästhetik, Bewegungsübungen etc.) die Beweglichkeit diesbezüglich eingeschränkter Menschen fördern oder wiederherstellen und wie sie diese vor Folgeschädigungen schützen können.
- Die Lernenden können Möglichkeiten u. a. zur Mobilisation, zum Lagern sowie zur Kontrakturen-, Dekubitus- und Thromboseprophylaxe durchführen.
- Die Lernenden kennen physikalisch-mechanische Gesetzmäßigkeiten, die bei der Bewegung eine Rolle spielen.

(2) Ausweisung der Kompetenzen

Das Curriculum der Alten Michaelschule sieht vor, mit dieser Lerneinheit die fachliche Kompetenz (1. Einsichten, Fähigkeiten und Fertigkeiten zur Anwendung von Pflegekonzepten, die der Situation des Pflegebedürftigen entsprechen) und die sozialkommunikative Kompetenz (2. Perspektivenwechsel und Empathie) zu entwickeln.

(3) Art und Organisation des Prüfungsverfahrens

Die vorliegende OSCE-Prüfung ist als Stationsparcours mit sieben Stationen und einer Pauseneinheit konzipiert, durch den die Schülerinnen im Prüfungsverlauf rotieren. Durch ein klares Zeitfenster, d. h. 15 Minuten für jede Station, wird für einen geregelten Ablauf gesorgt.

Tab. 3.2 Kriterienraster für das Prüfungsinstrument „OSCE"

Kennzeichen	Einordnung	Kommentar
(1) Lernbereich/Teil-Lernbereich/ Lerneinheiten	Lerneinheit I.3 „Sich bewegen"	
(2) Ausweisung der Kompetenzen	**Fachliche Kompetenz:** • Einsichten, Fähigkeiten und Fertigkeiten zur Anwendung von Pflegekonzepten, die der Situation des Pflegebedürftigen entsprechen **Sozialkommunikative Kompetenz:** • Perspektivenwechsel und Empathie	
(3) Art und Organisation des Prüfungsverfahrens (mündlich, schriftlich, praktisch)	OSCE (Objective Structured Clinical Examination)	praktisch und schriftlich
(4) Rahmenbedingungen (Prüferin, sog. Dritte, Räume etc.)	• 8 Prüfungsstationen • 4 Simulationspersonen • 5 Fachprüferinnen • 1 Koordinatorin • 2 Aufsichtspersonen	Praxisanleiterinnen in die Prüfung einbinden
(5) Voraussetzungen bei den Lehrenden und Lernenden	• kommunikative Kompetenz der Lernenden • gut ausgebildete Simulationspersonen • klare Vorgaben (Beobachtungsbögen) für die Prüferinnen	
(6) empfohlene Unterrichtskonzepte und methodische Orientierung	• Praxissimulationen, Rollenspiele • problemorientiertes Unterrichtskonzept	
(7) Aufgabentypen (offen, halboffen, gebunden)	OSCE (Objective Structured Clinical Examination): • praktische und theoretische Stationen	
(8) Beurteilungs- und Beobachtungskriterien	• Gegenstandsbezug • Zielgerichtetheit • Selbstständigkeit • Subjektorientierung • Selbstreflexion	
(9) Leistungsmessung	Punkteschema	
(10) Testgütekriterien und deren Einhaltung	• Validität: hoch bzw. mittel • Reliabilität: hoch • Objektivität: hoch	
(11) Stärken-/Schwächenanalyse	• großer Aufwand (Material, Prüferinnen, Simulationspersonen)	
(12) Literaturbasis	• Jünger J., Nikendei C., Kompetenzzentrum Prüfungen (Hrsg.): OSCE Prüfungsvorbereitung Innere Medizin. Georg Thieme Verlag, Stuttgart 2005. • Kujumdshjev S.: OSCE – das neue Prüfungssystem. 2005. Unter: http://www.thieme.de/viamedici/studienort_frankfurt/klinik/osce.html. Letzte Änderung: 12.08.2004. Datum des Abrufs: 07.10.2005. • Schrauth M.: Praktische Prüfungen sind machbar. 2005. Unter: http://www.egms.de/en/journals/zma/2005-22/zma000020.zhtml. Letzte Änderung: k. A., Datum des Abrufs: 07.10.2005.	

Innerhalb dieses Zeitfensters haben die Prüflinge eine Minute Zeit, sich mit der Aufgabenstellung vertraut zu machen. In den weiteren 10 Minuten muss die Aufgabe bearbeitet werden. Anschließend reflektiert die Prüferin mit dem Prüfling kurz die Bearbeitung der Aufgabenstellung. Für den Raumwechsel und zur Dokumentation der Ergebnisse stehen dem Prüfling und den Prüferinnen vier Minuten zur Verfügung. In der Pauseneinheit werden die Prüflinge nicht mit einer Aufgabe konfrontiert. Diese Pause dient ausschließlich der Regeneration bzw. Wiedererlangung einer möglichst hohen Konzentration, da der gesamte OSCE unter einem straffen Zeitmanagement durchgeführt wird. Um einen reibungslosen Ablauf zu gewährleisten, bietet es sich an, den Zeitplan einige Tage vor der Prüfung mit den Auszubildenden durchzugehen.

Auch die Simulationspersonen und die Prüferinnen sollten mindestens eine Woche vor der Durchführung der Prüfung instruiert werden.

Bei der Gesamtplanung der Prüfung sollte sichergestellt werden, dass es zu keinem Zeitpunkt zum Austausch der Prüflinge kommt. Zum einen kann man bereits in der Planung des OSCEs berücksichtigen, dass man mindestens halb so viele Stationen wie Prüflinge einrichtet. Dies hätte zur Folge, dass zunächst eine Gruppe (1. Hälfte der Gruppe der Prüflinge) im Rotationsverfahren den OSCE komplett durchlaufen könnte und anschließend (ohne große Austauschmöglichkeit) die nächste Gruppe. Wenn es organisatorisch nicht möglich ist, immer nur eine Auszubildende in der Pauseneinheit einzuplanen, kann man zum anderen eine Aufsichtsperson für die Pause einsetzen, die darauf achtet, dass keine prüfungsrelevanten Inhalte ausgetauscht werden.

Die Dokumentation der Prüfungsleistung erfasst die Prüferin in standardisierter Form mittels einer Checkliste, in der die Beobachtungs- und Beurteilungskriterien festgelegt sind.

Eine ausführliche Rückmeldung durch die Prüferin ist in der Situation aufgrund des Zeitbedarfs nicht empfehlenswert. Weiterhin kann es sonst geschehen, dass Lösungen für einzelne Stationen weitergegeben werden könnten, sofern es zu einem Austausch unter den Prüflingen kommt. Allerdings sollte die individuelle Reflexion gemeinsam mit der Auszubildenden zeitlich nicht zu stark vom Prüfungstag getrennt werden. Eine kurze Reflexion max. zwei Tage nach der Prüfung ist daher im Stundenplan zu berücksichtigen, wobei pro Auszubildende ein zeitlicher Aufwand von etwa 5–10 Minuten entsteht.

(4) Rahmenbedingungen

Zur OSCE-Prüfung werden im geschilderten Beispiel acht Prüfungsstationen benötigt. Jede Prüfungsstation sollte in einem abgeschirmten Teilbereich eines Raumes stattfinden. Optimalerweise steht jeder Station ein Raum zur Verfügung, um einen ungestörten Prüfungsablauf zu gewährleisten. Neben den in der jeweiligen Materialliste beschriebenen Utensilien werden vier Simulationspersonen, fünf Fachprüferinnen und eine Koordinatorin einbezogen. In der Anfangsphase empfiehlt es sich, dass die Koordinatorin mittels Funkgerät, Mobiltelefon oder Pieper mit allen Prüfungsstationen verbunden ist.

Jede Prüfungsstation sollte mit den nötigen Materialien, den Beobachtungsprotokollen und einer Uhr ausgestattet sein. Gerade die Uhr ist wichtig, da die Einhaltung der Zeitvorgaben ein wesentliches Kriterium für den guten Ablauf der Prüfung darstellt.

(5) Voraussetzungen bei den Lernenden und Lehrenden

Eine Grundvoraussetzung bei der Lernenden ist die Ausbildung der Problemlösungsfähigkeit und Erfahrungen mit der Fallarbeit. Ohne diese grundlegenden Kompetenzen wird sich die Bearbeitung der praxisorientierten Aufgabenstellungen für die Prüflinge als zu schwierig erweisen. Ebenso sollten sich die Lernenden mit dem Dokumentationssystem vertraut gemacht haben, da sie einige Informationen alltagsnah aus den Patientenunterlagen entnehmen müssen.

Eine weitere Bedingung ist die Ausbildung und Einweisung der Simulationspersonen. Diese müssen sich im Sinne einer größtmöglichen Objektivität in jeder Prüfungssituation möglichst gleich verhalten.

Auch die Prüferinnen benötigen klare Beobachtungs- und Bewertungsmaßstäbe, um subjektunabhängig beobachten und beurteilen zu können. Außerdem müssen sich alle Beteiligten diszipliniert an die Vorgaben (insbes. die Zeitvorgaben) halten, um den Gesamtablauf nicht zu gefährden.

(6) Empfohlene Unterrichtskonzepte und methodische Orientierung

Diese Überprüfungsform kann nur dann zum Einsatz kommen, wenn die Konzepte und die methodische Orientierung des Unterrichtes durch problemorientierte Sequenzen, Rollenspiele, Praxissimulationen und selbstorganisierte Unterrichtsphasen gekennzeichnet sind und bereits im Unterricht Fallbeispiele ähnlich denen, die im OSCE verwendet werden, bearbeitet wurden. Dabei sollten in diesem Kontext auch die Bewertungskriterien offengelegt oder durch die Auszubildenden eigenständig erarbeitet werden. Im Sinne einer größtmöglichen Transparenz sollten die Teilnehmerinnen bereits zu Beginn der Unterrichtseinheit über die Überprüfungsform informiert sein.

(7) Aufgabentypen

Die Prüfungsaufgaben sind durch eine relativ hohe Komplexität und eine unterschiedlich starke Gebundenheit gekennzeichnet. Deshalb kommt insbesondere den klar formulierten Erwartungshorizonten eine hohe Bedeutung zu (Beobachtungsbögen bzw. Checklisten ➤ 3.2.4).

(8) Beobachtungs- und Beurteilungskriterien

Diese Prüfungsform wird ihrem Namen nur dann gerecht werden, wenn der Erwartungshorizont und die daraus abzuleitenden Beobachtungs- und Bewertungskriterien klar operationalisiert sind. Die Form der Checkliste wurde bewusst gewählt, da in diesem engen Zeitfenster eine ausführlichere Dokumentation nicht praktikabel erscheint. Jedes Beobachtungsprotokoll ist mit einer Rubrik „Gesamteindruck" versehen, in der Beobachtungen im Sinne eines ganzheitlichen Expertinneneindrucks dokumentiert werden können, die sich in den Kriterien einer Checkliste nicht erfassen lassen (➤ 3.2.4).

Tab. 3.3 fasst die Überprüfungskriterien und deren Bezug zu den Gütekriterien einer Lernhandlung zusammen (vgl. Richter, 2002 S. 14 f.). Modifikationen für das Prüfungsinstrument „OSCE" sind durch kursive Schrift gekennzeichnet. Unter den Gütekriterien ist jeweils die Abkürzung in Klammern hinzugefügt

Tab. 3.3 Gütekriterien für das Prüfungsinstrument „OSCE"

Gütekriterium (GK)	Überprüfungsmerkmal/pos. Ausprägung
Gegenstandsbezug (GB)	bezeichnet die Fähigkeit, *in pflegerischen Situationen* unter Berücksichtigung *pflegewissenschaftlicher Erkenntnisse* fachgerecht und *vollständig zu handeln*
Zielgerichtetheit (ZG)	bezeichnet die Fähigkeit, *pflegerische Situationen* methoden- *und pflegeprozessgeleitet* zu strukturieren, *unter Beachtung ökonomischer Rahmenbedingungen (Material, Zeit)*
Selbstständigkeit (SK)	bezeichnet die Fähigkeit, *pflegerische Aufgabenstellungen unter Nutzung zusätzlicher Informationsquellen selbstständig zu bearbeiten und* zur Verfügung stehende Hilfsmittel *zur Erleichterung der Maßnahmen sinnvoll einzusetzen*
Selbstreflexion (SR)	bezieht sich auf die Fähigkeit und Bereitschaft, sich selbstkritisch *mit der durchgeführten Handlung auseinanderzusetzen; sicheres Auftreten, gesundheitsförderliches Verhalten*
Soziale Eingebundenheit (SE) *→ bezieht sich hier auf die Mikroebene – Patientin-Pflegekraft-Interaktion*	bezieht sich auf die Fähigkeit, *in pflegerischen Situationen die Wünsche und Bedürfnisse der Patientin zu erfragen und in den pflegerischen Aushandlungsprozess einzubeziehen; verständliche Ausdrucksweise*

Je nach Komplexität wird eine Bepunktung der Einzelrubriken vorgenommen, welche anschließend in eine Gesamtnote einfließen. Weiterhin wurden den Einzelrubriken die Gütekriterien zugeordnet. Dabei kommt es teilweise zu Doppelnennungen, da eine trennscharfe Zuordnung für personenbezogene Dienstleistungen nicht durchgängig möglich erscheint (➤ 3.2.4).

(9) Leistungsmessung

Die Gesamtnote ergibt sich aus der folgenden Punktverteilung:

Tab. 3.4 Ermittlung der Gesamtnote für das Prüfungsinstrument „OSCE"

Erreichte Punkte (max. 178)	Prozent	Note
178–161 Punkte	100–91%	1
160–135 Punkte	90–76%	2
134–108 Punkte	75–61%	3
107–90 Punkte	60–51%	4
89–64 Punkte	50–36%	5
≤ 63 Punkte	< 35%	6

(10) Testgütekriterien

Durch dieses Instrument soll eine hohe **Validität** (Gültigkeit) bei der Messung der *Fachkompetenz* (1. Einsichten, Fähigkeiten und Fertigkeiten zur Anwendung von Pflegekonzepten, die der Situation des Pflegebedürftigen entsprechen) erreicht werden. Die Validität hinsichtlich der *sozialkommunikativen Kompetenz* (2. Perspektivenwechsel und Empathie) ist auf einem mittleren Niveau einzuordnen, da sich die Empathie und die Fähigkeit zum Perspektivenwechsel nur in einem längeren Prozess entwickeln, beobachten und reflektieren lassen.

Die **Reliabilität** (Genauigkeit) des OSCE ist auf einem hohen Niveau anzusiedeln, da Kriterien zur Beobachtung und Bewertung mit hoher Trennschärfe vorliegen. Im sozialkommunikativen Kompetenzbereich ist die Reliabilität wahrscheinlich als eher gering einzuordnen.

Die **Objektivität** (Subjektunabhängigkeit) ist mit Blick auf die Vergleichbarkeit der Leistungen der Lernenden auf hohem Niveau einzuordnen. Hinsichtlich der Beurteilerobjektivität ist ebenfalls von einer hohen Güte auszugehen, da die Prüfungen in einem überschaubaren Rahmen, orientiert an klaren Kriterien und von jeweils der gleichen Prüferin abgenommen werden.

(11) Stärken- und Schwächenanalyse

Eine Stärke dieser Überprüfungsform stellt sicherlich die praxisnahe, alltagsorientierte und abwechslungsreiche Prüfungsform dar. Es muss jedoch berücksichtigt werden, dass ein OSCE mit einem beträchtlichen Personal- und Materialaufwand verbunden ist. Als Möglichkeit einer praktischen Prüfung jedoch sind Vorteile sehr deutlich auszumachen. Insgesamt ist der Aufwand niedriger als eine Prüfung im Praxisfeld, die Belastung der Patienten und des Praxissettings entfallen. Der Zeitaufwand ist niedriger als bei einer praktischen Prüfung. Die praktischen Stationen sind hoch standardisiert für alle Prüflinge gleich, sodass dadurch eine für praktische Prüfungen hohe Objektivität und Vergleichbarkeit erreicht wird.

3.2.3 OSCE als Instrument für die Abschlussprüfung

Der OSCE integriert als Schwerpunkt praktische Aufgaben in Prozedurstationen, die mit Simulationspersonen durchgeführt werden. Der § 15 der Ausbildungs- und Prüfungsverordnung fordert unter Abs. 1, dass der Prüfling im Rahmen der praktischen Prüfung alle anfallenden pflegerischen Aufgaben bei einer Patientinnengruppe von höchstens 4 Patientinnen zu übernehmen hat. Demzufolge ist der OSCE als praktische Abschlussprüfung ungeeignet, da im praktischen Examen eindeutig die reale berufliche Situation vorgezogen werden sollte. Allerdings wäre der OSCE eine sehr gute Alternative für eine praktische Zwischenprüfung sowie insbesondere als Vorbereitung auf das praktische Examen.

3.2.4 Präsentation des Prüfungsinstrumentes

Das Prüfungsinstrument OSCE wird auf den folgenden Seiten vorgestellt. Dabei wird zunächst ein Informationsblatt für die Schülerinnen und interessierte Kolleginnen der Schule präsentiert. Anschließend werden die sieben Stationen mit Beobachtungsbögen, Materiallisten und Rollenanweisungen dargestellt.

Informationsblatt zum OSCE

Prüfungsinstrument „OSCE" (Objective Structured Clinical Examination)

a. Lernbereich/Teil-Lernbereich

Das Prüfungsinstrument „OSCE" wurde für die Lerneinheit I.3 „Sich bewegen" aus dem Teilbereich „Aktivierend und kompensierend pflegen" entwickelt. Innerhalb dieser Lerneinheit sollen folgende Ziele erreicht werden:

- Die Lernenden setzen sich mit der Bedeutung der Beweglichkeit für das menschliche Wohlbefinden auseinander und können sich in die Situation eines bewegungseingeschränkten Menschen hineinversetzen.
- Sie sind für verschiedene menschliche Körperhaltungen (einschließlich deren Aussagekraft) sensibilisiert.
- Die Lernenden können einschätzen, wie sie mit welchen Methoden (Kinästhetik, Bewegungsübungen etc.) die Beweglichkeit diesbezüglich eingeschränkter Menschen fördern oder wiederherstellen und wie sie diese vor Folgeschädigungen schützen können.
- Die Lernenden können Möglichkeiten u. a. zur Mobilisation, zum Lagern sowie zur Kontrakturen-, Dekubitus- und Thromboseprophylaxe durchführen.
- Die Lernenden kennen physikalisch-mechanische Gesetzmäßigkeiten, die bei der Bewegung eine Rolle spielen.

b. Ausweisung der Kompetenzen

Das Curriculum der Alten Michaelschule sieht vor, mit dieser Lerneinheit die **fachliche Kompetenz** (1. Einsichten, Fähigkeiten und Fertigkeiten zur Anwendung von Pflegekonzepten, die der Situation des Pflegebedürftigen entsprechen) und die **sozialkommunikative Kompetenz** (2. Perspektivenwechsel und Empathie) zu entwickeln.

c. Art und Organisation des Prüfungsverfahrens

Diese OSCE-Prüfung ist eine Prüfung, die aus einem Stationsparcours mit sieben Stationen und einer Pauseneinheit besteht. So wurden verschiedene Stationen, z. B. Problemlösungsstationen, Stationen, in denen theoretische Aufgaben bearbeitet werden müssen, und Stationen, in denen bei vorgegebener Zielsetzung Pflegeinterventionen durchgeführt werden müssen, entwickelt. Die Pauseneinheit dient der Reduktion des Prüfungsstresses.

Die Simulationspersonen und die Prüferinnen werden vor der Durchführung der Prüfung geschult. Die Schülerinnen rotieren im Verlauf der Prüfung durch die verschiedenen Stationen. Für einen geregelten Ablauf wird gesorgt, indem ein klares Zeitfenster mit 15 Minuten für jede Station vorgegeben wird. Innerhalb dieses Zeitfensters haben die Prüflinge eine Minute Zeit, sich mit der Aufgabenstellung vertraut zu machen. In weiteren 10 Minuten muss die Aufgabe bearbeitet werden. Anschließend reflektiert die Prüferin mit dem Prüfling kurz die Bearbeitung der Aufgabenstellung. Für den Raumwechsel und zur Dokumentation der Ergebnisse stehen dem Prüfling und der Prüferin vier Minuten zur Verfügung.

Die Dokumentation der Prüfungsleistung erbringt die Prüferin in standardisierter Weise mittels einer Checkliste, in welcher die Beobachtungs- und Beurteilungskriterien festgelegt sind.

Station 1: Lagerung/Handling, Kommunikation

Ihre Praxisanleiterin schickt Sie zu Frau Schulz, die das Bett seit einigen Tagen nicht verlassen kann und deshalb ein hohes Dekubitusrisiko aufweist. Sie sollen die Patientin nun nach Plan lagern.

Beobachtungsbogen Station 1

Name der Schülerin: ______________ Prüfungsdauer: ______________ Min.
Prüferin: ______________ Patientendarstellerin: ______________

Punktevergabe: 0 Punkte = nicht/falsch durchgeführt
1 Punkt = Durchführung entspricht den fachlichen Anforderungen
2 Punkte = entspricht den Anforderungen in besonderem Maße

GK		Durchgeführt:	Gewichtung:	Nicht durchgeführt, aber reflektiert (SR) (max. 1 Punkt)	Punkte:
	Vorbereitung				
SK ZG	informiert sich anhand des Dokumentationssystems über die Ressourcen der Patientin		x 1		
ZG	informiert sich bei der Patientin über die Ressourcen der Patientin		x 1		
SE	äußert Verständnis für die Situation der Patientin		x 1		
SE	bezieht die Patientin in die Auswahl der Lagerungsart mit ein		x 1		
SE GB	informiert die Patientin über den bevorstehenden Lagewechsel		x 1		
	Durchführung				
SK GB	bringt die Patientin in eine sichere Ausgangslage (mögl. kinästhetisch)		x 2		
SK GB	lagert die Patientin in 30° Seitenlage oder in der schiefen Ebene		x 2		
SE	erläutert der Patientin während der Lagerung, was sie tut		x 1		
SR	achtet auf rückengerechte Arbeitsweise		x 1		
GB	Patientin liegt achsengerecht mit größtmöglicher Auflagefläche unter Nutzung von möglichst wenigen Lagerungshilfsmitteln		x 1		
SE	fragt die Patientin, ob die Lage bequem ist und sie sich wohl fühlt		x 1		
SE	ordnet die Umgebung so, dass die Patientin die notwendigen Dinge erreichen kann		x 1		
	Nachbereitung				
ZG GB	entfernt bzw. räumt die Hilfsmittel auf		x 1		
ZG GB	dokumentiert die Lagerung		x 1		
SE	verabschiedet sich von der Patientin, legt die Rufanlage in erreichbare Entfernung, versorgt die Patientin mit einem Getränk		x 1		

Gesamteindruck (3 Punkte): ______________

Gesamtpunktzahl: ______________ **(von 37 Punkten)**

Materialliste und Rollenbeschreibung für die Station 1

Materialliste:
- Stammblatt der Patientenkurve, Bewegungsförderungsplan
- ausgefüllte Bradenskala
- Patientenbett mit Kissen und Bettdecke
- Nachtschrank mit Patientenrufanlage
- Brille, Wasserglas
- Uhr, drei Kissen
- eine zusätzliche Decke, Handtücher.

Rollenbeschreibung:
- Frau Schulz kann aufgrund eines DFS (= diabetisches Fuß-Syndrom) bds. das Bett nicht verlassen.
- Sie ist kooperativ, leidet aber sehr unter ihrer Immobilität.
- Sie äußert bei jedem Prüfling: „Es ist mir so unangenehm, dass ich Ihnen so viel Arbeit mache."
- Empfehlungen des Pflegepersonals nimmt sie dankbar an.
- Sie liegt bei jedem Prüfling in der rechten Seitenlage am linken Bettrand und muss auf die rechte Bettseite bewegt und auf die linke Seite gelagert werden.

Station 2: Lagerung/Handling/Kommunikation

Frau Müller darf sich aufgrund einer Untersuchung (Koronarangiographie) nicht auf die Seite legen, verspürt aber Schmerzen im Fersenbereich. Erheben Sie den Hautbefund und ergreifen Sie entsprechende Maßnahmen. Dokumentieren Sie Ihren Befund und die eingeleiteten Maßnahmen.

Beobachtungsbogen Station 2

Name der Schülerin: ____________ Prüfungsdauer: ____________ Min.
Prüferin: ____________ Patientendarstellerin: ____________

Punktevergabe: 0 Punkte = nicht/falsch durchgeführt
1 Punkt = Durchführung entspricht den fachlichen Anforderungen
2 Punkte = entspricht den Anforderungen in besonderem Maße

GK		Durchgeführt:	Gewichtung:	Nicht durchgeführt, aber reflektiert (SR) (max. 1 Punkt)	Punkte:
	Vorbereitung				
ZG SK	informiert sich bei der Patientin und anhand des Dokumentationssystems über die Ressourcen der Patientin		x 1		
GB	inspiziert die schmerzenden Hautpartien		x 1		
GB	führt die Druckprobe durch		x 1		
SE	informiert die Patientin über den Befund		x 1		
GB	äußert Verständnis für die Situation der Patientin		x 1		
SE	bezieht die Patientin in die Auswahl der Lagerungsart mit ein		x 1		
SE	informiert die Patientin über den bevorstehenden Lagewechsel		x 1		
	Durchführung				
GB	bietet der Patientin eine Druckentlastung mittels Mikrolagerung und Fersenentlastung an		x 1		
GB SE	informiert die Patientin über die Lagerung (inkl. einer angemessenen Zeitvorgabe)		x 1		
SK	führt die Mikrolagerung durch		x 2		
SK ZG	nutzt alle möglichen Ressourcen		x 1		
ZG	wählt die angemessenen Lagerungshilfsmittel (kleines Kissen oder Handtuch)		x 1		
SE	erkundigt sich bei der Patientin hinsichtlich des Liegekomforts		x 1		
SR	achtet auf rückengerechte Arbeitsweise		x 1		
	Nachbereitung				
GB ZG	entfernt bzw. räumt die Hilfsmittel auf		x 1		
GB	dokumentiert die Lagerung und den Befund		x 1		
SE	verabschiedet sich von der Patientin, legt die Rufanlage in erreichbare Entfernung, versorgt die Patientin mit einem Getränk		x 1		

Gesamteindruck (3 Punkte): ____________

Gesamtpunktzahl: ____________ **(von 39 Punkten)**

Materialliste und Rollenanweisung Station 2

Materialliste:

- Stammblatt der Patientenkurve
- Pflegebericht
- Patientenbett mit Kissen und Bettdecke
- Nachtschrank mit Patientenrufanlage
- Brille, Wasserglas
- 3 kleine Kissen, 3 Handtücher.

Rollenanweisung:

- Frau Müller beschreibt ihre Beschwerden: „Ich habe so brennende Schmerzen an den Fersen. Ich glaube, das kommt vom vielen Liegen.“
- Frau Müller hatte eine Untersuchung (Koronarangiographie) und darf sich daher nicht auf die Seite legen.
- Fersen sind deutlich gerötet (Rötung ist wegdrückbar).
- Frau Müller ist kooperativ und signalisiert einen deutlichen Leidensdruck.
- Das Zimmer wirkt unordentlich.

Station 3: Thromboseprophylaxe

Frau Meisel soll in einer Stunde an der Schilddrüse operiert werden. Ihre Praxisanleiterin bittet Sie, die für Frau Meisel passenden medizinischen Prophylaxestrümpfe auszuwählen und anzuziehen. Frau Meisel ist über diese Maßnahme noch nicht informiert.

Beobachtungsbogen Station 3

Name der Schülerin: ____________ Prüfungsdauer: ____________ Min.
Prüferin: ____________ Patientendarstellerin: ____________

Punktevergabe: 0 Punkte = nicht/falsch durchgeführt
1 Punkt = Durchführung entspricht den fachlichen Anforderungen
2 Punkte = entspricht den Anforderungen in besonderem Maße

GK		Durchgeführt:	Gewichtung:	Nicht durchgeführt, aber reflektiert (SR) (max. 1 Punkt)	Punkte:
	Vorbereitung				
ZG SK	informiert sich bei der Patientin und anhand des Dokumentationssystems über die Ressourcen der Patientin und mögliche Kontraindikationen		x 1		
GB SE	erkennt die Notwendigkeit der Maßnahme und kann diese der Patientin erklären		x 1		
SE GB	informiert die Patientin über die bevorstehenden Maßnahmen		x 1		
SE	zeigt Verständnis für die Beschwerden (Wärmestau, unangenehmes Gefühl) der Patientin		x 1		
	Durchführung				
GB	ermittelt die angemessene Größe des Strumpfes		x 2		
SK GB	zieht den Strumpf unter Berücksichtigung einer schonenden Technik an		x 2		
SR	achtet auf rückengerechte Arbeitsweise		x 1		
GB	der Strumpf sitzt regelrecht		x 1		
SE	fragt Patientin nach Befinden und Strumpfsitz		x 1		
SE GB	Patientin wird über die Tragedauer (immobile Phase, max. für 30 Minuten unterbrochen) und den Strumpfwechsel (tgl. zum Waschen, spätestens alle zwei Tage frischer Strumpf) informiert		x 1		
	Nachbereitung				
ZG GB	räumt die Hilfsmittel auf		x 1		
ZG GB	Maßnahme wird dokumentiert		x 1		

Gesamteindruck (3 Punkte): ____________

Gesamtpunktzahl: ____________ **(von 31 Punkten)**

Materialliste und Rollenanweisung Station 3

Materialliste:

- Strümpfe in unterschiedlichen Größen
- Skala des Strumpfherstellers
- Maßband
- Bett mit Kissen und Decke.

Rollenanweisung:

- Patientin äußert sich zu den medizinischen Thromboseprophylaxe-Strümpfen (MTS): „Muss das denn sein. Die sind doch bestimmt fürchterlich warm und eng.“
- Geplante OP: Strumaresektion.
- Patientin zeigt sich aber einsichtig und interessiert.
- Der Patientin ist der Sinn und Zweck der MTS nicht bewusst.
- Die Patientin verfügt über keinerlei Einschränkungen hinsichtlich ihrer Mobilität.
- Patientin fragt: „Wie lange muss ich diese Strümpfe denn tragen und wann werden sie das erste Mal gewechselt?“

Station 4: Mobilisation

Herr Schön soll am ersten postoperativen Tag (nach Appendektomie) von Ihnen zum Waschbecken mobilisiert werden.

Beobachtungsbogen Station 4

Name der Schülerin: ____________ Prüfungsdauer: ____________ Min.
Prüferin: ____________ Patientendarstellerin: ____________

Punktevergabe: 0 Punkte = nicht/falsch durchgeführt
1 Punkt = Durchführung entspricht den fachlichen Anforderungen
2 Punkte = entspricht den Anforderungen in besonderem Maße

	Vorbereitung:				
ZG SK	informiert sich beim Patienten und anhand des Dokumentationssystems über die Ressourcen des Patienten		x 1		
GB SE	befragt den Patienten nach der aktuellen Schmerzsituation		x 1		
SE	zeigt Verständnis für die postoperative Situation des Patienten		x 1		
GB	inspiziert den Wundverband		x 1		
SE GB	informiert den Patienten über die bevorstehende Maßnahme		x 1		
SK GB	führt eine Puls- und Blutdruckmessung durch		x 2		
SK	stellt den erforderlichen Stuhl (Lehnstuhl) bereit		x 1		
	Durchführung:				
GB	leitet den Patienten zu einer physiologischen Mobilisation (unter Berücksichtigung kinästhetischer Prinzipien) an		x 2		
GB SE	beobachtet den Patienten hinsichtlich Hautfarbe und Schmerzsituation		x 1		
ZG SE	stellt alle benötigten Utensilien am Waschbecken bereit		x 1		
SE	bietet dem Patienten den eigenen Schlafanzug an		x 1		
SE	versorgt den Patienten mit der Patientenrufanlage		x 1		
SR	achtet auf rückengerechte Arbeitsweise		x 1		
	Nachbereitung:				
SE GB	vereinbart mit dem Patienten das weitere Vorgehen		x 1		
ZG GB	dokumentiert die durchgeführten Maßnahmen und den Befund		x 1		

Gesamteindruck (3 Punkte): ____________

____

____

Gesamtpunktzahl: ____________ **(von 37 Punkten)**

Materialliste und Rollenanweisung Station 4

Materialliste:

- Bett mit Decke und Kissen
- Blutdruckmanschette
- Dokumentationssystem
- Nachtschrank
- Patientenrufanlage
- zwei Stühle (Lehnstuhl und Stuhl ohne Armlehnen)
- Schlafanzug/Flügelhemd
- feste Schuhe und lose leichte Schuhe.

Rollenanweisung:

- Herrn Schön (55 Jahre) wurde am Vortag der Appendix operativ entfernt.
- Herr Schön hat vor einer Stunde ein Analgetikum erhalten und gibt an, nur noch leichte Schmerzen zu spüren.
- Herr Schön ist in seiner Mobilität vom Bewegungsapparat her nicht eingeschränkt und kooperativ.
- Herr Schön verfügt über keinerlei Ideen einer schmerzfreien Mobilisation. Bei der Mobilisation verzieht Herr Schön schmerzverzerrt das Gesicht und sagt auf Nachfrage: „Geht schon.“

Station 5: Befunderhebung

Name der Schülerin: ____________________

1. Bild: Patientin mit Lagerungshilfsmittel versorgt.

2. Bild: Gleiche Patientin nach Entnahme der Lagerungshilfsmittel ohne aktive Muskelarbeit.

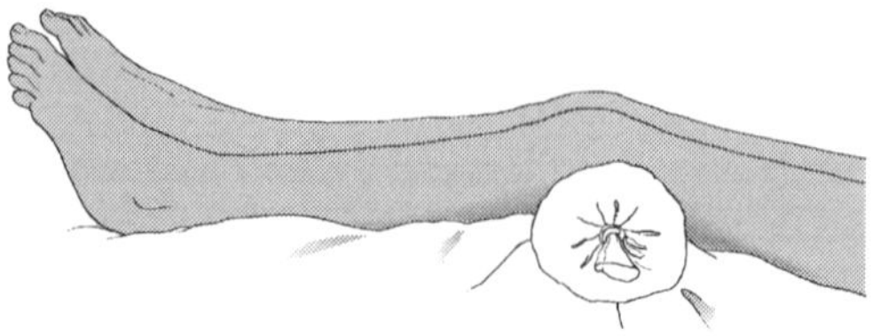

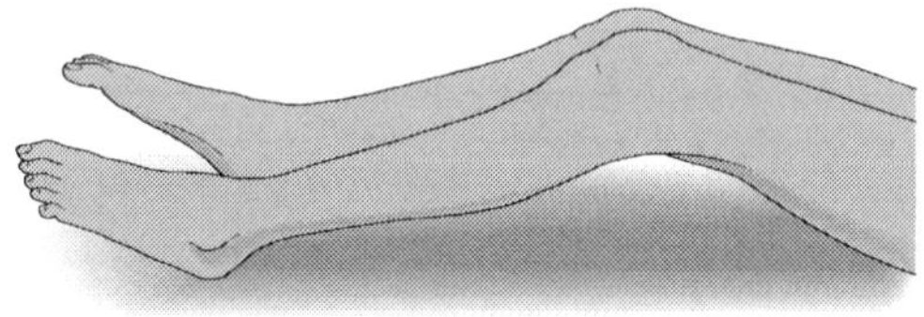

- Bitte beschreiben Sie drei für Sie beobachtbare Befunde mit Blick auf den Bewegungsapparat in Bild 2.

- Wie erklären Sie sich diese Befunde?

- Beschreiben Sie drei Maßnahmen zur Prophylaxe solcher Befunde.

Beobachtungsbogen Station 5 (Befunderhebung)

Name der Schülerin: ____________________ Prüfungsdauer: ____________________ Min.

Prüferin: ____________________

Aufgabe 1:

beobachtete Befunde	ja (1 Pkt.)	nein
anhaltende Beugestellung im Kniegelenk (Beugekontraktur)	❑	❑
anhaltende Streckstellung im Sprunggelenk (Spitzfußstellung)	❑	❑
atrophierte Muskulatur	❑	❑
Sonstiges:	❑	❑
erreichte Punkte (max. 3 Punkte):		

Aufgabe 2:

Begründung der Befunde	ja (1 Pkt.)	teils/teils (0,5 Pkt.)	nein
Die Muskelatrophie spricht für eine geringe Beanspruchung der unteren Extremität. Durch Schonhaltung und Fehlstellung bedingter Rückgang der Synovia im Sprunggelenk und im Kniegelenk, dadurch Mangelernährung und Rückgang des Gelenkknorpels.	❑	❑	❑
Durch mangelnde Bewegung ausgelöster Rückgang der Antagonisten mit Verkürzung der Muskulatur, der Sehnen und Bänder sowie Schrumpfung der Kapsel.	❑	❑	❑
Der Gelenkspalt verknöchert, das Gelenk verharrt in der Zwangshaltung.	❑	❑	❑
Sonstiges:	❑	❑	❑
erreichte Punkte (max. 3 Punkte):			

Aufgabe 3:

Maßnahmenbeschreibung	ja (1 Pkt.)	teils/teils (0,5 Pkt.)	nein
Mobilität erhalten	❑	❑	❑
Bewegungsübungen durchführen	❑	❑	❑
isometrische Spannungsübungen durchführen	❑	❑	❑
regelmäßig Lagerung wechseln	❑	❑	❑
Sonstiges:	❑	❑	❑
erreichte Punkte (max. 3 Punkte):			

Gesamtpunktzahl: ____________________ (von 9 Punkten)

Station 6: Mobilisation mit Hilfsmittel

Demonstrieren und beschreiben Sie aus der Sicht einer bewegungseingeschränkten Patientin die Nutzung eines Rollators, um von einem Stuhl zu einem gegenüberliegenden anderen Stuhl zu gelangen.

Beobachtungsbogen Station 6

Name der Schülerin: ____________ Prüfungsdauer: ____________ Min.
Prüferin: ____________ Patientendarstellerin: ____________

Punktevergabe: 0 Punkte = nicht/falsch durchgeführt
1 Punkt = Durchführung entspricht den fachlichen Anforderungen
2 Punkte = entspricht den Anforderungen in besonderem Maße

GK		Durchgeführt und beschrieben:	Gewichtung:	Nicht durchgeführt, aber reflektiert (SR) (max. 1 Punkt)	Punkte:
	Durchführung				
GB ZG	stellt die Bremsen des Rollators fest		x 1		
GB ZG	nutzt kinästhetische Prinzipien, um sich aus dem Stuhl zu erheben		x 1		
GB ZG	steht gerade vor dem Rollator		x 1		
GB ZG	läuft kleinschrittig zum Zielstuhl		x 1		
GB ZG	positioniert sich gerade vor dem Stuhl		x 1		
GB ZG	stellt die Bremsen des Rollators fest		x 1		
GB ZG	setzt sich unter Berücksichtigung kinästhetischer Prinzipien sicher auf den Stuhl		x 1		

Gesamteindruck (3 Punkte): ____________

Gesamtpunktzahl: ____________ **(von 17 Punkten)**

Materialliste Station 6

- zwei Stühle
- ein Rollator.

Station 7: Thromboseprophylaxe

Name der Schülerin: ____________________

Angaben zur Person:

Name:	Schreiber
Vorname:	Markus
Alter:	53 Jahre
Beruf:	Kontrolleur an der Blechstanze
Familienstand:	verheiratet
Kinder:	1 (aus erster Ehe)

Herr Schreiber hat 20 Jahre als Koch gearbeitet und muss seine jetzige Tätigkeit als Kontrolleur an einer Blechstanze vorwiegend stehend ausführen.
Seit ca. 10 Jahren hat Herr Schreiber Probleme mit Krampfadern. Sein Hausarzt hat zu ihm gesagt: „Ihre tiefen sowie Ihre oberflächlichen Venen an beiden Beinen sind betroffen."
Gestern wurde Herr Schreiber stationär aufgenommen. Geplant ist die Implantation eines neuen Oberschenkelkopfes mit Gelenkpfanne am rechten Bein. Nach dieser Operation wird Herr Schreiber einige Tage in seiner Mobilität eingeschränkt sein. Er zeigt sich sehr interessiert und motiviert, so schnell wie möglich auf die Beine zu kommen.
Ihre Praxisanleiterin bittet Sie, die Pflege von Herrn Schreiber hinsichtlich seiner Thrombosegefährdung intra- und postoperativ zu planen.

1. Welche Risikofaktoren (2) führen bei Herrn Schreiber zu einem erhöhten Thromboserisiko (2 Punkte)?

____

____

2. Welche Ressource können Sie bei Herrn Schreiber zur Thromboseprophylaxe nutzen (1 Punkt)?

____

3. Welche konkreten Ziele verfolgen Sie mit Ihren pflegerischen Maßnahmen? Benennen Sie zwei (2 Punkte)?

____

____

4. Bitte beschreiben Sie drei konkrete Maßnahmen zur Thromboseprophylaxe bei Herrn Schreiber (3 Punkte)!

____

____

____

Beobachtungsbogen Station 7 (Thromboseprophylaxe)

Name der Schülerin: ____________________

Prüferin: ______________________________ Prüfungsdauer: ____________________ Min.

Aufgabe 1:

Risikofaktoren	ja (1 Pkt.)	nein
Veränderung der Gefäßwand durch Varikosis	❑	❑
Veränderung der Blutströmung durch intra- und postoperative Immobilisation	❑	❑
Sonstiges:	❑	❑
erreichte Punkte (max. 2 Punkte):		

Aufgabe 2:

Ressourcenbeschreibung	ja (1 Pkt.)	teils/teils (0,5 Pkt.)	nein
Herr Schreiber zeigt sich sehr motiviert und interessiert an den notwendigen Maßnahmen und ihrer Wirkung.	❑	❑	❑
Sonstiges:	❑	❑	❑
erreichte Punkte (max. 1 Punkt):			

Aufgabe 3:

Zielsetzung	ja (1 Pkt.)	nein
Herr Schreiber weiß über die Gefahren der Thrombose und Maßnahmen zur Prophylaxe Bescheid.	❑	❑
Herr Schreiber besitzt einen verbesserten venösen Rückstrom.	❑	❑
Er akzeptiert die medizinischen Thromboseprophylaxe-Strümpfe (MTS) und trägt sie 24 Stunden.	❑	❑
Er achtet auf eine entstauende Lagerung der Beine.	❑	❑
Sonstiges:	❑	❑
erreichte Punkte (max. 2 Punkte):		

Aufgabe 4:

Maßnahmenbeschreibung	ja (1 Pkt.)	teils/teils (0,5 Pkt.)	nein
Herr Schreiber wird über die Gefahren der Thrombose und Maßnahmen zur Prophylaxe informiert.	❑	❑	❑
Herr Schreiber wird über 24 Std. mit MTS versorgt und über ihren Nutzen informiert.	❑	❑	❑
Herr Schreiber führt 5 x tgl. eigenständige Fußgymnastik durch (Füße kreisen, Zehen krallen und strecken).	❑	❑	❑
Herr Schreiber lagert seine Beine entstauend.	❑	❑	❑
Sonstiges:	❑	❑	❑
erreichte Punkte (max. 3 Punkte):			

Gesamtpunktzahl: ____________________ (von 8 Punkten)

3.2.5 Checkliste zur Durchführung der Prüfung

Die folgende Checkliste zeigt auf, welche Personen zu welchen Zeitpunkten die entsprechenden Aufgaben zur Vorbereitung, Durchführung oder Nachbereitung des OSCEs übernehmen sollten, um einen möglichst reibungslosen Ablauf zu gewährleisten.

Tab. 3.5 Checkliste für das Prüfungsinstrument „OSCE"

Zeitpunkt	Zielgruppe	to do	✓
Zu Beginn der Lerneinheit	**Auszubildende**	**Informationen** zur Lerneinheit und zum Prüfungsinstrument: • Methoden • Ziele • Kompetenzen • Art des Prüfungsverfahrens	
		Festlegung **Prüfungstermin** *Cave:* Auszubildende sollten zum Zeitpunkt der Prüfung im Theorieblock sein.	
6 Wochen vorher	**Simulationspersonen**	Kontaktaufnahme mit Praxisanleiterinnen → Übernahme der **Simulationsrollen** *Cave:* 4 Simulationspersonen sind zeitgleich über die gesamte Prüfungsdauer notwendig.	
	Lehrkräfte	Klärung im Lehrerteam → Übernahme verschiedener **Tätigkeiten**: • 5 Prüferinnen • 1 Aufsichtsperson für die Theoriestationen (wenn beide Theoriestationen in einem Raum sind) • 1 Aufsichtsperson Pausenstation • 1 Koordinatorin	
4 Wochen vorher	**Prüferinnen** **Simulationspersonen**	**Informationsveranstaltung:** • Vorstellung Lernbereich • Vorstellung Prüfungsverfahren • Qualifikationen und Kompetenzen • Organisation der Prüfung	
		Organisation Räume für 8 Stationen: • 5 Simulationsstationen • 2 Theoriestationen (nebeneinander) • 1 Pausenstation *Cave:* räumliche Nähe der Stationen, um Wege kurz zu halten	
2 Wochen vorher		Erstellung **Prüfungszeitplan** *Cave:* Pausenzeiten für Auszubildende, Prüferinnen und Simulationspersonen berücksichtigen	
1 Woche vorher	**Auszubildende**	**Informationsveranstaltung:** • Prüfungsablauf • Erstellung eines individuellen Prüfungszeitplanes → Auszubildende notieren sich ihre Prüfungszeiten aus dem Gesamtprüfungszeitplan	
	Prüferinnen	**Informationsveranstaltung:** • Rollenanweisung für Simulationspersonen • Prüfungsprotokolle • Checklisten • Aufgabenstellungen	

Tab. 3.5 Checkliste für das Prüfungsinstrument „OSCE"

Zeitpunkt	Zielgruppe	to do	✓
2 Tage vorher		**Kopieren:** • Aufgabenstellungen • Checklisten • Prüfungsprotokolle • etc. **Organisation:** • Klemmbretter • Ablagekörbe • Dokumentationsmaterial • Patientenanamnesebögen für die Simulationen • Funkgerät, Mobiltelefon oder Pieper für die Koordinatorin	
1 Tag vorher	**Simulationspersonen**	**Informationsveranstaltung:** • Einweisung in die Simulationsrolle • Info über mitzubringende Sachen (bequeme Kleidung, Schlafanzug etc.)	
		Raumgestaltung: • Abtrennung der Stationen (z.B. mit Laken oder Pinnwand) • Ausstattung der Stationen mit Requisiten (s. Beschreibung Prüfungsinstrument) • Anbringen von Schildern mit Stationsbezeichnung • Aufstellen von Uhren (für individuelles Zeitmanagement) • Einrichten der Pausenstation • Kennzeichnen des Prüfungsbereichs mit Schildern	
Prüfungstag	**Koordinatorin**	**Aufgaben** • **Koordination** (in den ersten 2 Stunden sehr wichtig!) • **Hilfestellung** der Schülerinnen bei der Orientierung	
	Simulationspersonen **Prüferinnen**	• 15 Min. pro Prüfling/Station • Weiteres siehe Prüfungsinstrument (➤ 3.2.4)	
1–2 Tage danach	**Koordinatorin** **Prüferinnen**	**Nachbereitung** • **Aufgabenkorrektur** • Ergebniserfassung • Vorbereitung Reflexion mit den Auszubildenden	
2 Tage danach	**Koordinatorin** **Prüferinnen**	**Reflexion** mit Auszubildenden *Cave*: • Reflexion in den Stundenplan aufnehmen • pro Gespräch 5–10 Min. einplanen	
		Kosten: • Verpflegung • Honorar für Simulationspersonen • Kosten für Kopien • Arbeitszeit der Prüferinnen • Arbeitszeit der Koordinatorin	

3.3 Performanz-Prüfung zum Thema „Beratung"

Entwickelt von Petra Mohr

In diesem Kapitel wird differenzierter auf das innerhalb des Projektes entwickelte, erprobte und evaluierte Prüfungsinstrument „Performanz-Prüfung" eingegangen. Dabei wird zunächst eine theoretische Fundierung zum Prüfungsinstrument dargelegt, um im Folgenden detaillierter auf die vereinbarten Kriterien zur Entwicklung kompetenzorientierter Prüfungen einzugehen. Ferner folgen didaktische Hinweise und Ausführungen zur Eignung des Prüfungsinstrumentes im Rahmen der Abschlussprüfung. Anschließend wird das eigentliche Prüfungsinstrument „Performanz-Prüfung" mit Checkliste vorgestellt.

3.3.1 Beschreibung des Prüfungsinstrumentes

Der Begriff „Performanz" findet seinen Ursprung in der Sprachwissenschaft und wurde in den sechziger Jahren von John L. Austin entwickelt. Er bezieht sich konkret auf die Verwendung und das Gelingen der Sprache (vgl. Austin, 1962). In der Soziologie bezieht sich der Begriff „Performanz" auf das konkrete Verhalten, das sogenannte „soziale Handeln" (vgl. Wirth, 2002).

Die Performanz-Prüfung gehört zu den mündlichen Prüfungsverfahren. Ihre Besonderheit und gleichzeitig Ziel ist es, realitätsnahe berufstypische Situationen zu simulieren, in der die angelegten Kompetenzen sichtbar werden und beurteilt werden können (vgl. Bonse-Rohmann & Sohr, 2005, S. 191).

In Anteilen ist die Performanz-Prüfung vergleichbar mit einem Rollengespräch/Rollenspiel. Einzelne berufliche Situationen werden in der Regel von zwei Personen „nachgespielt". Hierzu müssen vorher die Rollen festgelegt und eine berufstypische Situation sowie eine Aufgabenstellung konzipiert werden. Durch Rollengespräche als Prüfungsform bzw. Performanz-Prüfungen kann erfasst werden, inwieweit der Prüfling in der Lage ist, eine berufliche Situation zu bewältigen. Somit ist es möglich, die Fach-, Methoden- und Sozialkompetenz zu beurteilen (vgl. Ebbinghaus & Schmidt, 1999, S. 46). Sofern im Anschluss an die eigentliche Performanz deren Reflexion als Teil der Prüfung definiert wird, ist ferner eine Beurteilung der Personalkompetenz möglich.

Nach Buddensiek (1992, S. 18) sollen Rollenspiele, hier als Simulationsspiele bezeichnet, komplexe Zusammenhänge und Prozesse überschaubar wiedergeben, wobei Inhalte der Problemsituation reduziert werden. Die Handlungskompetenz der Gesprächspartnerinnen soll sich dabei erhöhen und darüber hinaus eine Auseinandersetzung mit der Problemsituation ermöglichen. Eine Variante bietet sich darin, ein Simulationsspiel mit einer Fallstudie zu verbinden. Der wichtigste Unterschied zwischen Fallstudie und Simulationsspiel besteht darin, mit welcher Methode Problemsituationen angegangen und bewältigt werden. Bei der Bearbeitung einer Fallstudie geht es darum, Lösungsansätze in Entscheidungssituationen zu finden, ohne eine bestimmte Rolle einzunehmen. Im Simulationsspiel nehmen die Beteiligten für ihre Rolle eine bestimmte Position ein und vollziehen Handlungen, bei denen sie auf Aktionen der anderen Beteiligten reagieren. Somit spricht man hier von einem dynamischen Handlungs- und Zeitablauf. Die Verbindung beider Methoden erscheint sinnvoll, da Schwächen der einen Methode durch die jeweils andere Methode kompensiert werden können. Die Schritte des Lernprozesses stellen sich in Anlehnung an Keim (1992, S. 20) wie folgt dar:

1. Konfrontation mit einer berufstypischen Situation, die ein Problem bzw. eine Aufgabe sowie die Rollenbeschreibung der beteiligten Personen enthält,
2. Auseinandersetzung mit der Aufgaben- bzw. Problemsituation, evtl. Beschaffung von Informationen,
3. Suche nach Lösungsansätzen,
4. Entwicklung von Strategien, um das Problem bzw. die Aufgabe zu lösen,
5. Spielphase: Umsetzung der Lösungsmöglichkeit bzw. der Aufgabenstellung unter Berücksichtigung der unterschiedlichen Interessen,
6. Auswertung der Spielphase bzgl. der Ergebnisse und der angewandten Strategie.

Durch die Verbindung der Methoden *Fallstudie* und *Simulationsspiel* werden einerseits die Entscheidungskompetenz und andererseits die Handlungskompetenz der Lernenden miteinander verbunden. Ferner könnten Schwierigkeiten bewusst werden, die sich erst in der direkten Konfrontation im Handeln zwischen den beteiligten Personen herauskristallisieren. Gerade im beruflichen Alltag ist es von Bedeutung, die in Handlungssituationen auftretenden Schwierigkeiten vor dem Hintergrund der getroffenen Entscheidung zu reflektieren.

Eine Performanzprüfung kann in zwei Varianten angeboten werden, als:

a) Einzelperformanz oder
b) Teamperformanz.

Die Einzelperformanz bezieht sich auf eine Einzelleistung. Auch wenn mehrere Personen an der Performanz beteiligt sind, wird nur eine Person im Hinblick auf die Performanz beurteilt. Bei der Teamperformanz werden mehrere Personen gleichzeitig beurteilt (z. B. Gruppenarbeit, Teamgespräch etc.). Eine solche Teamperformanz kann gut mithilfe einer Eigen- und Fremdeinschätzung beurteilt werden, wie sie beispielhaft im Kapitel zum Prüfungsinstrument „Projektpräsentation und -bericht" (➢ 3.5.4) dargestellt ist.

Darüber hinaus lässt sich eine Performanz auch mit Anteilen einer mündlichen Prüfung verknüpfen, in der noch ein Theoriebezug hergestellt wird. Eine solche Prüfung könnte aus drei Phasen bestehen (vgl. Bonse-Rohmann & Sohr, 2005, S.192 f.):

a) Durchführung der Einzelperformanz,
b) Reflexion der Planung und Durchführung der Performanz und
c) Vorstellung, Einordnung und Reflexion eines theoretischen Bezuges (z. B. selbst ausgewählte Kommunikationstheorie).

Damit erhalten die Prüflinge die Chance, bereits angelegte Schlüsselkompetenzen zu zeigen und weiter auszubauen.

3.3.2 Kriterienraster mit entsprechenden Ausführungen

Kriterienraster für die Entwicklung von kompetenzorientierten Prüfungsinstrumenten

(1) Lernbereich/Teil-Lernbereich/Lerneinheit

Die Grundlage für die Entwicklung des Prüfungsinstrumentes „Performanz-Prüfung" bildet das Curriculum der Alten Michaelschule in Anlehnung an die „Ausbildungsrichtlinie für die staatlich anerkannten Kranken- und Kinderkrankenpflegeschulen in NRW" (MGSFF, 2003).

In der Lerneinheit I.19 „Gespräche führen" lernen die Schülerinnen, den Ablauf eines Gespräches auf der Grundlage von Kommunikationstheorien und förderlicher Gesprächsführung zu gestalten. Die daran anschließende Lerneinheit I.20 „Beraten und Anleiten" baut darauf auf und befähigt die Lernenden, Unterstützung, Beratung und Anleitung in gesundheits- und pflegerelevanten Fragen fachkundig durchzuführen. Aus der Lerneinheit I.20 ist der Teilbereich „Beraten" ausgewählt worden. Im Vordergrund der Performanz-Prüfung soll die Beratung von Pflegebedürftigen und ihren Angehörigen stehen.

Das durch das MAGS zugelassene Curriculum der Alten Michaelschule weist dazu folgende Ziele aus:

- Die Lernenden kennen die Bedeutung und Möglichkeiten des Zuhörens, Verstehens und Fragens und können den Ablauf eines Gespräches gestalten.
- Die Lernenden setzen sich mit der Rolle des Beratenden und Zu-Beratenden auseinander, kennen verschiedene Beratungsansätze und wissen um den Phasenablauf einer Beratungssituation.
- Die Lernenden können Unterstützung und Beratung in gesundheits- und pflegerelevanten Fragen fachkundig gewährleisten.

(2) Ausweisung der Kompetenzen

Beide Lerneinheiten führen in Anlehnung an das Curriculum der Alten Michaelschule zur Förderung folgender Kompetenzen:

- soziale Kompetenz mit den Schwerpunkten „Gestaltung von Beziehungen" und „Gesprächsführung"
- fachliche Kompetenz mit den Schwerpunkten „Fähigkeiten zur Beratung" und „pflegerisches Fachwissen"
- personale Kompetenz mit dem Schwerpunkt „Selbstvertrauen"
- methodische Kompetenz mit dem Schwerpunkt „Anwendung einer Beraterstrategie".

Tab. 3.6 Kriterienraster für das Prüfungsinstrument „Performanz-Prüfung"

Kennzeichen	Einordnung	Kommentar
(1) Lernbereich/Teil-Lernbereich/Lerneinheiten	• Lerneinheit I.19 „Gespräche führen" • Lerneinheit I.20 „Beraten und Anleiten" (mit dem Teilbereich Beraten)	Eine Einführung in Kommunikationstheorien, Gesprächsführung und Beratungsmodelle haben die Schülerinnen vorher erhalten.
(2) Ausweisung der Kompetenzen	• Sozialkompetenz • Fachkompetenz • Personalkompetenz • Methodenkompetenz	Schwerpunkte: Fähigkeiten zur Beratung und Selbstvertrauen.
(3) Art und Organisation des Prüfungsverfahrens (mündlich, schriftlich, praktisch)	Performanz-Prüfung, mündlich und praktisch	Schülerinnen ziehen ein Fallbeispiel und reagieren spontan auf Äußerungen einer Simulationsperson.
(4) Rahmenbedingungen (Prüferin, sog. Dritte, Räume etc.)	• Dauer ca. 25 Min. pro Schülerin • 1 oder 2 Prüferinnen • 1 Simulationsperson	
(5) Voraussetzungen bei den Lehrenden und Lernenden	Die Lernenden sind mit der Bearbeitung von Fallbeispielen vertraut. Die Lehrenden kennen ihre Aufgabe als Beobachterin und Beurteilende bei dieser Prüfungsart.	Die Lernenden müssen Kenntnisse über die medizinisch-pflegerischen Inhalte der Fallbeispiele haben.
(6) empfohlene Unterrichtskonzepte und methodische Orientierung	• Videotraining mit Reflexion in Kleingruppen • Praxisauftrag: Beratungsgespräch beobachten und führen	Diese Übungen sind zur Vorbereitung auf die Prüfung unbedingt erforderlich.
(7) Aufgabentypen (offen, halboffen, gebunden)	offene Aufgabe anhand von praxisnahen Fallbeispielen	
(8) Beobachtungs- und Beurteilungskriterien	Beobachtungsprotokoll unter Berücksichtigung der Gütekriterien nach Richter (2002)	
(9) Leistungsmessung	Punkteschema, ggf. Noten von 1–6	
(10) Testgütekriterien und deren Einhaltung	• Validität: hoch • Objektivität: mittel • Reliabilität: mittel	
(11) Stärken-/Schwächenanalyse	• Stärken: sehr hoher Praxisbezug, große Motivation • Schwächen: Simulationsperson wird benötigt	
(12) Literaturbasis	• Gage N.L., Berliner D.C.: Pädagogische Psychologie. 5., vollständig überarbeitete Auflage. Beltz – Psychologie Verlags Union, Weinheim 1996. • Mietzel G.: Pädagogische Psychologie des Lernens und Lehrens. Hogrefe, Göttingen 1998. • Ott B.: Grundlagen des beruflichen Lernens und Lehrens. Cornelsen Verlag, Berlin 2000.	

(3) Art und Organisation des Prüfungsverfahrens

Unter Performanz-Prüfungen werden zumeist praktische Überprüfungen der erworbenen Kompetenzen verstanden. Dabei müssen die erworbenen Kompetenzen exemplarisch auf die tägliche Berufspraxis bzw. auf die Simulation einer berufspraktischen Situation angewendet und umgesetzt werden. Dadurch wird ein für die Performanz-Prüfungen typischer hoher Praxisbezug hergestellt, welcher zu einer höheren Motivation der Teilnehmerinnen führt (vgl. Gage & Berliner, 1996). Ziel einer Performanz-Prüfung ist es, möglichst realitätsnahe Situationen zu simulieren und eine Prüfungsleistung zu erbringen, die der Leistung in einer echten beruflichen Situation entspricht (vgl. Mietzel, 2001).

Die Performanz-Prüfung ist eine Einzelprüfung. Damit wird die Chancengleichheit aller Prüflinge gewährleistet. Für den Prüfungsablauf ist es notwendig, dass eine Simulationsperson die Rolle der Gesprächspartnerin übernimmt. Dies bedarf einer ausführlichen und konkreten Einführung und Schulung in die Problem- und Stimmungslage der Rolle der Gesprächspartnerin. Die Rolle der Simulationsperson kann von einer Praxisanleiterin oder einer Schülerin aus einem höheren Ausbildungsjahr übernommen werden. Jedoch sollte zum Zweck der Vergleichbarkeit die Rolle immer von der gleichen Simulationsperson eingenommen werden. Hinsichtlich der Beurteilung der Prüfung lassen sich zwei Varianten unterscheiden.

Variante 1:

Die Performanz-Prüfung wird als Lernerfolgsüberprüfung des aktuellen Lernstandes durchgeführt. Die Beurteilung der Prüfung durch *eine* Prüferin wird als angemessen und ausreichend betrachtet, da es in erster Linie um eine Rückmeldung zum aktuellen Lern- und Entwicklungsstand im laufenden Lernprozess geht.

Variante 2:

Die Performanz-Prüfung wird als Abschlussprüfung durchgeführt. Hier empfiehlt es sich, zwei Prüferinnen einzusetzen, um die Objektivität und die Reliabilität zu erhöhen (➢ Punkt 10).

Im Folgenden wird der Prüfungsablauf kurz dargestellt:

- Die Schülerin zieht ein Fallbeispiel und bereitet sich kurz darauf vor (5 Min.).
- Eine Praxisanleiterin bzw. Schülerin aus einem höheren Ausbildungsjahr übernimmt die Rolle der Simulationsperson.
- Die Schülerin führt das Gespräch in einem Zeitraum von ca. 10 Minuten.
- Die Prüferinnen machen sich Notizen anhand des Beobachtungsprotokolls und bestimmen anschließend die Note bzw. Beurteilung.
- Die Simulationsperson reflektiert die Beratung anhand des Rückmeldungsbogens.
- Die Schülerin bekommt eine konstruktive Rückmeldung, nachdem sie eine Selbstreflexion durchgeführt hat.

(4) Rahmenbedingungen

Die Rahmenbedingungen leiten sich aus den Varianten 1 und 2 ab. So werden in der Variante 1 eine Prüferin und eine Simulationsperson und in der Variante 2 zwei Prüferinnen und eine Simulationsperson benötigt. Eine Übung zur Vorbereitung hat mittels Videotraining im Vorfeld stattgefunden (➢ Punkt 6). Die Beobachtungs- und Beurteilungskriterien sind für alle Schülerinnen festgelegt und mit ihnen besprochen worden.

(5) Voraussetzungen bei Lehrenden und Lernenden

Die Erarbeitungs- und Aneignungsphase zu den theoretischen Inhalten ist abgeschlossen. Die Lernenden sind mit der Bearbeitung von Fallbeispielen vertraut. Sie müssen Kenntnisse über die medizinisch-pflegerischen Inhalte der Fallbeispiele haben. Die Lehrenden kennen ihre Aufgabe als Beobachterin und Beurteilende bei dieser Prüfungsart.

(6) Empfohlene Unterrichtskonzepte und methodische Orientierung

Die Durchführung der Unterrichtseinheit zum angegebenen Lernbereich, einschließlich verschiedener Übungen, bilden die Voraussetzung und Grundlage für die Performanz-Prüfung. Dazu soll jede Schülerin im Rahmen eines Videotrainings mit Reflexion in Kleingruppen ein Beratungsgespräch mit einer Simulationsperson anhand eines Fallbeispiels führen. Der Kurs wird dazu in Kleingruppen von 5–7 Teilnehmerinnen aufgeteilt. Jede Schülerin hat vorher eine kurze Zeit zur Vorbereitung zu Verfügung (ca. 15 Min.). Sie bestimmt, welche der Mitschülerinnen ihre Gesprächspartnerin spielen soll. Die Gesprächssequenz wird auf Video aufgezeichnet und die restlichen Mitschülerinnen der Gruppe schauen zu. Wenn die Sequenz beendet ist, erhält die sogenannte Gesprächsführerin als erstes die Möglichkeit, über ihre Eindrücke und Empfindungen zu berichten. Daraufhin teilt auch die Gesprächspartnerin mit, wie sie sich in ihrer Rolle gefühlt hat.

Anschließend treten alle aus ihren Rollen heraus. Alle Teilnehmerinnen der Gruppe bekommen zur Betrachtung der Videoaufzeichnung einen Beobachtungsauftrag. Mit wechselnden Beobachtungsaufträgen werden die Fokussierung auf die Beobachtung und die Wahrnehmung bei den Schülerinnen gefördert.

In der abschließenden Feedbackrunde bekommt zunächst wieder die Gesprächsführende die Möglichkeit, zu reflektieren, was ihr in diesem Gespräch gut gelungen ist, was sie noch verbessern möchte und ob sie aus ihrer Sicht ihr Ziel erreicht hat. Dadurch trainiert die Schülerin ihre Selbstwahrnehmung und -reflexion. Anschließend teilt jede Beobachterin kurz ihre Beobachtungen mit. Um dies zu erleichtern, wurden in der Vorbereitung Feedbackregeln besprochen und von allen Beteiligten anerkannt. Die Trainerin/Lehrerin hat sich in einem Beobachtungsprotokoll ebenfalls Stichpunkte notiert und teilt diese der entsprechenden Schülerin ermutigend und konstruktiv mit. Für die zeitliche Planung werden für jede Schülerin ca. 45 Minuten berechnet.

(7) Aufgabentypen

Es handelt sich um offene Aufgaben, die zur Bearbeitung eines Fallbeispiels dienen (➢ 3.3.5). In Abhängigkeit vom Fallbeispiel beziehen sich die Aufgabenstellungen auf das Erkennen des Beratungsbedarfs und die Entscheidung zu fachgerechter Hilfestellung:

a) Zu welchen Punkten benötigt die Patientin bzw. die Angehörige Beratung?

b) Welche Aspekte sind für die Gesprächsführung wichtig?

Entwickeln Sie eine Beraterstrategie!

Die Lernenden erhalten die Möglichkeit, sich schriftlich zu diesen Fragen auf ein Beratungsgespräch vorzubereiten. Die schriftliche Vorbereitung dient ausschließlich der eigenen Vorbereitung der Lernenden und wird daher nicht beurteilt.

(8) Beobachtungs- und Beurteilungskriterien

Die Überprüfungskriterien in Tab. 3.7 und deren Bezug zu den Gütekriterien der Lernhandlung wurden von Richter (2002, S. 14 f.) entwickelt und für diese Performanz-Prüfung zum Teil übernommen. Modifikationen dieses Prüfungsinstrumentes wurden durch eine kursive Schriftart gekennzeichnet.

Tab. 3.7 Gütekriterien für das Prüfungsinstrument „Performanz-Prüfung"

Gütekriterium (GK)	Überprüfungsmerkmal/pos. Ausprägung
Zielgerichtetheit (ZG)	bezeichnet die Fähigkeit, *in pflegerischen Beratungssituationen* methodengeleitet und strukturiert *vorzugehen (z. B. bei der Beratungsplanung oder der Gesprächsführung)*
Selbstständigkeit (SK)	bezeichnet die Fähigkeit, *die Anforderungen im Gespräch selbstständig zu bewältigen und sich eigenständig Zusatzinformationen während des Gesprächs zu beschaffen*
Gegenstandsbezug (GB)	bezieht sich auf die Fähigkeit, *vor dem Hintergrund pflegewissenschaftlicher und sozialwissenschaftlicher Erkenntnisse eine Beratungssituation zielgruppengerecht zu gestalten; Vollständigkeit*
Selbstreflexion (SR)	bezieht sich auf die Fähigkeit und Bereitschaft, die eigenen Fähigkeiten selbstkritisch einzuschätzen und sich *mit der durchgeführten Beratungssituation* auseinanderzusetzen; *sicheres Auftreten*
Soziale Eingebundenheit (SE) *→ bezieht sich hier auf die Mikroebene – Patientin-Pflegekraft-Interaktion*	bezieht sich auf die Fähigkeit, *in der pflegerischen Beratungssituation die Wünsche und Bedürfnisse der Patientin zu erfragen und darauf einzugehen; verständliche Ausdrucksweise*

Die Prüferinnen erhalten ein Protokoll mit differenzierten Beobachtungskriterien. Zu jedem Kriterium können Beobachtungen bzw. Bemerkungen notiert werden, um die Reflexion zu erleichtern. Für die Beurteilung werden die Kriterien einer Punkteskala von zwei (positiv) bis null (negativ) zugewiesen (➢ 3.3.5). Weiterhin wurden den einzelnen Beobachtungskriterien die Gütekriterien zugeordnet. Dabei kommt es teilweise zu Doppelnennungen, da eine trennscharfe Zuordnung für personenbezogene Dienstleistungen nicht durchgängig möglich erscheint.

(9) Leistungsmessung

Als Grundlage für die Notenfindung dienen die vergebenen Punkte der Beurteilung, wobei in diesem Beispiel maximal 24 Punkte durch die Bewertung je Prüferin aus dem Beobachtungsprotokoll und maximal 4 Punkte durch die Rückmeldung der Simulationsperson vergeben werden. Somit können hier insgesamt 28 Punkte (Variante 1: eine Prüferin) bzw. 52 Punkte (Variante 2: zwei Prüferinnen) erreicht werden.

(10) Testgütekriterien und deren Einhaltung

Die **Validität** (Gültigkeit) der Performanz-Prüfung zur Messung der sozialkommunikativen und fachlichen Kompetenzen ist eher hoch einzuschätzen, da sich die Prüfung in allen Prüfungsteilen sehr eng auf die im Unterricht vermittelten Qualifikationen und Kompetenzen bezieht.

Tab. 3.8 Notenfindung für das Prüfungsinstrument „Performanz-Prüfung"

Variante 1:		
Erreichte Punkte (max. 28)	**Prozent**	**Note**
28–25,5 Punkte	100–91%	1
25–21,5 Punkte	90–76%	2
21–17 Punkte	75–61%	3
16,5–14,5 Punkte	60–51%	4
14–10 Punkte	50–36%	5
≤ 9,5 Punkte	≤ 35%	6
Variante 2:		
Erreichte Punkte (max. 52)	**Prozent**	**Note**
52–47,5 Punkte	100–91%	1
47–39,5 Punkte	90–76%	2
39–31,5 Punkte	75–61%	3
31–26,5 Punkte	60–51%	4
26–18,5 Punkte	50–36%	5
≤ 18 Punkte	≤ 35%	6

Die **Reliabilität** (Zuverlässigkeit) der Performanz-Prüfung ist aufgrund des großen Gestaltungsspielraums bei der Demonstration der Performanz im mittleren Bereich zu erwarten, wobei sich die Reliabilität durch die Anwendung der Variante 2 erhöht. Die Beurteilung der Prüfungsleistung durch zwei Prüferinnen kann ggf. als Paralleltest betrachtet werden.

Die **Objektivität** (Subjektunabhängigkeit) ist mit Blick auf die Vergleichbarkeit der Leistungen der Prüfungskandidatinnen auf mittlerem Niveau einzuordnen. Hinsichtlich der Beurteilerobjektivität ist dann von einer mittleren Güte auszugehen, wenn die Prüfung von zwei gleichberechtigten Prüferinnen abgenommen wird (vgl. Mietzel, 2001; Ott, 2000).

(11) Stärken- und Schwächenanalyse

Die Stärken dieses Überprüfungsverfahrens ergeben sich aus dem hohen Praxisbezug, wobei erworbene Kompetenzen in der Prüfungssituation praktisch eingesetzt werden und daher zu beobachten sind. Dies führt zu einer hohen Motivation der Teilnehmerinnen.

Als Schwächen sind zunächst die Organisation der Rahmenbedingungen zu nennen, außerdem die Problematik, dass die Rolle von der Simulationsperson möglichst identisch gespielt werden muss, um eine hohe Vergleichbarkeit zu erzielen.

3.3.3 Didaktische Hinweise

Eine wesentliche Voraussetzung zur Durchführung der Performanz besteht darin, dass die pflegerisch-medizinischen Inhalte der Fallbeispiele im Unterricht tatsächlich vermittelt wurden. Die Schülerinnen müssen zunächst in der fachlichen Dimension der Beratungsinhalte sicher sein, bevor sie Patientinnen oder Angehörige dazu angemessen beraten können. Bei der Erstellung der Fallbeispiele ist dies ebenfalls zu berücksichtigen.

Als weiterer Hinweis wird angemerkt, dass die standardisierten Fallbeispiele je nach Grad der Kompetenzentwicklung hinsichtlich des gewünschten Schweregrades erweitert werden können. Weiterhin ist es möglich, fachliche sowie methodische Schwerpunkte anders zu akzentuieren. Somit wird eine Differenzierung je nach Ausbildungsstand möglich.

3.3.4 Performanz-Prüfung als Instrument für die Abschlussprüfung

Gemäß der Ausbildungs- und Prüfungsverordnung (KrPflAPrV, 2003) hat der Prüfling in der mündlichen Abschlussprüfung anwendungsbereite berufliche Kompetenzen nachzuweisen. Performanz-Prüfungen werden diesem Anspruch gerecht, da sie neben der fachlichen Kompetenz im besonderen Maße auch die soziale, personale und methodische Kompetenz prüfen. Durch die Simulation von exemplarischen und möglichst realitätsnahen Situationen kann davon ausgegangen werden, dass die Prüfungsleistung der Leistung in einer echten beruflichen Situation entspricht (➤ 3.3.1).

Die im Rahmen des Projektes exemplarisch entwickelte Performanz-Prüfung ist den Lerneinheiten „Gespräche führen" sowie „Beraten und Anleiten" (vgl. „Ausbildungsrichtlinie für die staatlich anerkannten Kranken- und Kinderkrankenpflegeschulen in NRW", MGSFF, 2003) zuzuordnen. Aus diesem Grund wäre diese Prüfung in modifizierter Form gemäß des § 14 der KrPflAPrV für den Themenbereich „Unterstützung, Beratung und Anleitung in gesundheits- und pflegerelevanten Fragen fachkundig gewährleisten" geeignet. Bei der Konstruktion von Fällen als Grundlage für die Performanz wäre in Anlehnung an Anlage 1 (zu § 1, Abs. 1) der KrPflAPrV Folgendes zu beachten:

- Pflegebedürftige aller Altersgruppen sind zu berücksichtigen.
- In der Fallkonstruktion muss ein Unterstützungsbedarf deutlich werden, der sich auf die Bewältigung vital oder existenziell bedrohlicher Situationen bezieht, die aus Krankheit, Unfall, Behinderung oder im Zusammenhang mit Lebens- oder Entwicklungsphasen entstehen.
- Der Prüfling sollte in der Aufgabenstellung aufgefordert werden, die Simulationsperson je nach Situation zu Maßnahmen der Gesundheitsvorsorge, zur Erhaltung, Förderung und Wiederherstellung von Gesundheit anzuregen, sowie hierfür angemessene Hilfen und Begleitung anbieten.
- In der Fallbeschreibung ist das soziale Umfeld der Betroffenen darzustellen, um die Möglichkeit anzubieten, Angehörige sowie Bezugspersonen der Betroffenen in die Beratung, Anleitung und in das Pflegehandeln einzubeziehen.
- Zu berücksichtigen ist ferner, besonders bei der Gestaltung des Erwartungshorizontes, dass Möglichkeiten der Kooperation mit anderen Einrichtungen und Bereichen sowie mit anderen Berufsgruppen von den Prüflingen aufgezeigt werden.

Mit Blick auf einen zweiten im Rahmen der mündlichen Prüfung relevanten Themenbereich „Bei der medizinischen Diagnostik und Therapie mitwirken und in Gruppen und Teams zusammenarbeiten" wäre eine Verknüpfung mit der Thematik des Falls aus der Performanzsituation denkbar, indem hierzu im Anschluss von den Fachprüferinnen Fragen formuliert werden, die sich konkret auf die Fallsituation beziehen. Darüber hinaus besteht die Möglichkeit, auch zu diesem Bereich eine Performanzsituation zu gestalten, indem reales Material für die Vorbereitung einer medizinischen Maßnahme zur Verfügung gestellt wird. Pflegerische Mitwirkungs- und Unterstützungstätigkeiten während der Durchführung medizinischer Maßnahmen könnten unter Einbezug der vorbereiteten Simulationsperson nun theoretisch erklärt werden. So könnte bspw. der Prüfling die pflegerische Mitwirkung und Unterstützung bei einer Lumbalpunktion anschaulicher (Desinfektionsstelle, Position und Halten der Patientin, steriler Arbeitsbereich) an einer für diesen Eingriff vorbereiteten Person erklären als ohne Bezug zur Praxissituation. Dazu müssten allerdings spezifische Rollenanweisungen und Beurteilungsprotokolle entwickelt werden.

Der dritte für die mündliche Prüfung relevante Themenbereich fordert „Berufliches Selbstverständnis entwickeln und lernen, berufliche Anforderungen zu bewältigen". Dabei sollen die Auszubildenden in Anlehnung an die KrPflAPrV (Anlage 1 zu § 1, Abs. 1) befähigt werden,

- „den Pflegebedarf im Kontext der Gesundheitsfachberufe zu positionieren
- sich kritisch mit dem Beruf auseinanderzusetzen

- zur eigenen Gesundheitsvorsorge beizutragen
- mit Krisen- und Konfliktsituationen konstruktiv umzugehen.“

Auch hier wäre eine Verknüpfung mit dem konkreten Fall bzw. mit der Performanzsituation denkbar. So könnte der Prüfling aufgefordert werden, Anforderungen, die der Fall an die Berufsgruppe der Pflegenden stellt, von den an andere Berufsgruppen gestellten Anforderungen abzugrenzen. Ferner könnte der Prüfling die Chancen, aber auch Grenzen der pflegerischen Beratung aufzeigen sowie die praktische Gestaltung von Beratungssituationen im Berufsalltag reflektieren. Eine weitere Möglichkeit besteht darin, auf der Grundlage des Falls eine hypothetische Krisen- oder Konfliktsituation zu beschreiben und den Prüfling nach konstruktiven Kommunikations- und Verhaltensstrategien in dieser Situation zu fragen.

Zusammenfassend ist also festzustellen, dass die Performanz-Prüfung als Teil der mündlichen Abschlussprüfung von den Verfasserinnen als geeignet empfohlen wird. In Anlehnung an die § 2 und § 3 der KrPflAPrV sollte das Prüfen der drei Themenbereiche je 10 bis maximal 15 Minuten dauern. Voraussetzung ist die Abnahme der Prüfung von mindestens zwei Fachprüferinnen. Der Teil der Prüfung, der die Performanzsituation integriert, sollte in jedem Fall als Einzelprüfung gestaltet werden, um mögliche Vorteile weiterer anwesender Prüflinge, die aus der Situation mit einer instruierten Simulationsperson (z.B. Praxisanleiterin) für die eigene Performanz profitieren könnten, zu vermeiden.

3.3.5 Präsentation des Prüfungsinstrumentes

Das Prüfungsinstrument Performanz wird auf den folgenden Seiten vorgestellt. Dabei werden zunächst das Beobachtungsprotokoll eines Beratungsgesprächs und das Instrument für die Rückmeldung der Simulationsperson präsentiert. Anschließend werden die sieben Fallbeispiele mit Erwartungshorizont und Rollenanweisungen dargestellt.

Beobachtungsprotokoll eines Beratungsgesprächs

Name: ____________________ Kurs: ____________________

Thema: ____________________ Datum: ____________________

Fachliche Kompetenz: Gesprächsinhalte							**Bemerkungen**
Gesprächsinhalte waren **pflegefachlich** richtig. **(GB)**	☐ 2 Pkt.	☐ 1,5 Pkt.	☐ 1 Pkt.	☐ 0,5 Pkt.	☐ 0 Pkt.	Gesprächsinhalte waren **pflegefachlich** nicht richtig. **(GB)**	
Die **Problemanalyse** war differenziert. **(GB, SK)**	☐ 2 Pkt.	☐ 1,5 Pkt.	☐ 1 Pkt.	☐ 0,5 Pkt.	☐ 0 Pkt.	Die **Problemanalyse** war nicht differenziert. **(GB, SK)**	
Methodische Kompetenz: Beraterstrategie							
Situationsgerechte Möglichkeiten wurden aufgezeigt. **(ZG, GB)**	☐ 2 Pkt.	☐ 1,5 Pkt.	☐ 1 Pkt.	☐ 0,5 Pkt.	☐ 0 Pkt.	**Situationsgerechte Möglichkeiten** wurden nicht aufgezeigt. **(ZG, GB)**	
Nondirektive Gesprächsführung wurde angemessen praktiziert. **(ZG, GB)**	☐ 2 Pkt.	☐ 1,5 Pkt.	☐ 1 Pkt.	☐ 0,5 Pkt.	☐ 0 Pkt.	**Nondirektive Gesprächsführung** wurde nicht angemessen praktiziert. **(ZG, GB)**	
Anregung über Lösungsmöglichkeiten nachzudenken. **(ZG)**	☐ 2 Pkt.	☐ 1,5 Pkt.	☐ 1 Pkt.	☐ 0,5 Pkt.	☐ 0 Pkt.	Keine Anregung über Lösungsmöglichkeiten nachzudenken. **(ZG)**	
Soziale Kompetenz: Gesprächsführung							
Aktives Zuhören wurde praktiziert. **(SE, GB)**	☐ 2 Pkt.	☐ 1,5 Pkt.	☐ 1 Pkt.	☐ 0,5 Pkt.	☐ 0 Pkt.	**Aktives Zuhören** wurde nicht praktiziert. **(SE, GB)**	
Gefühle wurden wahrgenommen und gespiegelt. **(SE, GB)**	☐ 2 Pkt.	☐ 1,5 Pkt.	☐ 1 Pkt.	☐ 0,5 Pkt.	☐ 0 Pkt.	**Gefühle** wurden nicht wahrgenommen oder gespiegelt. **(SE, GB)**	
Inhalte wurden **patientengerecht** erklärt. **(GB)**	☐ 2 Pkt.	☐ 1,5 Pkt.	☐ 1 Pkt.	☐ 0,5 Pkt.	☐ 0 Pkt.	Inhalte wurden nicht **patientengerecht** erklärt. **(GB)**	

Personale Kompetenz: Reflexion							
Eigene Stärken und Schwächen konnten reflektiert werden. **(SR)**	☐ 2 Pkt.	☐ 1,5 Pkt.	☐ 1 Pkt.	☐ 0,5 Pkt.	☐ 0 Pkt.	**Eigene Stärken und Schwächen** konnten nicht reflektiert werden. **(SR)**	
Das **eigene Vorgehen** konnte begründet werden. **(SR)**	☐ 2 Pkt.	☐ 1,5 Pkt.	☐ 1 Pkt.	☐ 0,5 Pkt.	☐ 0 Pkt.	Das **eigene Vorgehen** konnte nicht begründet werden. **(SR)**	
Fachliche Richtigkeit konnte reflektiert werden. **(SR)**	☐ 2 Pkt.	☐ 1,5 Pkt.	☐ 1 Pkt.	☐ 0,5 Pkt.	☐ 0 Pkt.	**Fachliche Richtigkeit** konnte nicht reflektiert werden. **(SR)**	
Gesamteindruck als Prüfer							
++	☐ 2 Pkt.	☐ 1,5 Pkt.	☐ 1 Pkt.	☐ 0,5 Pkt.	☐ 0 Pkt.	– –	
Erreichte Punkte: ________________ /24 Pkt.							

Rückmeldung der Simulationsperson zum Beratungsgespräch

Name des Prüflings: ______________________

	Bemerkungen
Ich habe mich akzeptiert gefühlt. (SE) ++ – – ☐ 2 Pkt. ☐ 1,5 Pkt. ☐ 1 Pkt. ☐ 0,5 Pkt. ☐ 0 Pkt.	
Das Gespräch hat mir inhaltlich weitergeholfen. (GB) ++ – – ☐ 2 Pkt. ☐ 1,5 Pkt. ☐ 1 Pkt. ☐ 0,5 Pkt. ☐ 0 Pkt.	
Erreichte Punkte: ______________ /4 Pkt.	

Fallbeispiele der Performanz-Prüfung

1. FALLBEISPIEL

Herr Kuhlmann ist mit 85 Jahren auf Ihrer Station eingeliefert worden. Er war vor zwei Wochen zu Hause gestürzt und hatte sich dabei eine Oberschenkelhalsfraktur zugezogen. Diese Fraktur wurde operativ mit einer Totalendoprothese versorgt. Inzwischen kann er mithilfe in den Sessel und ans Waschbecken mobilisiert werden. Wenn er in der nächsten Woche entlassen wird, möchte seine Enkeltochter, Frau Sommer, seine Pflege und Betreuung übernehmen.

Aufgaben

a) Zu welchen Punkten benötigt die Enkeltochter Beratung, um zu Hause seine Pflege und Betreuung übernehmen zu können?

b) Welche Aspekte sind für die Gesprächsführung wichtig?

Entwickeln Sie eine Beraterstrategie!

Sie dürfen sich Notizen zum Beratungsinhalt und zur geplanten Gesprächsführung machen.

Erwartungshorizont zum 1. Fallbeispiel

- Gesprächsförderliches Verhalten: aktives Zuhören, Verbalisieren emotionaler Erlebnisinhalte, Paraphrasieren, Zeit, Sitzordnung
- Planung einer Anleitung zur Mobilisation und zum Umgang mit Gehhilfen einschließlich der Information zu Aspekten der Sturzprophylaxe
- Planung einer Anleitung zur aktivierenden Pflege am Waschbecken
- Hinterfragen der sozialen Situation, Erhebung des Hilfebedarfs und Klärung, wer Hilfe leisten kann.

Rollenanweisung zum 1. Fallbeispiel

Situation

Sie sind Frau Sommer, die Enkeltochter von Herrn Kuhlmann, 85 Jahre alt. Er ist mit einer Oberschenkelhalsfraktur stationär untergebracht, weil er zu Hause gestürzt war. Nächste Woche wird er entlassen und Sie möchten gerne seine Versorgung übernehmen.

Emotionale Verfassung

Sie sind unsicher, welche Hilfe Ihr Großvater benötigt und ob Sie den neuen Anforderungen bezüglich der Pflege gewachsen sind.

Persönliche Grundhaltung

Sie sind motiviert für diese Aufgabe.

Sozialer Hintergrund

Sie selbst sind Hausfrau und Mutter eines 10-jährigen Jungen. Sie sind verheiratet und Ihr Mann möchte Sie nach Feierabend bei der Pflege unterstützen.

Wohnsituation

Sie wohnen zusammen im gleichen Haus, der Großvater in der unteren Etage und Sie in der oberen Etage.

Ihr Großvater kann sich über eine Rufanlage verständlich machen und Sie um Hilfe bitten. Die Wohnsituation Ihres Großvaters sieht folgendermaßen aus:

- Bodenbelag: PVC und einige Teppiche
- 5 Treppenstufen vor dem Haus
- Beleuchtung ist angemessen
- Bad: Badewanne und Dusche vorhanden.

Von der Beraterin empfohlene Lösungen, die für Sie angemessen sind

- Anleitung zur Mobilisation und zur Pflege
- angemessene Hilfsmittel für zu Hause: Stock, Rollator.

Standardisierte Aussage

Einstiegssatz: „Ich weiß noch nicht, wie ich zu Hause mit meinem Großvater zurechtkommen soll."

2. FALLBEISPIEL

Frau Winter ist eine 70-jährige Patientin mit Alzheimer auf Ihrer Station. Sie war vor drei Wochen mit einem schlechten Allgemeinzustand, exsikkiert und unterernährt eingeliefert worden. Inzwischen geht es ihr sehr viel besser und sie soll in der nächsten Woche entlassen werden. Sie lebt mit ihrer alleinstehenden Tochter in einem Haushalt. Die Tochter war bisher ratlos, da ihre Mutter oft nichts trinken und essen wollte.

Aufgaben

a) Zu welchen Punkten benötigt die Tochter Beratung, damit sie die Versorgung ihrer Mutter übernehmen kann?

b) Welche Aspekte sind für die Gesprächsführung wichtig?

Entwickeln Sie eine Beraterstrategie!

Sie dürfen sich Notizen zum Beratungsinhalt und zur geplanten Gesprächsführung machen.

Erwartungshorizont zum 2. Fallbeispiel

- Gesprächsförderliches Verhalten: aktives Zuhören, Verbalisieren emotionaler Erlebnisinhalte (Angst), Paraphrasieren, Zeit, Sitzordnung
- Informationen zum M. Alzheimer im Zusammenhang mit dem Hilfebedarf bei der Ernährung
- Hinterfragen der sozialen Situation, z. B. weiteren Hilfebedarf klären
- Planung einer Anleitung zum Anreichen des Essens mit Berücksichtigung verschiedener Aspekte, z. B. Erfragen der Vorlieben der Mutter, Motivation zum Essen und Trinken fördern, Essenzeiten klären
- Information zum Kalorien- und Flüssigkeitsbedarf.

Rollenanweisung zum 2. Fallbeispiel

Situation
Sie sind die alleinstehende Tochter von Frau Winter, einer 70-jährigen Patientin mit M. Alzheimer. Sie war vor drei Wochen mit einem schlechten Allgemeinzustand, exsikkiert und unterernährt ins Krankenhaus eingeliefert worden. Inzwischen geht es ihr sehr viel besser und sie soll in der nächsten Woche entlassen werden. Jedoch sind Sie ratlos, wie es weitergehen soll, da Ihre Mutter oft nichts trinken und essen wollte.

Emotionale Verfassung
Sie sind unsicher, ob Sie demnächst Ihre Mutter ausreichend mit Essen und Flüssigkeit versorgen können. Die aktuelle Situation ist Ihnen sehr unangenehm, da Sie sich selbst die Schuld daran geben.

Persönliche Grundhaltung
Sie haben die Pflege ihrer Mutter gerne übernommen und sind motiviert, Ihrer Mutter zu helfen.

Sozialer Hintergrund
Sie leben mit Ihrer Mutter in einem Haushalt. Sie sind zwar alleinstehend, haben aber drei Freundinnen, die Ihnen sehr nahe stehen. Mit ihnen unternehmen Sie etwas, so oft es geht.

Von der Beraterin empfohlene Lösungen, die für Sie angemessen sind
Information über das Krankheitsbild M. Alzheimer in Zusammenhang mit dem Hilfebedarf bei der Ernährung und damit Entlastung von Ihren Schuldgefühlen.

Hilfestellung, wie Sie Ihrer Mutter besser das Essen reichen können, z. B.:

- Informationen über die Priorität der Flüssigkeits- und Nahrungsaufnahme
- Maßnahmen zur Förderung der Flüssigkeitsaufnahme
- Empfehlungen zur Flüssigkeits- und Nahrungsmenge
- Maßnahmen der Appetitsteigerung.

Standardisierte Aussage
Einstiegssatz: „Ich weiß noch nicht, wie ich meiner Mutter ausreichend Essen und Trinken geben kann, sodass es ihr nicht noch mal so schlecht geht."

3. FALLBEISPIEL

Herr Müller ist ein 70-jähriger Patient auf Ihrer Station. Er war vor vier Wochen beim Schneeschieben gestürzt und hatte sich dabei eine Oberschenkelhalsfraktur zugezogen. Inzwischen wurde er konservativ versorgt, und es geht ihm sehr viel besser. Er unternimmt bereits die ersten Gehversuche. In der nächsten Woche soll er entlassen werden und ist unsicher, welche Art von Gehhilfen er für sich wählen soll.

Aufgaben

a) Zu welchen Punkten benötigt Herr Müller Beratung, um zu Hause möglichst selbstständig zurechtzukommen?

b) Welche Aspekte sind für die Gesprächsführung wichtig?

Entwickeln Sie eine Beraterstrategie!

Sie dürfen sich Notizen zum Beratungsinhalt und zur geplanten Gesprächsführung machen.

Erwartungshorizont zum 3. Fallbeispiel

- Gesprächsförderliches Verhalten: aktives Zuhören, Verbalisieren emotionaler Erlebnisinhalte, Paraphrasieren, Zeit, Sitzordnung
- Erläuterung zu verschiedenen Gehhilfen: Gehstützen, Rollator, Erklären von Übungen
- Hinterfragen der sozialen Situation, Erhebung des Hilfebedarfs und Klärung, wer Hilfe leisten kann

- Hinterfragen der Wohnsituation, Aspekte der Sturzprophylaxe
- Eingehen auf Patientenwunsch (Auto fahren).

Rollenanweisung zum 3. Fallbeispiel

Situation

Sie sind Herr Müller, 70 Jahre alt und in stationärer Behandlung. Vor vier Wochen sind Sie beim Schneeschieben gestürzt und haben sich eine Oberschenkelhalsfraktur rechts zugezogen. Inzwischen wurde die Fraktur konservativ versorgt und es geht Ihnen sehr viel besser. Sie unternehmen bereits erste Gehversuche. In der nächsten Woche sollen Sie nach Hause entlassen werden. Die stationäre Reha-Behandlung beginnt in vier Wochen.

Emotionale Verfassung

Sie sind unsicher, wie Sie zu Hause mit dem Laufen zurechtkommen sollen. Sie haben Angst vor neuen Stürzen.

Persönliche Grundhaltung

Sie sind ein kooperativer Patient.

Sozialer Hintergrund

Sie sind Hausbesitzer und leben allein. Die Schwiegertochter unterstützt Sie bei Haushaltstätigkeiten.

Wohnsituation

2. Stock Altbau, kein Lift, gefliester Eingangsbereich, gefliestes Badezimmer, viele Läufer.

Von der Beraterin empfohlene Lösungen, die für Sie angemessen sind

- Gehhilfen: Rollator für draußen, Gehstützen für drinnen
- rehabilitative Angebote: Gymnastik
- Autofahren nach Abschluss der Reha-Behandlung.

Standardisierte Aussagen

Einstiegssatz: „Ich weiß noch nicht, wie ich zu Hause zurecht kommen soll."

Fragestellung: „Wann darf ich wieder Auto fahren?"

4. FALLBEISPIEL

Die 30-jährige Frau Wiese ist aufgrund ihres neu manifestierten Asthmas auf Ihrer Station eingeliefert worden. Sie ist noch sehr verstört und unsicher, da sie die Diagnose erst vor ein paar Tagen erfahren hat. Sie möchte alles tun, damit sie ihre öfter auftretende Atemnot bewältigen kann.

Aufgaben

a) Zu welchen Punkten benötigt Frau Wiese Beratung und Hilfestellung, um eine Erleichterung beim Atmen zu erreichen?
b) Welche Aspekte sind für die Gesprächsführung wichtig?
Entwickeln Sie eine Beraterstrategie!
Sie dürfen sich Notizen zum Beratungsinhalt und zur geplanten Gesprächsführung machen.

Erwartungshorizont zum 4. Fallbeispiel

- Gesprächsförderliches Verhalten: aktives Zuhören, Verbalisieren emotionaler Erlebnisinhalte (Angst), Paraphrasieren, Zeit, Sitzordnung
- Planung einer Anleitung zur Funktion und Handling des Asthmasprays, Notfallmedikamente, Lippenbremse, Peek-Flow
- Hinterfragen der sozialen Situation: Notruf bzw. Handy-Bereitschaft, Angehörige involvieren
- Information über vorbeugende Maßnahmen: körperliche Belastungen reduzieren, Auslöservermeidung, gesundheitsförderliches Verhalten, z. B. nicht rauchen, Urlaub am Meer
- Eingehen auf die Ängste der Simulationsperson.

Rollenanweisung zum 4. Fallbeispiel

Situation

Sie sind die 30-jährige Frau Wiese und aufgrund Ihres neu manifestierten Asthmas ins Krankenhaus eingeliefert worden.

Emotionale Verfassung

Sie sind noch sehr verstört und unsicher, da Sie die Diagnose erst vor ein paar Tagen erfahren haben. Sie haben Angst vor einem Asthmaanfall.

Persönliche Grundhaltung

Sie möchten alles tun, damit Sie Ihre öfter auftretende Atemnot bewältigen können.

Sie sind eine kooperative Patientin.

Sozialer Hintergrund
Sie sind verheiratet und Ihr Ehemann ist sehr verständnisvoll.

Von der Beraterin empfohlene Lösungen, die für Sie angemessen sind
- Aufklärung über das richtige Handling des Sprays und der Lippenbremse
- Aufklärung über vorbeugende Maßnahmen: Auslöservermeidung, weniger körperliche Belastungen.

Standardisierte Aussage
Einstiegssatz: „Ich habe große Angst, dass das noch einmal passiert und ich so wenig Luft bekomme."

5. FALLBEISPIEL

Die 60-jährige Frau Schiller ist auf der gynäkologischen Station eingeliefert worden. Aufgrund einer Gebärmuttersenkung ist sie inkontinent geworden. Dies ist ihr sehr unangenehm und sie geht daher kaum noch aus dem Haus.

Aufgaben
a) Zu welchen Punkten benötigt Frau Schiller Beratung, um mit ihrer Einschränkung weiterhin am gesellschaftlichen Leben teilnehmen zu können?
b) Welche Aspekte sind für die Gesprächsführung wichtig?
Entwickeln Sie eine Beraterstrategie!
Sie dürfen sich Notizen zum Beratungsinhalt und zur geplanten Gesprächsführung machen.

Erwartungshorizont zum 5. Fallbeispiel

- Gesprächsförderliches Verhalten: aktives Zuhören, Verbalisieren emotionaler Erlebnisinhalte, Paraphrasieren, Zeit, Sitzordnung
- Erläuterung zu Inkontinenzartikeln: verschiedene Vorlagen, Schutzhosen, Auffangsysteme
- Information zu weiteren Möglichkeiten: Toilettentraining, Beckenbodengymnastik, medizinische Möglichkeiten, z. B. OP, Östrogene
- sozialpsychische Befindlichkeit klären.

Rollenanweisung zum 5. Fallbeispiel

Situation
Sie sind die 60-jährige Frau Schiller und auf der gynäkologischen Station eingeliefert worden. Aufgrund einer Gebärmuttersenkung sind Sie inkontinent geworden. Dies ist Ihnen sehr unangenehm und Sie gehen daher kaum noch aus dem Haus. Eine OP haben Sie bisher abgelehnt.

Emotionale Verfassung
Sie sind sehr unglücklich und befürchten, dass andere etwas riechen könnten.

Persönliche Grundhaltung
Sie sind sehr motiviert, etwas zu verändern.

Sozialer Hintergrund
Sie sind alleinstehend. Ihre sozialen Kontakte sind aufgrund der Inkontinenz eingeschränkt. Die Treffen mit Ihren Bekannten sind Ihnen immer sehr wichtig gewesen.

Von der Beraterin empfohlene Lösungen, die für Sie angemessen sind
- Toilettentraining, Beckenbodengymnastik, andere Vorlagen ausprobieren.

Standardisierte Aussage
Einstiegssatz: „Es ist mir so unangenehm, dass ich das Wasser nicht mehr halten kann."

6. FALLBEISPIEL

Die 70-jährige Frau Hackmann ist mit einer akuten Obstipation auf Ihrer Station eingeliefert worden. Sie stellen fest, dass die Patientin keine Kenntnisse über die Entstehung einer Obstipation und obstipationsprophylaktische Maßnahmen besitzt.

Aufgaben
a) Zu welchen Punkten benötigt Frau Hackmann Beratung, um in Zukunft einer Obstipation vorzubeugen?
b) Welche Aspekte sind für die Gesprächsführung wichtig?
Entwickeln Sie eine Beraterstrategie!
Sie dürfen sich Notizen zum Beratungsinhalt und zur geplanten Gesprächsführung machen.

Erwartungshorizont zum 6. Fallbeispiel

- Gesprächsförderliches Verhalten: aktives Zuhören, Verbalisieren emotionaler Erlebnisinhalte (Angst), Paraphrasieren, Zeit, Sitzordnung
- Information zur Entstehung einer Obstipation: zu wenig Bewegung, Flüssigkeitsmangel, zu

wenig Ballaststoffe in der Ernährung, Laxantienabusus

- Beratung zu obstipationsprophylaktischen Maßnahmen: mehr Bewegung, mindestens 2 l trinken, ballaststoffreiche Ernährung mit Beispielen, Colonmassage, Laxantien nur in Absprache mit dem Arzt
- Eingehen auf Patientenwunsch: kein Körnerbrot.

Rollenanweisung zum 6. Fallbeispiel

Situation

Sie sind die 70-jährige Frau Hackmann und mit einer akuten Obstipation ins Krankenhaus eingeliefert worden. Sie leiden schon längere Zeit an Verstopfung und wissen nicht, was Sie noch tun könnten.

Persönliche Grundhaltung

Sie haben viele Erfahrungen mit Nahrungsmitteln, von denen Sie glauben, dass diese hemmend oder fördernd auf die Verdauung wirken, und ferner mit vielen Abführmitteln gemacht. Sie haben bislang eine geringe Bereitschaft gezeigt, Hilfe und Beratung zu diesem etwas unangenehmen Problem anzunehmen.

Sozialer Hintergrund

Sie leben allein und kochen täglich für sich.

Von der Beraterin empfohlene Lösungen, die für Sie angemessen sind

- Mehr Bewegung und mehr trinken
- verdauungsanregende Nahrungsmittel, z. B. Joghurt, Sauerkraut, Müsli.

Standardisierte Aussagen

Einstiegssatz: „Ich fühle mich so unwohl, wenn ich nicht zur Toilette gehen kann."

Im Gesprächsverlauf: „Ich mag kein Körnerbrot essen."

7. FALLBEISPIEL

Die 23-jährige Frau Schmidt ist auf die Entbindungsstation mit vorzeitigen Wehen im 5. Schwangerschaftsmonat eingeliefert worden. Sie stellen fest, dass die Patientin noch viele Unsicherheiten zum Thema Gewichtszunahme und Ernährung in ihrer Schwangerschaft hat. Zusätzlich fürchtet sie sich vor der großen Verantwortung, wenn sie mit dem Kind zu Hause ist.

Aufgaben

a) Zu welchen Punkten benötigt Frau Schmidt über den Einweisungsgrund hinausgehend Informationen, damit sie für sich selbst und das Kind optimale Bedingungen während der Schwangerschaft schaffen kann?
b) Welche Beratung benötigt Frau Schmidt bezüglich ihrer Angst für die erste Zeit mit ihrem Kind zu Hause?
c) Welche Aspekte sind für die Gesprächsführung wichtig?
Entwickeln Sie eine Beraterstrategie!
Sie dürfen sich Notizen zum Beratungsinhalt und zur geplanten Gesprächsführung machen.

Erwartungshorizont zum 7. Fallbeispiel

- Gesprächsförderliches Verhalten: aktives Zuhören, Verbalisieren emotionaler Erlebnisinhalte (Angst), Paraphrasieren, Zeit, Sitzordnung
- Informationen zum Verhalten bei vorzeitigen Wehen, zur Ernährung und zum Körpergewicht
- Hinterfragen der sozialen Situation, Erhebung des Hilfebedarfs und Klärung, wer Hilfe leisten kann, z. B. ihre Mutter, eine Hebamme
- Erfassen, welche Hilfe sie benötigt.

Rollenanweisung zum 7. Fallbeispiel

Situation

Sie sind als 23-jährige Frau Schmidt auf die Entbindungsstation mit vorzeitigen Wehen im 5. Schwangerschaftsmonat eingeliefert worden. Sie sind unsicher, ob Ihre Gewichtszunahme von 6 kg noch normal ist und ob Sie bei Ihrer Ernährung etwas verändern müssen. Zusätzlich fürchten Sie sich vor der großen Verantwortung, wenn Sie mit dem Kind zu Hause sind.

Emotionale Verfassung

Sie sind unsicher, ob Sie bisher alles richtig gemacht haben. Sie machen sich viele Sorgen, wie Sie nach der Entbindung allein mit dem Kind zurechtkommen werden.

Sie sind eine ängstliche Patientin.

Persönliche Grundhaltung

Sie sind sehr motiviert, alles richtig zu machen.

Sozialer Hintergrund

Sie sind seit Kurzem verheiratet. Ihr Ehemann ist als Vertreter beruflich viel unterwegs und kann Sie daher nur selten bzw. am Wochenende unterstützen.

Ihre Mutter hat Ihnen angeboten, vormittags immer mal vorbeizuschauen.

Wohnsituation

Das Kinderzimmer wird gerade eingerichtet. Ihre Mutter wohnt zwei Straßen weiter.

Von der Beraterin empfohlene Lösungen, die für Sie angemessen sind

- Gesunde Ernährung mit viel Ballaststoffen, etwas fettreduziert (Pommes weglassen)
- Verständnis für Ihre Ängste vor der Verantwortung mit dem Kind
- Hilfe durch eine Hebamme und Ihre Mutter.

Standardisierte Aussagen

Einstiegssatz: „Ich mache mir soviel Sorgen, ob ich alles richtig gemacht habe.“

Im Gesprächsverlauf: „Ich weiß noch nicht, wie ich zu Hause mit meinem kleinen Baby zurechtkommen soll.“

3.3.6 Checkliste zur Durchführung der Prüfung

Die folgende Checkliste zeigt auf, welche Personen zu welchen Zeitpunkten die entsprechenden Aufgaben zur Vorbereitung, Durchführung oder Nachbereitung der Performanz-Prüfung übernehmen sollten, um einen möglichst reibungslosen Ablauf zu gewährleisten.

Tab. 3.9 Checkliste für das Prüfungsinstrument „Performanz-Prüfung“

Zeitpunkt	Zielgruppe	to do	✓
Zu Beginn der Lerneinheit	**Auszubildende**	**Informationen** zur Lerneinheit und zum Prüfungsinstrument: • Methoden • Ziele • Kompetenzen • Art des Prüfungsverfahrens	
		Festlegung **Prüfungstermin** *Cave:* • Auszubildende sollten zum Zeitpunkt der Prüfung im Theorieblock sein • Performanz-Prüfung nicht am selben Tag mit anderen Prüfungen	
Am Ende der Lerneinheit	**Auszubildende**	• **Üben** von **Performanzsituationen** einschließlich der Reflexion und Diskussion von Videosequenzen (empfehlenswert 2-mal pro Schülerin) • Bekanntgabe Prüfungsthemenkomplex	
3 Wochen vorher	**Simulationsperson**	Kontaktaufnahme mit Simulationsperson → Übernahme **Simulationsrolle** erforderlich: 1 Praxisanleiterin o. Auszubildende (höheres Ausbildungsjahr) Auswahlkriterien: • Anwesenheit am gesamten Prüfungstag • Erfahrung mit dieser oder ähnlicher Prüfungsform	
	Lehrkräfte	Klärung im Lehrerteam → Übernahme **Prüfertätigkeit** • erforderlich: 1 Prüferin (Variante 1), 2 Prüferinnen (Variante 2)	
2 Wochen vorher	**Lehrkräfte**	Organisation **Räume** • 1 Prüfungsraum • 1 Vorbereitungsraum	
		Erstellung **Prüfungszeitplan**	

Tab. 3.9 Checkliste für das Prüfungsinstrument „Performanz-Prüfung"

<table>
<tr><th>Zeitpunkt</th><th>Zielgruppe</th><th colspan="4">to do</th><th>✓</th></tr>
<tr><td>1 Woche vorher</td><td>Prüferin</td><td colspan="4">Information:
• Fallbeispiele
• Beobachtungs- und Beurteilungsbogen</td><td></td></tr>
<tr><td></td><td></td><td colspan="4">Kopieren:
• Fallbeispiele
• Beurteilungs- und Beobachtungsbogen</td><td></td></tr>
<tr><td>1 Tag vorher</td><td>Simulationsperson</td><td colspan="4">Information:
• Einweisung in die Simulationsrolle und Fallbeispiele (schriftliche Anweisung)</td><td></td></tr>
<tr><td></td><td></td><td colspan="4">Raumgestaltung:
• Vorbereitungsraum: Notizpapier und Stifte
• Prüfungsraum: Getränke, Beurteilungs- und Beobachtungsbögen</td><td></td></tr>
<tr><td rowspan="6">Prüfung</td><td rowspan="6">Auszubildende
Prüferin
Simulationsperson</td><td colspan="4">Prüfungsablauf</td><td rowspan="6"></td></tr>
<tr><td>Zeit
in Min.</td><td>Auszubildende</td><td>Prüferin</td><td>Simulationsperson</td></tr>
<tr><td>0–5</td><td>Vorbereitung</td><td></td><td>Vorbereitung</td></tr>
<tr><td>5–15</td><td>Performanz</td><td>Beobachtung</td><td>Performanz</td></tr>
<tr><td>15–25</td><td>Selbstreflexion</td><td></td><td></td></tr>
<tr><td>25–30</td><td>nächste Auszubildende bereitet sich vor</td><td>Notenfindung Notenbekanntgabe und Begründung</td><td>Vorbereitung auf folgende Simulation</td></tr>
<tr><td>Nach der Prüfung</td><td>Prüferin</td><td colspan="4">Nachbereitung: Erfassung der Noten</td><td></td></tr>
<tr><td></td><td></td><td colspan="4">Kosten:
• Kopien
• Honorar für Simulationsperson
• Arbeitszeit der Prüferin</td><td></td></tr>
</table>

3.4 PEQ (Process oriented Essay Question Test) zum Thema „Schwangere und Wöchnerinnen pflegen"

Entwickelt von Maria Thobe

In diesem Kapitel wird differenzierter auf das innerhalb des Projektes entwickelte, erprobte und evaluierte Prüfungsinstrument „PEQ" (Process oriented Essay Question Test) eingegangen. Dabei wird zunächst eine theoretische Fundierung zum Prüfungsinstrument dargelegt, um im Folgenden detaillierter auf die vereinbarten Kriterien zur Entwicklung kompetenzorientierter Prüfungen einzugehen. Ferner folgen Ausführungen zur Eignung des Prüfungsinstrumentes im Rahmen der Abschlussprüfung. Abschließend wird das eigentliche Prüfungsinstrument „PEQ" mit Checkliste vorgestellt.

3.4.1 Beschreibung des Prüfungsinstrumentes

In Anlehnung an das aus der Ausbildung von Medizinerinnen bekannte Prüfungsinstrument MEQ (Modified Essay Question Test) wurde der PEQ (Process oriented Essay Question Test) entwickelt.

Mit dem MEQ wird primär der Prozess bis zur Diagnosestellung und deren Differenzierung geprüft. Dieses greift allerdings für den Bereich der Pflegeausbildung zu kurz, da die Stellung der (Pflege-)Diagnose nur einen Teil des Pflegehandelns darstellt.

Pflegende begleiten vielmehr den gesamten Prozess der Patientinnen. So umfasst die Begleitung im stationären Bereich, z. B. den gesamten Zeitraum von der Aufnahme bis zur Entlassung. Diese Prozessorientierung wird im Namen und in der Beschreibung des entwickelten Prüfungsinstrumentes deutlich: Process oriented Essay Question Test (PEQ). Der PEQ ist dadurch charakterisiert, dass es sich um eine kompetenzorientierte schriftliche Klausur handelt, die sich am pflegerischen Prozess ausrichtet.

Bei der Entwicklung des PEQs wurden Kriterien des fallbezogenen Vorgehens in schriftlichen Prüfungen zugrunde gelegt.

Bei der Fallkonstruktion ist darauf zu achten, dass der Fall eine Pflegesituation repräsentiert, wobei u. a. klare Informationen zum Pflegeanlass (Krankheit, Unfall, Behinderung bzw. Ereignis in Zusammenhang mit Lebens- und Entwicklungsphasen) gegeben werden müssen (vgl. Hundenborn, 2007, S. 45). Um eine fächerübergreifende und kompetenzorientierte Fallbearbeitung zu gewährleisten, sollten neben pflegewissenschaftlichen Informationen auch naturwissenschaftliche sowie soziale und kommunikative Aspekte einbezogen werden.

Die Besonderheit eines PEQs besteht darin, dass der gleiche bzw. fortlaufende Fall mit identischem sozialen Setting in mehreren Etappen erzählt wird. Das bedeutet, dass das bestehende Fallkonstrukt jeweils um neue Informationen, die am Pflegeprozessmodell ausgerichtet sind, ergänzt wird. Die Etappen werden nacheinander bearbeitet. Ein Zurückgehen bzw. Zurückblättern zu einer vorherigen Etappe ist nicht möglich (vgl. Medizinische Hochschule Hannover, 2005).

Den einzelnen Situationsbeschreibungen in den Etappen werden jeweils passende Fragen aus den verschiedenen Fachbereichen angeschlossen, die dann unmittelbar beantwortet werden müssen. Eine Möglichkeit zu Beginn wäre die Aufforderung an die Prüflinge, eine Stellungnahme zu dem vorgegebenen Sachverhalt zu formulieren. Dabei geht es um die Einschätzung der Situation und darum, welche Aspekte unklar erscheinen und näher untersucht werden sollten. Damit kann die Prüferin bereits das methodische und problemanalysierende Denken des Prüflings erkennen (vgl. Price, 2005, S. 159). Im Verlauf werden die Fragen komplexer und detaillierter, wobei die Fallgeschichte in sich geschlossen ist und abschließende Informationen über den Krankheitsverlauf gibt. Als Aufgabentypen eignen sich halboffene sowie offene Aufgabenstellungen. Bei der halboffenen Aufgabenstellung ist nur eine Lösung inhaltlich richtig. Der Prüfling muss die Lösung selbst finden. Die Beantwortung der Fragestellung erfolgt in knapper Form (vgl. Ebbinghaus & Schmidt, 1999, S. 66). Bei Verwendung des offenen Aufgabentyps kann der Prüfling nach eigenem Ermessen in freier und ausführlicher Form die Antworten formulieren. Dieser Aufgabentyp integriert (Kurz-)Antworten sowie Essay-Aufgaben.

Durch die Konstruktion eines Falles in Sequenzen wird der Prüfling durch den Pflegeprozess geleitet. Informationen, die in jeder Sequenz hinzukommen, verhindern eine Orientierung weg vom Pflegeprozess und die daraus resultierenden Folgefehler. Der Prüfling erhält somit innerhalb der Prüfung eine Lernchance. Im Rahmen der Prüfungsbeurteilung kann seitens der Lehrenden eingeschätzt werden, in welchem Schritt des pflegeprozesshaften Denkens Schwierigkeiten auftreten. So kann bspw. beurteilt werden, ob Schwierigkeiten in der Analyse von Problemen und Ressourcen oder bei der Auswahl pflegefachlich richtiger Interventionen bestehen.

Dieses Vorgehen eignet sich insbesondere für die Überprüfung von Zusammenhängen bzw. Problemlöseverhalten der Prüflinge (vgl. Medizinische Hochschule Hannover, 2005a).

3.4.2 Kriterienraster mit entsprechenden Ausführungen

Kriterienraster für die Entwicklung von kompetenzorientierten Prüfungsinstrumenten

(1) Lernbereich/Teil-Lernbereich/Lerneinheiten

Die Grundlage für die Entwicklung des Prüfungsinstrumentes „PEQ" bildet das Curriculum der Alten Michaelschule in Anlehnung an die „Ausbildungsrichtlinie für die staatlich anerkannten Kranken-

Tab. 3.10 Kriterienraster für das Prüfungsinstrument „PEQ"

Kennzeichen	Einordnung	Kommentar
(1) Lernbereich/Teil-Lernbereich/Lerneinheiten	• Lerneinheit I.30 „Schwangere und Wöchnerinnen pflegen"	
(2) Ausweisung der Kompetenzen	• Fachkompetenz • Methodenkompetenz • Personalkompetenz • Sozialkompetenz	
(3) Art und Organisation des Prüfungsverfahrens (mündlich, schriftlich, praktisch)	• Process oriented Essay Question Test (PEQ) • schriftlich	
(4) Rahmenbedingungen (Prüferin, sog. Dritte, Räume etc.)	• Internetzugang • Aufsichtsperson	Die schriftliche Ausarbeitung umfasst 2 Zeitstunden.
(5) Voraussetzungen bei den Lehrenden und Lernenden	• Prüfungsmethode ist bisher unbekannt	Die Dauer der schriftlichen Prüfung ist für die Schülerinnen der Alten Michaelschule neu.
(6) empfohlene Unterrichtskonzepte und methodische Orientierung	• Lernfeldkonzept • evtl. fallorientierte Didaktik	
(7) Aufgabentypen (offen, halboffen, gebunden)	• offen und halboffen	
(8) Beobachtungs- und Beurteilungskriterien	• Zielgerichtetheit • Selbstreflexion • Gegenstandsbezug • Selbstständigkeit	
(9) Leistungsmessung	• Punktevergabe	
(10) Testgütekriterien und deren Einhaltung	• Validität: mittel • Reliabilität: hoch • Objektivität: mittel	
(11) Stärken-/Schwächenanalyse	• Stärken: Verschiedene Kompetenzbereiche können abgeprüft werden, relativ geringer Aufwand. • Schwächen: Bewertung der offenen Fragen ist schwierig.	

Tab. 3.10 Kriterienraster für das Prüfungsinstrument „PEQ"

Kennzeichen	Einordnung	Kommentar
(12) Literaturbasis	• Hundenborn G.: Fallorientierte Didaktik in der Pflege. Grundlagen und Beispiele für Ausbildung und Prüfung. Elsevier, Urban & Fischer, München, Jena 2007. • Medizinische Hochschule Hannover. 2005a. Unter: http://www.mh-hannover.de/studium/infos/glossar/tests.html. Letzte Änderung: k. A., Datum des Abrufs: 24.06.2005. • Price B.: Problem- und forschungsorientiertes Lernen. Praxishandbuch für Lernende und Lernbegleiter in der Pflege. Hans Huber Verlag, Bern 2005.	

und Kinderkrankenpflegeschulen in NRW" (MGSFF, 2003).

Ausgewählt wurde aus dem Lernbereich I „Pflegerische Kernaufgaben" der Teilbereich „Menschen in besonderen Lebenssituationen oder mit spezifischen Belastungen betreuen" und daraus die Lerneinheit I.30 „Schwangere und Wöchnerinnen pflegen".

(2) Ausweisung der Kompetenzen

Das hier zugrunde liegende Curriculum der Alten Michaelschule weist zu diesem Lernbereich folgende Ziele aus:

- Die Lernenden kennen sowohl auf der persönlichen als auch auf der beruflichen Ebene die Bedeutung der Schwangerenvorsorge und -beratung und können diese durchführen.
- Die Lernenden kennen wichtige Aspekte der Pflege von Schwangeren, Gebärenden und Wöchnerinnen.
- Die Lernenden verfügen über ein Basiswissen über Fortpflanzung, Entwicklung, Schwangerschaft, Geburt und Wochenbett sowie über auftretende Komplikationen und Probleme.
- Die Lernenden kennen wichtige Verfahren der pränatalen Diagnostik, Beratung und Therapie.

Die in Tab. 3.11 benannten Kompetenzen werden in diesem Lernbereich in Anlehnung an das Curriculum der Alten Michaelschule gefördert:

Tab. 3.11 Ausgewiesene Kompetenzen für den Lernbereich I.30 „Schwangere und Wöchnerinnen pflegen"

Kompetenzbereich	
Personale Kompetenz	Reflexivität bezüglich der eigenen Haltung zu existenziellen und ethischen Fragen
Fachliche Kompetenz	Pflegebedürftige in ihren sozialen Lebensbezügen sehen, Fähigkeit zur Krisenintervention bzw. -prophylaxe, pflegefachliches Wissen situativ anwenden, Fähigkeit zu Beratung und Anleitung
Soziale Kompetenz	Gestaltung von Beziehungen
Methodische Kompetenz	Informationsbeschaffung und Verarbeitung, analytisches, vorausschauendes und problemlösendes Denken

(3) Art und Organisation des Prüfungsverfahrens

Bei dem Prüfungsverfahren handelt es sich um eine schriftliche Prüfung in Form einer Klausur. Hierzu wird den Schülerinnen ein ihnen unbekannter Text vorgelegt, der eine Situation einer schwangeren türkischen Mitschülerin schildert. Er gliedert sich in 3 Abschnitte und umfasst schwerpunktmäßig folgende Inhalte:

1. Teil: Bekannt werden der Schwangerschaft und die Problematik im kulturellen Kontext
2. Teil: Schwangerenvorsorge
3. Teil: Wochenbett.

Diese Abschnitte bauen aufeinander auf. Somit bleibt der soziale Kontext konstant. Die Lernenden erhalten den nächsten Abschnitt der Klausur erst, wenn sie den vorangegangenen Teil abschließend bearbeitet haben.

Zu den jeweiligen Abschnitten werden Fragen gestellt, die verschiedene Dimensionen des Lernens ansprechen. Die Fragen beziehen sich auf den Gegenstandsbezug und können als entsprechende Kenntnisse von den Schülerinnen reproduziert werden (z. B. verschiedene Fragen in Teil 1 und 2). Ferner zielt eine Frage auf ein Verständnis der Pflegesituation ab, um die sozialen Lebensbezüge und den kulturellen Kontext dieser jungen Mutter zu erfassen (➤ Frage 1.1.1).

Die Gütekriterien Zielgerichtetheit und Selbstständigkeit kommen durch die selbstständige Informationssuche in Teil 1 und durch die Anwendung des Problemlösungsprozesses in Teil 3 zum Tragen.

Die Fähigkeit zur Transferleistung wird durch die Frage 2.4 gefordert.

Des Weiteren zielt eine Frage auf die eigene Haltung zu existenziellen und ethischen Fragen und ihre Auswirkung auf die Gesprächsführung ab (➤ Frage 1.4.3).

Die Selbstreflexion und reflexives Verhalten werden in der Frage 1.4.4 angeregt.

(4) Rahmenbedingungen

Diese Art der Klausur soll am Ende der Lerneinheit stattfinden. Die Dauer des PEQs umfasst insgesamt 120 Minuten. Eine Aufsichtsperson muss anwesend sein und für Rückfragen zur Verfügung stehen. Während der Bearbeitung von Teil 1 sollen die Schülerinnen das Internet (max. 10 Min.) und einen Literaturtisch nutzen. Ausreichend Arbeitsplätze müssen daher zur Verfügung stehen. Nach einer Stunde geben alle Auszubildenden gemeinsam den ersten Teil ab. Für Teil 2 und 3 stehen jeweils noch 30 Minuten zur Verfügung.

(5) Voraussetzungen bei Lehrenden und Lernenden

Diese Prüfungsmethode ist bei den Lehrenden und Lernenden der Alten Michaelschule noch unbekannt. Insbesondere die längere Bearbeitungszeit erfordert eine lange Zeit der Konzentration. Der aufeinander aufbauende Charakter der Prüfungsmethode sollte den Lernenden bekannt sein, um möglichen Verunsicherungen vorzubeugen. Auch die Informationssuche und -verarbeitung während einer Klausur sollten eingeübt sein. Vor der Klausur müssen Vorkehrungen bezüglich der Zeitplanung getroffen werden, um einen reibungslosen Ablauf zu gewährleisten. Die Methoden der Literaturrecherche sollte mit den Schülerinnen seit Ausbildungsbeginn trainiert werden.

Des Weiteren werden von den Schülerinnen durch diese Prüfungsmethode Transferleistungen zu anderen Unterrichtsthemen wie I.19 „Gesprächsführung", I.20 „Beraten und Anleiten", I.24 „Pflege planen und dokumentieren", I.31 „Neugeborene und kranke Kinder pflegen", II.11 „Ethische Herausforderungen für Angehörige der Pflegeberufe" und III.4 „Menschen aus fremden Kulturen" verlangt. Diese Lerneinheiten müssen bis zur Klausur ebenfalls abgeschlossen sein.

Diese lerneinheitenübergreifende Prüfungsmethode sollte transparent gemacht und mit den Schülerinnen vorher geübt werden. Da die Schülerinnen in einem Alter sind, in dem sie selbst von diesem Thema betroffen sein könnten bzw. sind und/oder im privaten Bereich Erfahrungen hierzu machen konnten, dürften ihnen diese Transferleistungen voraussichtlich gelingen.

(6) Empfohlene Unterrichtskonzepte und methodische Orientierung

Das zugrunde liegende Unterrichtskonzept ist die Lernfeldorientierung.

Der Unterricht erfolgt anhand eines Falles einer werdenden Mutter, die vom Beginn der Schwangerschaft bis zum Wochenbett begleitet werden soll. Dabei sollten die Lernenden mit der Fallarbeit vertraut gemacht werden oder dies bereits aus vorangegangenen Lerneinheiten sein. Durch diese Vorgehensweise wird eine größere Affinität zu den Vorerfahrungen der Lernenden angestrebt.

(7) Aufgabentypen

Es handelt sich um relativ offene Fragestellungen.

(8) Beobachtungs- und Beurteilungskriterien

Die in Tab. 3.12 ausgewiesenen Gütekriterien einer Lernhandlung wurden zum Teil von Richter (2002, S. 14 f.) übernommen sowie durch Modifikationen für die personenbezogenen Dienstleistungen erweitert (kursiv hervorgehoben):

Tab. 3.12 Gütekriterien für das Prüfungsinstrument „PEQ"

Gütekriterium (GK)	Überprüfungsmerkmal/pos. Ausprägung
Zielgerichtetheit (ZG)	bezeichnet die Fähigkeit, *bei der Informationsbeschaffung und Bearbeitung der Aufgabenstellungen* methodengeleitet und strukturiert vorzugehen *(z. B. Rechercheaufgabe, Gesprächsplanung)*
Selbstreflexion (SR)	bezieht sich auf die Fähigkeit und die Bereitschaft, *sich mit den erarbeiteten Problemlösungen* selbstkritisch auseinanderzusetzen, *Reflexion einer möglichen persönlichen Haltung sowie deren Konsequenzen*
Selbstständigkeit (SK)	bezeichnet die Fähigkeit, Problemstellungen ohne äußere Hilfe zu lösen und zur Verfügung stehende Hilfsmittel sinnvoll einzusetzen *(Literatur, Internet)*
Gegenstandsbezug (GB)	bezieht sich auf die Fähigkeit, *vor dem Hintergrund pflegewissenschaftlicher, sozialwissenschaftlicher, medizinischer bzw. rechtlicher Grundlagen Problemstellungen* fachgerecht *und vollständig zu lösen, Nutzung der Fachsprache, Einbezug von Wissen über fremde Kulturen*

Die Gütekriterien werden im Erwartungshorizont den einzelnen Fragen zugeordnet und direkt im Anschluss an die Fragestellung genannt (➤ 3.4.4). Dabei kommt es teilweise zu Doppelnennungen, da eine trennscharfe Zuordnung für personenbezogene Dienstleistungen nicht durchgängig möglich erscheint.

(9) Leistungsmessung

Die Leistungsmessung orientiert sich am Erwartungshorizont des PEQs (➤ 3.4.4). Es handelt sich hier um eine Punktevergabe. Die maximal erreichbare Punktzahl beträgt 65 Punkte. Folgendes Notenschema wird dabei zugrunde gelegt:

Tab. 3.13 Notenschema für das Prüfungsinstrument „PEQ"

Erreichte Punkte (max. 65)	Prozent	Note
65–59 Punkte	100–91%	1 = sehr gut
58,5–49,5 Punkte	90–76%	2 = gut
49–39,5 Punkte	75–61%	3 = befriedigend
39–33 Punkte	60–51%	4 = ausreichend
32,5–23,5 Punkte	50–36%	5 = mangelhaft
23–0 Punkte	35–0%	6 = ungenügend

(10) Testgütekriterien und deren Einhaltung

Die **Validität** (Gültigkeit) der Klausur zur Messung der fachlichen Kompetenz wird auf mittlerem Niveau eingeschätzt.

Der **Reliabilität** (Zuverlässigkeit) wird Rechnung getragen, indem die Beurteilungskriterien sehr genau eingegrenzt worden sind.

Die **Objektivität** (Subjektunabhängigkeit) wird mit Blick auf die Vergleichbarkeit der Leistungen der Prüfungskandidatinnen auf mittlerem Niveau eingeordnet. Alle Lernenden bearbeiten dieselben Klausuraufgaben. Der festgelegte Erwartungshorizont sowie die transparenten Kriterien, die mit Punktwerten hinterlegt sind, führen zu einer hohen Unabhängigkeit von der Beurteilerin. Ggf. lässt sich eine Zweitleserin hier hinzuziehen. Die Offenheit der Fragen lässt allerdings einen Beurteilungsspielraum zu. Hinsichtlich der Beurteilerobjektivität kann so ebenfalls von einer mittleren Güte ausgegangen werden.

(11) Stärken- und Schwächenanalyse

Die Stärken dieser Prüfmethode liegen in den verschiedenen Kompetenzbereichen, die hier in den Blick genommen werden können. Auch kann die Durchführung mit relativ geringem Aufwand betrieben werden.

Die Schwierigkeit zeigt sich in der Bewertung der relativ offenen Fragen, insbesondere, wenn die Schülerinnen statt übergeordneter Aspekte Einzelnennungen wählen.

Die sozialkommunikative Kompetenz wird hier weniger gefördert, weil sich ein schriftliches Instrument lediglich zur Handlungsplanung eignet, nicht jedoch für den tatsächlichen Vollzug einer Handlung. Stattdessen kann hier die kommunikative Kompetenz im Sinne der schriftlichen Ausdrucksfähigkeit und Dokumentationsfähigkeit beurteilt werden.

3.4.3 PEQ als Instrument für die Abschlussprüfung

Der PEQ ist dadurch charakterisiert, dass es sich um eine kompetenzorientierte schriftliche Klausur handelt, die sich am pflegerischen Prozess ausrichtet. Eine Bearbeitung ist nach § 13 der Ausbildungs- und Prüfungsverordnung (KrPflAPrV) in der schriftlichen Abschlussprüfung denkbar.

Die Besonderheit des PEQs als fortlaufender Fall impliziert das Erkennen, Erfassen und Bewerten von Pflegesituationen und die Auswahl, Durchführung sowie Auswertung geeigneter Pflegemaßnahmen. Nach dem § 13 der Ausbildungs- und Prüfungsverordnung wird allerdings gefordert, dass folgende Themenbereiche separat an drei aufeinanderfolgenden Tagen geprüft werden:

Themenbereich I: Pflegesituationen bei Menschen aller Altersgruppen erkennen, erfassen und bewerten,

Themenbereich II: Pflegemaßnahmen auswählen, durchführen und auswerten,

Themenbereich VI und VII: Pflegehandeln an pflegewissenschaftlichen Erkenntnissen, Qualitätskriterien, rechtlichen Rahmenbestimmungen sowie wirtschaftlichen und ökologischen Prinzipien ausrichten.

Mit Blick auf eine Prüfung der ersten beiden Themenbereiche müsste der PEQ so modifiziert werden, dass diese separat an zwei aufeinanderfolgenden Tagen mit je einer Zeitdauer von 120 Minuten geprüft werden könnten. Dies würde bedeuten, dass sich die Fragestellungen am 1. Prüfungstag lediglich auf das Erkennen, Erfassen und Bewerten der Pflegesituation beziehen würden. Zur Konstruktion eines Basisfalles empfiehlt sich hier als Falltyp die Problem-Finding-Methode. Entweder müsste eine Pflegesituation so umfassend geschildert werden, dass alle zur Situations- und Problemanalyse notwendigen Informationen enthalten sind, oder die Auszubildenden erhalten im Rahmen der Prüfung wie im vorgestellten Instrument die Möglichkeit, sich die zur Bearbeitung notwendigen Informationen selbstständig zu beschaffen (vgl. Hundenborn, 2007, S. 69 f.). Allerdings gilt es hier abzuklären, ob die Nutzung des Internets unter Aufsicht erlaubt wäre. Die Aufgabenstellungen sollten darauf ausgerichtet sein, dass aktuelle und potenzielle Pflegeprobleme sowie Ressourcen der beschriebenen Person bzw. ihrer Bezugspersonen identifiziert werden. Es sollte in Anlehnung an Anlage 1 (zu § 1, Abs. 1) der Ausbildungs- und Prüfungsverordnung in den Aufgabenstellungen auch nach Zusammenhangswissen zu Krankheit, Unfall, Behinderung oder bestimmten Lebens- und Entwicklungsphasen gefragt werden, aus denen ein Pflegebedarf resultiert. Hier bietet sich die Vernetzung zu anderen Bezugswissenschaften an. Ferner sollten Prüfungsaufgaben zum Themenbereich I Fragestellungen nach pflegediagnostischen Handlungen inklusive Assessmentverfahren enthalten, die zum Erkennen, Erfassen und Bewerten der beschriebenen Pflegesituation bedeutsam sind.

Am 2. Prüfungstag geht es darum, Lösungen für aktuelle und potenzielle Probleme unter Berücksichtigung von Ressourcen zu finden sowie Entscheidungen bzgl. der einzusetzenden pflegerischen Interventionen zu treffen und diese im Anschluss zu evaluieren. Der Fall vom 1. Prüfungstag könnte die Grundlage bieten und mit zusätzlichen Informationen erweitert werden, bspw. indem die Probleme nun konkret benannt werden. Hierfür eignet sich die

Case-Problem-Methode. Die Auszubildenden werden mit einer konkret benannten komplexen Problemsituation konfrontiert, in der es nun um Lösungsalternativen und dem Treffen von Entscheidungen geht (vgl. Hundenborn, 2007, S. 71). Die Aufgabenstellungen sollten in Anlehnung an Anlage 1 (zu § 1, Abs. 1) der Ausbildungs- und Prüfungsverordnung auch die Schwerpunkte Interaktion und Kommunikation sowie die Auswirkungen des beschriebenen Settings auf die Beteiligten in der Situation berücksichtigen.

Um der Evaluation der durchgeführten pflegerischen Intervention gerecht zu werden empfiehlt es sich, den Fall nochmals zu erweitern. Dies würde bedeuten, dass für das Finden von Lösungsalternativen und dem Treffen von Entscheidungen eine Zeitdauer von ca. 1 Stunde eingeplant wird, der bearbeitete Fall eingesammelt wird und der erweiterte Fall die Grundlage für die folgende Bearbeitung bietet. Dieser Fall in möglicher Form einer Stated-Problem-Methode sollte nun Informationen zu getroffenen Entscheidungen, deren Konsequenzen sowie zu eingesetzten Kommunikations- und Verhaltensmustern enthalten (vgl. Hundenborn, 2007, S. 71). Vor diesem Hintergrund könnten nun die Auszubildenden zur Reflexion und Lösungskritik aufgefordert werden.

Abschließend ist darauf hinzuweisen, dass bei der Konstruktion des fortlaufenden Falls und der Aufgabenstellungen sowie der Erstellung des Erwartungshorizontes diejenigen Lehrkräfte miteinander kooperieren sollten, die jene Bezugswissenschaften unterrichten, welche in der Bearbeitung des Falls von Relevanz sind.

3.4.4 Präsentation des Prüfungsinstrumentes

Das Prüfungsinstrument PEQ wird auf den folgenden Seiten vorgestellt. Dabei werden zunächst ein Informationsblatt mit Hinweisen zur Durchführung und der dreiteilige PEQ präsentiert. Anschließend wird der Erwartungshorizont zu den drei Teilen des PEQs dargelegt.

Process oriented Essay Question Test (PEQ)
Lerneinheit I.30

Schwangere und Wöchnerinnen pflegen
(44 Stunden)

Hinweise zur Durchführung:

Die Klausur besteht aus drei Teilen mit einer Gesamtbearbeitungszeit von 120 Minuten. Sie erhalten die jeweiligen Abschnitte nacheinander. Für die Bearbeitung von Teil 1 haben Sie 60 Minuten Zeit. Davon sollten Sie 10 Minuten für eine Internetrecherche der Fragen 1.2.1 und 1.2.2 nutzen. Für den gesamten Teil 1 steht Ihnen des Weiteren ein Literaturtisch für eine Recherche zur Verfügung. Geben Sie dann bitte Ihre Quellen an.
Anschließend erhalten Sie nacheinander Teil 2 und 3. Für jeden weiteren Teil haben Sie 30 Minuten Bearbeitungszeit.

Process oriented Essay Question Test (PEQ)
Lerneinheit I.30

Schwangere und Wöchnerinnen pflegen
(44 Stunden)

Teil 1: Bekannt werden der Schwangerschaft

Sie sind Schülerin im zweiten Ausbildungsjahr der Gesundheits- und Krankenpflegeausbildung. Ihre türkischstämmige muslimische Mitschülerin Fatma, die in der dritten Generation in Deutschland geboren ist, sucht zu Ihnen den Kontakt, um von Ihnen Rat zu erhalten. Sie berichtet Ihnen, dass sie in der achten Woche schwanger sei und sich nicht sicher sei, ob sie das Kind behalten möchte. Die Beziehung zu ihrem deutschen Freund besteht erst seit einem halben Jahr und ist auch nicht immer harmonisch. Der Freund weiß noch nichts von der Schwangerschaft und auch sonst hat sie noch mit niemandem darüber gesprochen, weil sie die Hoffnung hatte, dass es sich vielleicht „auf dem natürlichen Wege" regeln würde. Sie möchte ihre Eltern nicht gerne mit dieser Nachricht belasten, kann aber ihre morgendliche Übelkeit und Müdigkeit kaum vor ihnen verbergen. Auf der anderen Seite genießt sie das Gefühl, dass in ihr ein neues Leben entsteht.

Bitte beantworten Sie folgende Fragen. Sie können zur Beantwortung dieser Fragen das Internet (10 Minuten) sowie die angebotene Literatur auf dem Literaturtisch nutzen. Sie haben für diesen Teil insgesamt 60 Minuten Zeit! Wenn Sie Quellen aus dem Internet oder der vorgegebenen Literatur nutzen, dann geben Sie diese bitte an.

1.1 Kultureller Kontext

1.1.1 Beschreiben Sie 2 wesentliche Faktoren zum kulturellen Kontext, die Einfluss nehmen können auf die Entscheidung für oder gegen die Schwangerschaft!

1.1.2 Welche Folgen für die uneheliche Mutter im genannten kulturellen Kontext können sich daraus ergeben? Bitte nennen Sie 2 mögliche Folgen!

1.2 Beratungs- und Hilfsangebote

(Die Anzahl der erwarteten Antworten ist jeweils in Klammern angegeben)

1.2.1 Welche Beratungsangebote (2) zur Schwangerenkonfliktberatung können hier genutzt werden? (Bitte nutzen Sie dazu das Internet bzw. die angebotene Literatur und geben Sie die entsprechende Quelle an!)

1.2.2 Welche finanzielle Unterstützungsmöglichkeit (1) besteht neben dem Mutterschaftsgeld und dem Erziehungsgeld? (Bitte nutzen Sie dazu das Internet bzw. die angebotene Literatur und geben Sie die entsprechende Quelle an!)

1.3 Physische Aspekte

1.3.1 Was kann Fatma selbst tun (4 Maßnahmen), um mit diesen somatischen Beschwerden umzugehen?

1.3.2 Welche Möglichkeiten hat die Hebamme mit einer homöopathischen Ausbildung, diese Symptome zu beeinflussen (2 Maßnahmen)?

1.3.3 Welche Möglichkeiten hat der Arzt, diese Symptome zu beeinflussen (2 Maßnahmen)?

1.4 Gesprächsplanung

1.4.1 Welche Inhalte (mind. 4) wären möglicherweise Gegenstand des Gesprächs zwischen Fatma und Ihnen?

1.4.2 Fatma muss sich für oder gegen die Schwangerschaft entscheiden. Begründen Sie eine Haltung, die Sie zu diesem Thema einnehmen könnten anhand von 2 Argumenten!

1.4.3 Stellen Sie dar, welche Auswirkungen (2) die eigene Haltung auf die Gesprächsführung haben könnte!

1.4.4 Nennen Sie 6 Aspekte förderlichen Gesprächsverhaltens und beschreiben Sie die konkrete Umsetzung in dieser Situation!

Process oriented Essay Question Test (PEQ)
Lerneinheit I.30

Schwangere und Wöchnerinnen pflegen
(44 Stunden)

Teil 2: Schwangerenvorsorge

In den folgenden Wochen hatte Fatma mit Ihrer Unterstützung das Gespräch mit verschiedenen Menschen gesucht. Zunächst besprach sie die Situation mit dem Freund. Er war nicht begeistert von der Nachricht, zumal er sich selbst in der Ausbildung befindet und nicht unbedingt so früh Verpflichtungen und feste Bindungen eingehen möchte.
Durch die Gespräche in den Beratungsstellen und mit den Eltern sowie mit einer guten Freundin hat sich Fatma für das Kind entschieden. Die Eltern von Fatma bestehen nicht auf einer Heirat. Das Glück ihrer Tochter ist ihnen wichtig, und sie bieten ihre volle Unterstützung an. Auch die Ausbildung kann weitergeführt werden. Fatma bleibt weiter bei ihren Eltern wohnen und möchte ambulant in der Klinik entbinden.

Bitte beantworten Sie die folgenden Fragen zur Schwangerenvorsorge!
Sie haben für diesen Teil 30 Minuten Zeit.

2.1 Benennen Sie 6 Bereiche der gesunden Lebensführung in dieser Phase der Schwangerschaft für Fatma und ordnen Sie diesen je 2 Empfehlungen zu!

2.2 Welche Informationen (3) aus dem Mutterschutzgesetz benötigt Fatma in diesem Stadium der Schwangerschaft, insbesondere für die Arbeit im Krankenhaus?

2.3 Benennen Sie 8 Vorsorgemaßnahmen, die vorgenommen werden sollten. Begründen Sie 2 Ihrer Wahl!

2.4 Welche Vorbereitungen sollte Fatma für die ambulante Geburt in der Klinik und die anschließende Zeit zu Hause treffen (8 Aspekte)?

Process oriented Essay Question Test (PEQ)

Lerneinheit I.30

Schwangere und Wöchnerinnen pflegen
(44 Stunden)

Teil 3: Wochenbett

Die Schwangerschaft und auch die Geburt verliefen komplikationslos. Der Sohn ist gesund und Geburtsverletzungen sind nicht aufgetreten.
Sie besuchen als Freundin bzw. zugleich als Schülerin der Gesundheits- und Krankenpflege Fatma und ihren Sohn täglich zu Hause. Am dritten Tag nach der Geburt öffnet Fatma weinend die Tür. Sie klagt darüber, sich völlig überfordert zu fühlen und kaum geschlafen zu haben. Sie hat sich die Zeit mit dem Kind zu Hause ganz anders vorgestellt. Das Kind kommt alle zwei Stunden und trinkt dann stundenlang an der Brust. Trotzdem hat der Junge noch überhaupt nicht zugenommen und sieht gelb aus. Die Brustwarzen sind wund und die Brust schmerzt und spannt.

Bitte beantworten Sie die folgenden Fragen zum Wochenbett!
Sie haben für diesen Teil 30 Minuten Zeit.

3.1 Welche aktuellen Probleme liegen in der Falldarstellung bei Fatma und ihrem Kind vor? Benennen Sie 5 Probleme sowie deren mögliche Ursache!

3.2 Welche potenziellen Probleme (2) könnten aus den aktuellen Problemen der Mutter resultieren?

3.3 Formulieren Sie in Anlehnung an die aktuellen Probleme 5 Ziele, die erreicht werden sollen! Unterscheiden Sie in Nah- und Fernziele!

3.4 Beschreiben Sie einen Handlungsplan mit 7 Interventionen. Orientieren Sie sich dabei an der aktuellen Problemlage!

Erwartungshorizont Teil 1

1.1 Kultureller Kontext

1.1.1 Beschreiben Sie 2 wesentliche Faktoren zum kulturellen Kontext, die Einfluss nehmen können auf die Entscheidung für oder gegen die Schwangerschaft. (GB, SK)

Bei der Beschreibung des kulturellen Kontextes werden folgende Faktoren benannt:

- religiöse Aspekte (z. B. Ablehnung unehelichen Geschlechtsverkehrs, Problematisierung der Ehe mit Nichtmuslimen)
- familiäre Aspekte (z. B. Ehrverletzung, Gehorsam).

(Verständlichkeit: 1 Punkt
Faktoren: 2 Punkte)

1.1.2 Welche Folgen für die uneheliche Mutter im genannten kulturellen Kontext können sich daraus ergeben? Bitte nennen Sie 2 mögliche Folgen! (GB, SK)

Mögliche Folgen werden benannt, z. B.

- Ausgrenzung und Ablehnung der jungen Mutter aus bzw. in der Familie
- junge Mutter sucht Zuflucht im Mutter-Kind-Heim
- Zwangsverheiratung
- Schwangerschaftsabbruch
- Verschleppung in die Heimat der Eltern
- Ehrenmord.

(2 Punkte)

1.2 Beratungs- und Hilfsangebote

1 2.1 Welche Beratungsangebote (2) zur Schwangerenkonfliktberatung können hier genutzt werden? (Bitte nutzen Sie dazu das Internet bzw. die angebotene Literatur und geben Sie die entsprechende Quelle an!) (ZG, SK)

Folgende Beratungsstellen können genannt werden:

- Papatya = Kriseneinrichtung für junge Migrantinnen (Beratungsteam aus türkischen, kurdischen und deutschen Sozialpädagoginnen und Psychologinnen)
- Internetberatung: http://www.papatya.org, beratung@papatya.org
- Landkreis: kommunale Beratungsstellen
- pro familia
- Diakonie (ev. Kirche)
- Donum vitae (öffentlicher Verein, christlich orientiert).

(2 Punkte)

1.2.2 Welche finanzielle Unterstützungsmöglichkeit (1) besteht neben dem Mutterschaftsgeld und dem Erziehungsgeld? (Bitte nutzen Sie dazu das Internet bzw. die angebotene Literatur und geben Sie die entsprechende Quelle an!) (ZG, SK)

Folgende Unterstützungsmöglichkeiten können genannt werden (unter http://www.schwanger-in-goettingen.de/finanz.htm):

- Bundesstiftung „Mutter und Kind – Schutz des ungeborenen Lebens" (bei geringem Einkommen der Frau bzw. des Paares Unterstützung für die Anschaffung von Schwangerschaftskleidung, Baby-Erstausstattung, Umzugskosten etc.)
- Mutterschaftshilfe (umfasst Leistungen der Krankenkasse, z. B. Hebammenhilfe, Hilfe bei Hausgeburt, Familienpflege, Kosten für geburtsvorbereitende Kurse)
- Landesstiftung „Familie in Not" (für Alleinerziehende bzw. für Familien ab 3 Kinder, Antragstellung bei Verbänden der freien Wohlfahrtspflege oder bei Sozial-, Jugend- oder Gesundheitsämtern, richtet sich nach Bedürftigkeit)
- Sozialgeld (Beantragung beim Sozialamt, richtet sich nach Bedürftigkeit).

(1 Punkt)

Zusätzliche Punktevergabe Aufgabenkomplex 1.2: (ZG)

Wenn mindestens 2 Quellen (z. B. Internetpfade oder Literaturquellen) angegeben wurden – **2 Punkte.**

1.3 Physische Aspekte

1.3.1 Was kann Fatma selbst tun (4 Maßnahmen), um mit diesen somatischen Beschwerden umzugehen? (GB, SK)

Folgende Maßnahmen könnten genannt werden:

- Tee und Zwieback/Kekse vor dem Aufstehen langsam trinken/essen, danach langsam aufstehen

- häufige kleine Mahlzeiten, bekömmliche Speisen herausfinden, leichte Speisen
- Tricks ausprobieren (z. B. in kleinen Schlucken lauwarmes Sprudelwasser, an Zitronen riechen, Ingwerprodukte, Haselnüsse kauen)
- ausreichend Ruhe
- ausreichende Flüssigkeits-, Vitamin- und Mineralstoffzufuhr durch z. B. Säfte etc., evtl. Cola.

(2 Punkte)

1.3.2 Welche Möglichkeiten hat die Hebamme mit einer homöopathischen Ausbildung, diese Symptome zu beeinflussen (2 Maßnahmen)? (GB, SK)

Folgende Maßnahmen könnten genannt werden:

- Vorschlagen von Ingwertee
- Vorschlagen von Ingwerkapseln (2 × 250 mg)
- homöopathische Medikamente (z. B. Nux vomica, Nux moschata, Sepia, Tabacum, Colchicum)
- Akupunktur oder Akupressur.

(1 Punkt)

1.3.3 Welche Möglichkeiten hat der Arzt, diese Symptome zu beeinflussen (2 Maßnahmen)? (GB, SK)

Folgende Maßnahmen könnten genannt werden:

- Ursachenklärung (z. B. Blutzucker-Spiegel, psychosoziale Aspekte wie Stress, bewusste oder unbewusste Ablehnung der Schwangerschaft, Infektion mit Helicobacter pylori)
- Antiemetika (z. B. Vomex)
- ggf. Infusionen (z. B. Elektrolyte, Vomex) ambulant
- ggf. Eisen, Folsäure, Vitamin B_6.

(1 Punkt)

1.4 Gesprächsplanung

1.4.1 Welche Inhalte (mind. 4) wären möglicherweise Gegenstand des Gesprächs zwischen Fatma und Ihnen? (GB, SK)

Folgende Inhalte wären möglich:

- kultureller Hintergrund
- Beziehungsaspekte (Familie, Freund, Freundinnen)
- Beratungsstellen
- Verhalten in der Frühschwangerschaft
- relevante Aspekte in der Ausbildung (Vertrauenslehrerin, Mutterschutzgesetz, Info der Pflegedienstleitung etc.)
- Schwangerschaftsabbruch
- somatische Beschwerden.

(2 Punkte)

1.4.2 Fatma muss sich für oder gegen die Schwangerschaft entscheiden. Begründen Sie eine Haltung anhand von 2 Argumenten, die Sie zu diesem Thema einnehmen könnten! (SR, SK)

Haltung „Für“ eine Schwangerschaft – mögliche Argumente:

- Schutz des Ungeborenen
- religiöse Einstellung
- Möglichkeit zur Adoption
- finanzielle Unterstützungsmöglichkeiten.

Haltung „Gegen“ eine Schwangerschaft – mögliche Argumente:

- familiäre Schwierigkeiten
- instabile Beziehung zu dem Vater des Kindes
- nicht abgeschlossene Ausbildung
- finanzielle Unsicherheit.

(1 Punkt)

1.4.3 Stellen Sie dar, welche Auswirkungen (2) die eigene Haltung auf die Gesprächsführung haben könnte! (SR, GB, SK)

Folgende Auswirkungen auf die Gesprächsführung wären möglich:

- Steuerung der Art der Fragestellung (z. B. Suggestivfragen)
- Gefahr der Manipulation durch fehlende Offenheit
- Beurteilung der Aussagen Fatmas durch die subjektive moralische Bewertung
- vorzeitiges Beenden des Gesprächs, da eine sachliche und neutrale Gesprächsebene nicht eingehalten wurde.

(2 Punkte)

1.4.4 Nennen Sie 6 Aspekte des förderlichen Gesprächsverhaltens und beschreiben Sie die konkrete Umsetzung in dieser Situation! (GB, ZG, SK)

Folgende Aspekte des förderlichen Gesprächsverhaltens sowie deren konkrete Umsetzung in dieser Situation sind möglich:

- förderlicher offener Gesprächsbeginn → Einstiegsfragen an Fatma könnten z. B. sein: „Wie fühlst Du Dich im Moment?", „Was belastet Dich am meisten?"
- Senden von Aufmerksamkeitssignalen → Blickkontakt halten mit Fatma, Nicken als Zeichen des Verstehens.
- Fragen und Informationssuche → gezieltes Nachfragen (z. B. zu Fatmas Ängsten, familiäre Situation, Fatmas Beziehung zum Vater des Kindes), um Zusammenhänge besser zu verstehen.
- Wiederholung von Gehörtem mit eigenen Worten → damit wird Fatma signalisiert, dass man ihr aktiv zuhört und kontrolliert, ob man alles richtig verstanden hat.
- Ansprechen wahrgenommener Gefühle → Gefühle Fatmas, die man im Gespräch wahrnimmt, werden angesprochen und mit eigenen Worten wiedergegeben (z. B. Angst, Verzweiflung, Unsicherheit, Hilflosigkeit, Freude).
- Akzeptieren des Gesagten, keine Wertung oder Beurteilung → Gedanken und Gefühle, die Fatma äußert, dürfen nicht negiert oder gewertet werden.
- Verzicht auf „gut gemeinte" Ratschläge → Der Entscheidungsprozess, in dem sich Fatma befindet, sollte nicht durch die subjektive Sichtweise und Ratschläge, die daraus resultieren, beeinflusst werden.

(3 Punkte)

Erwartungshorizont Teil 2

2.1 Benennen Sie 6 Bereiche der gesunden Lebensführung in dieser Phase der Schwangerschaft für Fatma und ordnen Sie diesen je 2 Empfehlungen zu! (GB, SK)

Folgende Bereiche der gesunden Lebensführung können genannt werden:

Ernährung, Genussmittel, Körpergewicht, Ausscheidung, Körperpflege, Kleidung, Impfungen, Medikamente, Sexualität, Reisen, Schwangerschaftsgymnastik, Sport, Psyche, Geburtsvorbereitung etc.

Auf die Benennung einzelner Empfehlungen wird verzichtet, da sich diese explizit auf den vorangegangen Unterricht beziehen müssen.

(6 Punkte – je Bereich ein halber Punkt und je 2 passende Empfehlungen ein halber Punkt)

2.2 Welche Informationen (3) aus dem Mutterschutzgesetz benötigt Fatma in diesem Stadium der Schwangerschaft, insbesondere für die Arbeit im Krankenhaus? (GB, SK)

Folgende krankenhausrelevante Aspekte aus dem Mutterschutzgesetz können genannt werden:

- Gelegenheiten für kurze Pausen sollen vorhanden sein
- kein Umgang mit giftigen, gesundheitsschädigenden Gefahrenstoffen (Narkosegase, Biostoffe, Zytostatika)
- keine Arbeiten in der Röntgenabteilung (Strahlen), im OP (langes Stehen)
- kein Tragen von Gewichten (> 5 kg) etc.
- keine Mehrarbeit über 8,5 Stunden am Tag,
- keine Arbeit zwischen 20.00 Uhr und 6.00 Uhr.

Ausführliche Informationen unter:
http://www.landesgesundheitsamt.de/servlet/PB/show/1200303/Merkblatt%20Krankenhaus%2011-06.pdf

(3 Punkte)

2.3 Benennen Sie 8 Vorsorgemaßnahmen, die vorgenommen werden sollten! Begründen Sie 2 Ihrer Wahl! (GB, ZG, SK)

- 10–12 Vorsorgeuntersuchungen in folgenden Abständen:
  - bis zur 24. SSW alle 4 Wochen
  - ab der 28. SSW alle 3 Wochen
  - ab der 34. SSW alle 2 Wochen
  - ab der 41. SSW jeden 2. Tag
  - 10–12 Tage nach dem errechneten Geburtstermin erfolgt die stationäre Aufnahme der Schwangeren.
- klinische Untersuchungen (Gewichtskontrollen, Ödeme?, Fundusstand, vaginale Untersuchung, RR-Kontrollen)
- Laborparameter (Urinuntersuchung, Blutbild, Blutgruppe, Rhesus-Antikörper, Röteln-Test, Syphilis-Test)
- technische Untersuchungen (Ultraschalluntersuchung, Kardiotokographie).

Auf die Begründungen wird an dieser Stelle verzichtet, da die Darstellung zu umfangreich wäre.

(6 Punkte – je Vorsorgemaßnahme ein halber Punkt und je Begründung 1 Punkt)

2.4 Welche Vorbereitungen sollte Fatma für die ambulante Geburt in der Klinik und die anschließende Zeit zu Hause treffen? (8 Aspekte) (GB, ZG, SK)

- Organisatorische Aspekte
  - Zeitplan für Familienmitglieder, die anwesend sein können (mit Führerschein und Auto)
  - Telefonliste mit wichtigen Telefonnummern (Hebamme, Gynäkologe, Kinderarzt, der bereit ist, Hausbesuche zu machen, Krankentransport)
  - Essen vorkochen etc.
- Tasche gepackt (Kleidung für die Mutter und das Kind)
- Ausstattung für die Mutter:
  - Bettschutz
  - Vorlagen
  - Abfalleimer etc.
- Ausstattung für das Kind:
  - Schlafplatz und zu wärmender Wickelplatz (Berücksichtigung der Hygiene)
  - Grundausstattung für die Pflege und Versorgung des Neugeborenen (Entscheidung Pampers/Stoffwindeln, Badewanne, Thermometer, Flasche, Tee, Kleidung …) etc.
  - Tragetasche
  - Autositz.

4 Punkte (je Aspekt ein halber Punkt)

Erwartungshorizont Teil 3

3.1 Welche aktuellen Probleme liegen in der Falldarstellung bei Fatma und ihrem Kind vor? Benennen Sie 5 Probleme sowie deren mögliche Ursache! (ZG, GB, SK)

Tab. 3.14 Aktuelle Probleme

Aktuelle Probleme	Ursache
Fatma	
• Schmerzen der Brust	• Milcheinschuss
• Wundsein der Brustwarzen	• Saugen des Kindes an der Brust
• Schlaflosigkeit	• Überforderung/Stress
• „Heultage"	• hormonelle Umstellung
• Unwissenheit/ Unsicherheit	• Informationsdefizit
Kind	
• Ikterus	• physiologisch, da Neugeborene beim Abbau des Hämoglobins doppelt so viel Bilirubin produzieren wie Erwachsene; das Neugeborene muss postnatal erst lernen, das Bilirubin selbst zu verstoffwechseln
• Ausbleibende Gewichtszunahme	• „Vormilch" ist von der Menge her noch nicht so ergiebig und etwas weniger nährstoffreich; darum kann der Säugling noch nicht zunehmen

(10 Punkte)

3.2 Welche potenziellen Probleme (2) könnten aus den aktuellen Problemen der Mutter resultieren? (ZG, GB, SK)

Folgende potenziellen Probleme könnten aus den aktuellen resultieren:

- Mastitis
- Wochenbettdepression
- Erschöpfung aufgrund einer anhaltenden Stresssituation.

(2 Punkte)

3.3 Formulieren Sie in Anlehnung an die aktuellen Probleme 5 Ziele, die erreicht werden sollen! Unterscheiden Sie in Nah- und Fernziele! (ZG, GB, SK)

Folgende Zielformulierungen sind möglich:

- Nahziele:
  - Entlastung der Mutter
  - intakte Haut im Bereich der Brustwarzen

  - optimierte Stilltechnik → vermindertes Spannungs- und Schmerzgefühl in der Brust
  - informierte Mutter.
- Fernziele:
  - Vermeidung einer Mastitis
  - Vermeidung einer Wochenbettdepression
  - Stärkung der Mutter-Kind-Beziehung
  - Stärkung der Selbstkompetenz der Mutter
  - Stärkung der Dependenzpflegekompetenz der Mutter in Bezug auf das Kind.

(5 Punkte)

3.4 Beschreiben Sie einen Handlungsplan mit 7 Interventionen! Orientieren Sie sich dabei an der aktuellen Problemlage! (ZG, GB, SK)

Ein möglicher Handlungsplan wäre:

1. Entlastung schaffen (z. B. das Kind beaufsichtigen, damit Fatma schlafen kann, oder in der Familie eine Betreuung des Kindes zu Fatmas Entlastung organisieren),
2. Inspektion:
- des Kindes
- der Brust und Brustwarze Fatmas,
3. Information der Mutter über:
- die hormonelle Umstellung („Heultage" sind physiologisch bedingt)
- Milcheinschuss am 2./3. Tag nach der Geburt (dadurch Spannen und Schmerzen der Brust)
- Neugeborenenikterus ist physiologisch – wichtig aber: Nachsorge durch Kinderarzt, schwerwiegende Formen des Neugeborenenikterus sind zu verhindern durch häufiges Stillen und richtige Stilltechnik, Möglichkeit der Phototherapie nach ärztlicher Anweisung
- physiologischer Gewichtsverlauf des Kindes: Gewichtszunahme erst dann, wenn die Menge an Muttermilch ausreicht
- Einschalten einer ambulanten Hebamme
4. Beratung und Anleitung zur richtigen Stilltechnik:
- Positionswechsel des Kindes, damit der durch das Saugen bedingte Druck verlagert und die Brustwarze nicht nur an einer Stelle beansprucht wird
- Brustwechsel, nicht länger als 5 Minuten, aber häufig anlegen
- das Kind nie nur an der Brustwarze saugen lassen, sondern darauf achten, dass der Mund den Warzenhof umschließt
- Kind immer an der gestauten Brust zuerst anlegen (Unterkiefer des Kindes soll zur gestauten Seite weisen)
- feuchtwarme Umschläge für 3 bis 5 Minuten vor dem Anlegen (erleichtern das Fließen der Milch)
- nach der Stillmahlzeit können Quarkwickel oder nasse Tücher für ca. 20 Minuten angewendet werden.

(7 Punkte)

Hinweis: Jede richtige Maßnahme im Rahmen der Beratung der Mutter und der Stilltechnik gilt als eine Intervention bzw. 1 Punkt.

3.4.5 Checkliste zur Durchführung der Prüfung

Die folgende Checkliste zeigt auf, welche Personen zu welchen Zeitpunkten die entsprechenden Aufgaben zur Vorbereitung, Durchführung oder Nachbereitung des PEQs übernehmen sollten, um einen möglichst reibungslosen Ablauf zu gewährleisten.

Tab. 3.15 Checkliste für das Prüfungsinstrument „PEQ"

Zeitpunkt	Zielgruppe	to do	✓
Während der Lerneinheit	**Auszubildende**	• **Anwendung des PEQs** als methodische Übung (Empfehlung: 2 mal) • Arbeit mit Fallbeispielen üben • Bekanntgabe der **Bewertungskriterien** • evtl. Absprachen mit den Auszubildenden bzgl. der **Rahmenbedingungen** (Umgang mit der Internetrecherche, wenn nicht für alle ein Platz zur Verfügung steht)	
4 Wochen vorher		**Festlegung** des **Prüfungstermins** (günstig: regulärer Schultag)	
	Lehrkräfte	• **Information** über das Prüfungsinstrument • Organisation der **Aufsichtsperson** im Prüfungsraum (sollte inhaltlich mit PEQ vertraut sein) • Organisation der **Pausenvertretung** • Organisation der **Aufsichtsperson** im Internetraum • **Prüfen der Internetrecherche:** sensibles Thema, häufig geblockt durch Internetfilter → prüfen, ob Schlüsselbegriffe zu den entsprechenden Ergebnissen führen	
1 Woche vorher		• Organisation des **Prüfungsraums** • Reservieren des **Internetraums** • Reservieren der benötigten **Literatur**	
1–2 Tage vorher		• Zusammenstellen des Literaturtisches • Kopieren des PEQs • Schreibblöcke (je Schülerin) • Schreibpapier im Internetraum	
	Aufsichtsperson im Internetraum	Vorbereitung: • Achten auf das **Schließen benutzter Internetseiten,** um Vorteile für nachfolgende Auszubildende zu vermeiden • **Aushändigen des Teils vom PEQ,** der sich auf die Internetaufgabe bezieht	
	Aufsichtsperson im Prüfungsraum	**Aushändigen des PEQs**	
Prüfungstag 30 Min. vorher		**Anordnung der Tische** (günstig: Einzeltische)	
15 Min. vorher	**Auszubildende**	• **Informationen zum Prüfungsablauf** (günstig: zusätzlich schriftlich auf einem Informationsblatt) • **Einteilung der Recherchegruppen** (je nach Schülerzahl und vorhandenen PCs)	
Prüfung		Zeit in Min. – Auszubildende **0–10**: **Lesen der Aufgabenstellungen** **10–60**: **je Gruppe 10 Min. für Internetrecherche** restliche Zeit für Bearbeitung der weiteren Fragen aus Teil 1 nach 60 Min. Abgabe Teil 1 **60–120**: **Bearbeitung Teil 2 und 3 (je 30 Min.)**	
Im Nachgang der Prüfung	**Lehrkraft**	**Korrektur** des PEQs	
	Auszubildende	Im Rahmen der **Rückgabe des PEQs:** • **Erläuterung** Erwartungshorizont/Punktevergabe • Möglichkeit für **Rückfragen**	

3.5 Projektpräsentation und -bericht zum Thema „Gesundheitsförderung und Prävention"

Entwickelt von Andreas Holtmann

In diesem Kapitel wird differenzierter auf das innerhalb des Forschungs- und Entwicklungsprojektes entwickelte, erprobte und evaluierte Prüfungsinstrument „Projektpräsentation und -bericht" eingegangen. Dabei wird zunächst eine theoretische Fundierung zum Prüfungsinstrument dargelegt, um im Folgenden detaillierter auf die vereinbarten Kriterien zur Entwicklung kompetenzorientierter Prüfungen einzugehen. Ferner folgen Ausführungen zur Eignung des Prüfungsinstrumentes im Rahmen der Abschlussprüfung. Abschließend wird das eigentliche Prüfungsinstrument „Projektpräsentation und -bericht" mit Checkliste vorgestellt.

3.5.1 Beschreibung des Prüfungsinstrumentes

Das Prüfungsinstrument „Projektpräsentation und -bericht" setzt die Durchführung eines Projektes im vorangegangenen Unterricht voraus. Daher werden zunächst Ausführungen zum Projektunterricht angeboten.

Projektunterricht

Im Rahmen von Projektunterricht werden zumeist ganzheitliche Aufgaben in den Mittelpunkt gestellt, die optimalerweise einem realen Auftrag aus dem beruflichen Alltag der Schülerinnen entsprechen, der anschließend selbstständig bearbeitet, dokumentiert und präsentiert wird (vgl. Ebbinghaus & Schmidt, 1999, S. 98). In Bezug auf Fächerintegration und Lernfeldorientierung bietet Projektunterricht die Möglichkeit, Probleme und Aufgaben in komplexen Zusammenhängen zu begreifen, die Bearbeitung interdisziplinär zu gestalten sowie sich Schnittpunkte verschiedener Fachdisziplinen bewusst zu machen. Über den Bezug zu einer realen Situation aus dem beruflichen Alltag wird offensichtlich, welche Fachdisziplinen beteiligt sind und inwieweit sich deren Priorität bei der Aufgaben- bzw. Problemlösung darstellt.

Nach Gudjons (2003, S. 2) können in vier Projektschritten die drei Komponenten Projektdurchführung, Projektpräsentation und Projektbericht integriert werden, wobei sich die Schritte 1–3 auf die Durchführung des Projekts im Unterricht beziehen. Der 4. Projektschritt dient der anschließenden Veröffentlichung und Reflexion der Projektergebnisse.

Projektschritt 1 ist die Auswahl einer problemhaltigen, geeigneten Sachlage, die sich auf eine berufliche Situation bezieht. Die Frage- bzw. Problemstellung könnte sich somit auf eine Pflegesituation beziehen, aber auch Aspekte beinhalten, die über das Fach „Pflege" hinausgehen. In dieser Phase ist es von Bedeutung, Klarheit über die Interessen aller Beteiligten zu gewinnen.

Im 2. Projektschritt sollen gemeinsam ein Plan zur Problemlösung entwickelt und Ziele gesetzt werden. Dabei ist es wichtig, dass die Lernenden selbstorganisiert und selbstverantwortlich vorgehen, wobei die Lehrkraft bei Planungsprozessen den Lernenden unterstützend und anleitend zur Seite stehen sollte.

Als 3. Projektschritt setzen sich die Lernenden handlungsorientiert mit dem Problem auseinander. Handlungsorientierung bedeutet hier die handlungsbezogene Auseinandersetzung mit einem Themenbereich, bei dem auch neue und kreative Handlungsformen wie Erstellung von Dokumentationen, Fotowänden, Videos, das Führen von Meinungsumfragen, Herstellen von Gegenständen etc. eingesetzt werden. In diesem Schritt gewinnt das soziale Lernen an Bedeutung. Die Lernenden kommunizieren untereinander, nehmen Rücksicht aufeinander und lernen voneinander (vgl. Gudjons, 2003, S. 2 ff.).

Der 4. Projektschritt soll der Mitteilung, Nutzung und Reflexion der erarbeiteten Lösung dienen und kann somit als identisch mit dem hier vorgestellten Prüfungsinstrument „Projektpräsentation und -bericht" betrachtet werden. Gudjons bezeichnet es als wesentlich, dass Ergebnisse bzw. das Produkt einer Projektarbeit veröffentlicht werden. In Anlehnung an Emer (1991, zit. nach Gudjons, 2003) bieten sich folgende Typengruppen von Produkten an:

- Kooperations- oder Aktionsprodukte (z. B. erarbeitete Problemlösungen werden im Rahmen einer Podiumsdiskussion diskutiert)

- Vorführungs- und Veranstaltungsprodukte (z. B. Theaterinszenierung, Videovorführung)
- Dokumentationsprodukte (z. B. Broschüre, Buch)
- Ausstellungsprodukte (z. B. Fotoausstellung)
- Gestaltungsprodukte (z. B. Arbeitsplatzgestaltung).

Ferner haben Produkte eine wichtige Steuerungsfunktion für den Projektprozess. Lernende haben Freude an konkreten Produkten und fühlen sich durch diese Perspektive motiviert (vgl. Gudjons, 2003, S. 5).

Auch für die Präsentation von Projektergebnissen eignen sich nach Gudjons (2001, S. 105 f.) unterschiedliche Varianten:

- Die Gruppen hängen ihre Arbeitsergebnisse an Stellwänden aus, damit sie von anderen gelesen bzw. angeschaut werden können.
- Zentrale Ergebnisse werden an den Stellwänden anhand von Texten, Bildern, Tabellen und anderen Materialien visualisiert. Die graphische Gestaltung der Plakate sollte allerdings sehr gut überlegt werden.
- Die Ergebnisse werden mündlich vorgetragen. Schlüsselwörter und Leitfragen können auf Stellwänden durch farbige Karten oder Wolken visualisiert bzw. über Medien wie Overheadprojektor oder Beamer auf eine Leinwand übertragen werden.
- Die Ergebnisse können einmal ausschließlich der eigenen Klasse präsentiert oder es können interessierte Gäste (bspw. die Parallelklasse) eingeladen werden. Zusätzlich kann im Schulfoyer oder in einem separaten Raum eine Ausstellung zur Thematik stattfinden.
- Die Gestaltung der Räumlichkeiten, die Anordnung der Medien und der Sitzmöglichkeiten sollte gut durchdacht sein. Es empfiehlt sich, Stellwände im vorderen Bereich des Klassenraumes aufzustellen und die Zuhörer in einem Halbkreis zu gruppieren.

Nach der Präsentation sollte eine Reflexion des Gesamtprojektes stattfinden. So kann evaluiert werden, ob und inwieweit die Zielsetzung erreicht wurde und inwiefern Probleme in der Projektgruppe sinnvoll und effektiv bearbeitet wurden. Zur Beurteilung der Qualität des Projektprozesses gehört auch die Reflexion von gruppendynamischen Prozessen und inwieweit das soziale Lernen eine Bereicherung für jede einzelne Gruppenteilnehmerin darstellt. Als Formen der Auswertung und Reflexion eines Projektes bieten sich u. a. der Projektbericht sowie Fragebögen an (vgl. Klippert, 1985, S. 58 f.). Erwähnenswert im Nachgang der Präsentation und Reflexion ist die Option, Projektergebnisse in anderen Unterrichtsformen zu verknüpfen, zu vertiefen und weiterzuführen. Somit ist auch eine gezielte Nacharbeit von Problemen möglich, deren Lösung in der erwarteten Komplexität im Projektprozess nicht erreicht wurde (vgl. Gudjons, 2003, S. 7).

Auch Frey (1998, S. 89 ff.) integriert den Abschluss des Projektes in die Projektphasen, die im Folgenden kurz vorgestellt werden:

- Projektinitiative – offene Ausgangssituation, muss nicht zwangsläufig einen wissenschaftlichen, gesellschaftskritischen oder pädagogischen Wert enthalten
- Auseinandersetzung mit der Projektinitiative – Beratung und Austausch über die Projektinitiative, Erstellung einer Projektskizze
- gemeinsame Entwicklung des Betätigungsfeldes – Erarbeitung konkreter Schritte, Erstellung eines Projektplans
- Aktivitäten im Betätigungsfeld – Projektdurchführung
- Abschluss des Projektes
- Metainteraktion bzw. Zwischengespräche – Thematisierung und Klärung von Gruppenprozessen und Fragen.

Der Abschluss eines Projektes kann in Anlehnung an Frey (1998, S. 83 f.) auf folgenden Wegen erfolgen:

a) bewusster Abschluss
b) Rückkopplung zur Projektinitiative
c) Auslaufen eines Projektes.

Beim „bewussten Abschluss“ wurde in der Phase der Projektinitiative bereits ein Produkt vereinbart, welches das Ende des Projektes klar definiert. Die Teilnehmerinnen einigen sich untereinander, wie der Abschluss gestaltet werden soll.

Durch die „Rückkopplung zur Projektinitiative“ blicken die Projektteilnehmerinnen am Ende des Projektes auf ihre Aktivitäten von der Projektinitiative bis zum Ende der Projektdurchführung zurück. Sie vergleichen die Projektinitiative mit dem Abschlussprodukt.

Die dritte Möglichkeit, das „Auslaufen des Projektes", bietet sich für ein offenes Projektende an, d. h. die Teilnehmerinnen gehen somit in die „nachcurriculare" Phase, in den beruflichen oder schulischen Alltag über.

Auch bei Meyer (2003, S. 24) werden Projektpräsentation und -auswertung als 4. Projektphase ausgewiesen. Die Ergebnisse werden anhand von Wandzeitungen, Schaubildern, Graphiken, Büchern etc. einer Öffentlichkeit präsentiert. Das Projekt kann danach beendet sein oder in einem Anschlussprojekt weitergeführt werden.

Projektpräsentationen und -berichte als Prüfungsinstrumente

Zur Frage des Prüfens und Zensierens argumentiert Frey (1998, S. 247 f.) mit „Für" und „Wider". Im Folgenden werden Argumente dargestellt, die sich gegen das Prüfen und Zensieren in der Projektmethode richten:

- Erstelltes Produkt ist Leistungsnachweis genug.
- Lernfortschritte werden selbst erfahrbar.
- Zensur weist einen Status zu → Statuszuweisung ist allerdings überflüssig, da Rolle und Status jeder Einzelnen im Projektablauf diskutiert werden.
- Kluft zwischen „Gut" und „Schlecht" sowie zwischen „Dirigentin" und „Ausführender" soll nicht verbreitert, sondern überbrückt werden.
- Benotung und Selektionen dominieren im Bildungssystem.

Für das Prüfen und Zensieren von Projektpräsentationen sprechen folgende Argumente:

- Erbrachte Leistung soll festgehalten werden.
- Projektmethode ist eine Lehr-Lern-Methode wie jede andere auch.
- Durch den öffentlichen Nachweis wird die Leistung ernst genommen.
- Durch die Projektmethode werden Fähigkeiten sichtbar, die durch andere Lernmethoden nicht zum Ausdruck kommen, sodass das gesamte Leistungsspektrum berücksichtigt werden kann.

Wenn sich die Lehrperson für das Prüfen bzw. Zensieren entscheidet, sollte dieses möglichst weitgehend dem projektmethodischen Arbeiten entsprechen. Eine Möglichkeit wäre, dass die Beurteilungskriterien und Beurteilungsverfahren von allen Teilnehmerinnen erarbeitet werden. Der erste Vorschlag könnte auch von der Lehrperson hervorgebracht werden, welcher dann von den Lernenden bzgl. seiner Angemessenheit diskutiert wird. Wenn mehrere Kleinprojekte stattfinden, könnte eines dazu genutzt werden, ein Prüfungsverfahren mit Beurteilungskriterien zu entwickeln (vgl. Frey, 1998, S. 250).

Gudjons (2001, S. 106 f.) betont, dass der Projektprozess einen Lernprozess darstellt, bei dem inhaltliche, methodische und soziale Fähigkeiten gefördert werden. Diese können nicht mit Instrumenten der Leistungsbewertung überprüft werden, die sich auf das Abprüfen von Wissen beschränken. Also ergibt sich auch hier die Forderung, Prüfungsmodalitäten zu entwickeln, die die Leistungen angemessen beurteilen und bewerten. Von Bedeutung sind die Evaluation des Projektprozesses, die Beratung und die Rückmeldung an die Lernenden. Ferner stellt die Fähigkeit der Selbstbeobachtung und -überprüfung der Lernenden einen wichtigen Aspekt bei der Leistungsbewertung dar. Wie Frey vertritt auch Gudjons die Meinung, dass Beurteilungskriterien vorher mit den Lernenden vereinbart werden sollten. Ebenso ist es sinnvoll, Kriterien für den Projektbericht festzulegen. Um dieses beispielhaft zu verdeutlichen, werden im Folgenden in Anlehnung an Gudjons (2001, S. 107) strukturierende Kriterien für einen Arbeitsprozessbericht benannt:

- Der Projektprozess ist chronologisch und realistisch darzustellen.
- Erfolge sowie Schwierigkeiten im Projektprozess sollten benannt und reflektiert werden. Dazu bieten sich z. B. folgende Leitfragen an:
  - Warum wurde speziell dieses Thema ausgewählt?
  - Worin besteht der Lernerfolg?
  - Welches sind Motive für den weiteren Lernprozess?
  - Wie hoch wird der eigene Arbeitsanteil in der Gruppe eingeschätzt?

Nach Price (2005, S. 169 f.) lassen sich Berichte in Evaluationsberichte, Durchführbarkeitsberichte sowie Prozessberichte differenzieren. In Evaluationsberichten geht es z. B. um die kritische Prüfung von Pflegemaßnahmen bzw. um den Entwicklungsstand in der Pflege. Durchführbarkeitsberichte sollen Gedanken der einzelnen Person oder der Gruppe bzgl.

Möglichkeiten der Durchführung von pflegerischen Maßnahmen widerspiegeln. Prozessberichte sollen die Entwicklung von Ideen in der Gruppe aufzeigen und beleuchten, wie die Gruppe ihr Handeln reflektiert. Folgende Kriterien sollten aus einem Bericht hervorgehen:

- Anlass und Intention der Untersuchung/des Projektes
- Zeitraum der Untersuchung/des Projektes
- konsultierte Expertinnen
- genutzte Informationsquellen
- Entwicklung des Projekt-/Untersuchungsverlaufs
- Schlussfolgerungen
- zukünftig zu empfehlende Maßnahmen (vgl. Price, 2005, S. 169 f.).

Nach Depping (2004, S. 15) eignet sich die Projektarbeit in der Gesundheits- und Krankenpflegeausbildung als Aufgabentyp für kombinierte Prüfungen. Das Ziel der Prüfung soll sein, dass der Prüfling seine Fähigkeit darstellt, betriebliche Anforderungen und Aufgaben zielorientiert und kunden- bzw. patientenorientiert zu bearbeiten (vgl. Ebbinghaus und Schmidt, 1999, S. 98 ff.). Der Prüfling kann zeigen, ob und inwieweit er komplexe Sachverhalte analysieren, Zusammenhänge herstellen sowie sein eigenes Handeln und das Handeln in der Gruppe evaluieren kann.

3.5.2 Kriterienraster mit entsprechenden Ausführungen

Kriterienraster für die Entwicklung von kompetenzorientierten Prüfungsinstrumenten

(1) Lernbereich/Teil-Lernbereich/ Gegenstand

Die Grundlage für die Entwicklung des Prüfungsinstrumentes „Projektpräsentation und -bericht" bilden die Lerneinheiten II.6 „Persönliche Gesunderhaltung" und III.9 „Gesundheitsförderung und Prävention" des Curriculums der Michaelischule in Anlehnung an die „Ausbildungsrichtlinie für die staatlich anerkannten Kranken- und Kinderkrankenpflegeschulen in NRW" (MGSFF, 2003).

Mit diesen Unterrichtseinheiten sind folgende Ziele verbunden:

Lerneinheit III.9 „Gesundheitsförderung und Prävention"

- Die Lernenden wissen, wie sich „Gesundheitsförderung" und „Prävention" theoretisch und praktisch unterscheiden, welche wichtigen Organisationen im Bereich der Gesundheitsförderung/ Prävention mit welchen Schwerpunkten arbeiten und welche maßgeblichen Initiativen von ihnen ausgegangen sind.
- Die Lernenden können den Bezug „Gesundheitsförderung – Pflege" durch eine vertiefende Auseinandersetzung mit dem WHO-Projekt „Gesundheitsfördernde Krankenhäuser" sowie durch die Diskussion über Sinn, Notwendigkeit und Zukunft pflegerischen Handelns im Rahmen der Gesundheitsförderung herstellen.

Lerneinheit II.6 „Persönliche Gesunderhaltung"

- Die Lernenden setzen sich aus unterschiedlichen Perspektiven mit der eigenen Gesunderhaltung auseinander und entwickeln Strategien, diese zu fördern.
- Die Lernenden äußern ihre konkreten Fragen zur Gesunderhaltung bzw. Gesundheitsförderung und entscheiden selbst, welche Fragen bearbeitet werden.

(2) Ausweisung der Kompetenzen

In den Lerneinheiten II.6 und III.9 werden neben der fachlichen Kompetenz auch die personalen Kompetenzen (Selbstvertrauen) entwickelt. Dabei soll das pflegerische Handeln konkret an der Frage „Was erhält gesund?" und nicht nur an der Frage „Was macht krank?" ausgerichtet werden.

(3) Art und Organisation des Prüfungsverfahrens

Im Rahmen der Lerneinheit „Gesundheitsförderung und Prävention" arbeiten die Schülerinnengruppen arbeitsteilig zu einzelnen Themenbereichen, die von der Gruppe aus der Lerneinheit II.6 „Persönliche Gesunderhaltung" ausgewählt werden. Jedes Thema ist nur einmal zu besetzen. Das Handlungsprodukt in der Veröffentlichungsphase wird von den Teilnehmerinnen gewählt und kann darin bestehen, einen Tag der Gesundheit im Krankenhaus zu gestalten oder eine

Tab. 3.16 Kriterienraster für das Prüfungsinstrument „Projektpräsentation und -bericht"

Kennzeichen	Einordnung	Kommentar
(1) Lernbereich/Teil-Lernbereich/ Gegenstand	• Lerneinheit II. 6: „Persönliche Gesunderhaltung" • Lerneinheit III. 9: „Gesundheitsförderung und Prävention"	• Projekte von Schülerinnen
(2) Ausweisung der Kompetenzen	• fachliche Kompetenz • personale Kompetenz • Methodenkompetenz	
(3) Art und Organisation des Prüfungsverfahrens (mündlich, schriftlich, praktisch)	• Performanz • Projektpräsentation mit Handout • Projektbericht	
(4) Rahmenbedingungen (Prüferin, sog. Dritte, Räume etc.)	• 75 Min. Prüfungszeit je Gruppe • 2 Prüferinnen • 1 großer Raum für die Präsentation, 1 Raum für Reflexionsgespräch	Präsentation: • intern (Prüfung) • extern
(5) Voraussetzungen bei den Lehrenden und Lernenden	• Erfahrung mit Projektunterricht Lehrende/Lernende	Veröffentlichungsphase muss nicht bekannt sein, da keine Prüfungssituation
(6) empfohlene Unterrichtskonzepte und methodische Orientierung	• Handlungsorientierung/Projektunterricht	
(7) Aufgabentypen (offen, halboffen, gebunden)	• Präsentation mit Handout • Projektbericht • Poster/Veröffentlichung	• Einzelleistung ausweisen • Prozess des Gruppenunterrichts bzw. der Projektarbeit
(8) Beurteilungs- und Beobachtungskriterien	• Gegenstandsbezug • Zielgerichtetheit • Selbstständigkeit • Subjektorientierung • soziale Eingebundenheit	• Raster mit 5er-Skala • Operationalisierung der Gütekriterien
(9) Leistungsmessung	• mündliche Rückmeldung	
(10) Testgütekriterien und deren Einhaltung	• Validität: hoch bzw. mittel • Reliabilität: mittel • Objektivität: mittel	
(11) Stärken-/Schwächenanalyse	• Stärken: Freiräume, Kompetenzorientierung • Schwächen: individuelle Leistung differenzieren, Ergebnissicherung	• Austausch bzw. Lernerfolg der gesamten Lerngruppe
(12) Literaturbasis	• Frey K.: Die Projektmethode. Der Weg zum bildenden Tun. 8., überarbeitete Auflage. Beltz Verlag, Weinheim, Basel 1998. • Richter H.: Lernerfolgsüberprüfung im Lernfeldkonzept. In: Landesinstitut für Schule (Hrsg.): Steigerung der Effizienz neuer Lernkonzepte und Unterrichtsmethoden in der dualen Berufsausbildung (SELUBA). Werkstattbericht, Heft 5. Soest 2002.	

Fortbildung im Praxisanleiterkreis oder im Rahmen einer innerbetrieblichen Fortbildung auszurichten. Während der Projektphase sind zwei feste Beratungstermine mit der Beratungslehrerin einzuhalten.

Nach Abschluss der 24 Unterrichtsstunden umfassenden Projektphase findet die Präsentation der Ergebnisse im Plenum der Klasse als Generalprobe statt. Diese Präsentation stellt die Grundlage der Überprüfung dar und bietet den Teilnehmerinnen die Möglichkeit, nach der Reflexion und dem Feedback gestärkt in die meist stressbelastete Veröffentlichung vor fremdem Publikum einzutreten.

Neben der Präsentation ist von der Gruppe ein Handout (insgesamt 4 Seiten) für die Mitschülerinnen zu erstellen. Dieses Handout ist spätestens einen Tag vor der Präsentation abzugeben, ansonsten kann hierfür keine Bewertung vorgenommen werden und keine Rückmeldung erfolgen.

Ein anzufertigender Projektbericht sollte höchstens 4 Seiten pro Teilnehmerin umfassen. Dieser Projektbericht kann gemeinsam verfasst werden, die Einzelleistungen sind jedoch separat auszuweisen.

(4) Rahmenbedingungen

Der Ablauf ist maßgeblich davon abhängig, ob die Projektpräsentation als Einzelleistung oder Gruppenleistung bewertet werden soll. In der folgenden Übersicht wird zunächst ein möglicher Ablauf für eine Projektpräsentation vorgestellt, in der die Gruppenleistung bewertet wird.

a) Gruppenprüfung:

Somit würde sich eine zeitliche Dimension von 1 Std. 15 Min. pro Gruppe ergeben. Um die Konzentrationsphase nicht zu lang werden zu lassen, empfiehlt es sich, nicht mehr als vier Gruppen an einem Tag vorstellen zu lassen. Sollte eine Erweiterung des Instrumentes in Richtung Bewertung von Einzelleistungen geschehen, ist zu überlegen, ob die Präsentationsphase der Einzelnen noch weiter ausgedehnt werden soll, damit eine Beurteilung besser möglich ist. Zeitlich könnte sich somit der nachfolgend aufgezeigte Ablauf ergeben.

b) Einzelprüfung:

Zu beachten ist dabei, dass sich in der Reflexionsphase zunächst die Auszubildenden anhand des Einschätzungsbogens selbst reflektieren und sich parallel hierzu die beiden Prüferinnen besprechen. In der gemeinsamen Reflexion mit der Auszubildenden teilen sich die beiden Prüferinnen die Reflexionsphase so auf, dass jede Prüferin drei Gespräche (je 5 Min.) führt. Innerhalb dieses Gesprächs reflektiert die Auszubildende ihre Leistung zunächst selbst und erhält im Anschluss eine detaillierte Rückmeldung durch die Prüferin. Diese Selbstreflexion kann ggf. als ein weiterer Teil zu der Präsentationsnote hinzugezogen werden.

Die Projektpräsentationen finden in einem großen Raum statt, sodass sich die Teilnehmerinnen bereits damit vertraut machen können, ihre Ergebnisse vor einem großen Auditorium zu präsentieren.

Tab. 3.17 Projektpräsentation als Gruppenprüfung

Zeit in Min.	Auszubildende	Bezugslehrerin/ Prüferin
0–30	Präsentation Gruppe 1 (je 5 Min. pro Person)	Beobachtung Notizen
30–45	Moderation der Diskussion im Plenum	Beobachtung Notizen
45–60	Gruppe 1 – Gruppenreflexion anhand des Einschätzungsbogens	Ausfüllen der Einschätzungsbögen (jede Prüferin einzeln) → Besprechung
60–75	gemeinsames Reflexionsgespräch	gemeinsames Reflexionsgespräch
	Gruppe 2 bereitet Präsentation vor	
	Plenum: • Lesen des Handouts • Pausenzeit	

Tab. 3.18 Projektpräsentation als Einzelprüfung

Zeit in Min.	Auszubildende	Bezugslehrerin/ Prüferin
0–45	Präsentation Gruppe 1 (je 7,5 Min. pro Person)	Beobachtung Notizen
45–60	Moderation der Diskussion im Plenum	Beobachtung Notizen
60–75	Gruppe 1 – Einzelreflexion anhand des Einschätzungsbogens	Ausfüllen der Einschätzungsbögen (für jede Auszubildende) → Besprechung!
75–90	gemeinsames Reflexionsgespräch (3 Gespräche mit je 1 Prüferin und 1 Auszubildenden von 5 Min. Dauer)	gemeinsame Reflexionsgespräche
	Gruppe 2 bereitet Präsentation vor	
	Plenum: • Lesen des Handouts • Pausenzeit	

Um eine gewisse Objektivität zu erreichen, werden zwei Prüferinnen empfohlen. Das sich anschließende Reflexionsgespräch wird in einem separaten Raum durchgeführt, sodass sich die folgende Gruppe vorbereiten kann.

Das Reflexionsgespräch zum Projektbericht findet zu einem späteren Zeitpunkt statt.

(5) Voraussetzungen bei den Lehrenden und Lernenden

Da diese Lerneinheit im Projektunterricht bearbeitet wird und im Anschluss überprüft werden soll, ist die Erfahrung der Lernenden mit Projektunterricht eine Grundvoraussetzung zur Umsetzung. Wenngleich die Lernenden noch nicht alle Phasen der Projektmethode nach Frey (2005, S. 55 ff.) erprobt haben, so sollten sie doch die ersten Schritte beherrschen, ausgehend von der Projektinitiative und der anschließenden Auseinandersetzung mit dem Ergebnis der Projektskizze über die Entwicklung des Betätigungsgebietes mit dem Ergebnis des Projektplans und der folgenden Projektdurchführung bis hin zur Präsentation der Ergebnisse.

Die Veröffentlichungsphase vor einem unbekannten Auditorium kann für die Teilnehmerinnen durchaus neu sein, da die Überprüfungssituation bereits vorher abgeschlossen ist und durch die Rückmeldung Verbesserungsmöglichkeiten bestehen oder eine Bestätigung der Handlungsprodukte erfolgt.

Vonseiten der Lehrenden sollten Erfahrungen mit Projektunterricht vorliegen.

(6) Empfohlene Unterrichtskonzepte und methodische Orientierung

Der Unterricht in den zuvor bearbeiteten Lernbereichen sollte handlungsorientiert ausgerichtet sein. Insbesondere sollten die Lernenden mit der Projektarbeit als handlungsorientiertes Konzept vertraut sein, da innerhalb der Lerneinheiten II.6 und III.9 keine vorbereitete Projektarbeit stattfindet, sondern die Bearbeitung dieser Einheiten direkt in eine Überprüfungssituation mündet.

Da der Präsentation im Rahmen der Überprüfung eine große Bedeutung zukommt, ist es wichtig, Präsentationsformen unter Nutzung verschiedener Hilfsmittel mit den Teilnehmern zu üben.

(7) Aufgabentyp

Wie o. g. besteht die Prüfungsleistung aus der Präsentation, einem anzufertigenden Handout und einem Projektbericht mit auszuweisenden Einzelleistungen. Da weder Vorgaben zur Präsentation noch zum Handlungsprodukt gemacht werden, bietet der Aufgabentyp eine maximale Offenheit.

Die Reflexion des Gruppenprozesses dient der individuellen Rückmeldung im Lernprozess und wird in die Überprüfung nicht miteinbezogen.

(8) Beurteilungs- und Beobachtungskriterien

Die Tab. 3.19 (vgl. Richter, 2002, S. 14 f.) fasst die Überprüfungskriterien und deren Bezug zu den Gütekriterien einer Lernhandlung zusammen. Modifikationen für das Prüfungsinstrument „Projektpräsentation und -bericht" sind durch kursive Schrift gekennzeichnet.

Im Rahmen des hier vorbereiteten Instrumentes soll die Präsentation des Projektes, der Projektbericht und der Prozess der Gruppenarbeit einer Überprüfung unterzogen werden. Die in Kapitel 3.5.4 (Präsentation des Prüfungsinstrumentes) aufgeführten Einschätzungsbögen weisen die Kriterien zur Überprüfung auf. Diese orientieren sich primär an den curricular ausgewiesenen, in dieser Lerneinheit zu entwickelnden Schlüsselkompetenzen. Den Kriterien zur Überprüfung wurden weiterhin die Gütekriterien zugeordnet. Dabei kommt es teilweise zu Mehrfachnennungen, da eine trennscharfe Zuordnung für personenbezogene Dienstleistungen nicht durchgängig möglich erscheint.

Die einzelnen Kriterien wurden analog zu den Gütekriterien einer Lernhandlung (➤ Tab. 3.19) geordnet und operationalisiert. Sicherlich lassen sich weitere Kriterien beobachten. Im Sinne einer höheren Praktikabilität bzw. Handhabbarkeit wurde die Anzahl der Kriterien jedoch reduziert.

Die Einteilung in ein Raster mit fünf Items, von größtmöglicher positiver bis zur negativen Ausprägung, bietet die Möglichkeit der Beurteilung ohne direkten Bezug zum Notensystem. Alternativ ist jedoch auch die Bepunktung, wie im weiteren Verlauf ausgewiesen, möglich. Die Gewichtung der Einzelfaktoren muss jeweilig angepasst werden.

Tab. 3.19 Gütekriterien für das Prüfungsinstrument „Projektpräsentation und -bericht"

Gütekriterium (GK)	Überprüfungsmerkmal/pos. Ausprägung
Gegenstandsbezug (GB)	bezeichnet die Fähigkeit, *ausgewiesene Themenbereiche unter Berücksichtigung pflegewissenschaftlicher Erkenntnisse* fachgerecht und *vollständig zu bearbeiten sowie Fachsprache sachgerecht zu verwenden*
Zielgerichtetheit (ZG)	bezeichnet die Fähigkeit, *ausgewiesene Themenbereiche* strukturiert und methodengeleitet *zu bearbeiten und zu präsentieren unter Einbezug der beruflichen Perspektive, Einhaltung der Zeitvorgabe und Konzentration auf das Wesentliche*
Selbstständigkeit (SK)	bezeichnet die Fähigkeit, *Projektergebnisse selbstständig zu präsentieren, unter Einsatz sinnvoller und sachgerechter Medien (auch Handout und Projektbericht)*
Selbstreflexion (SR)	bezieht sich auf die Fähigkeit und Bereitschaft, sich selbstkritisch *mit der durchgeführten Präsentation sowie den Ergebnissen auseinanderzusetzen, sicher aufzutreten und sich verständlich auszudrücken*
Soziale Eingebundenheit (SE)	bezieht sich auf die Fähigkeit, *die Zuhörerinnen angemessen anzusprechen und Blickkontakt zu halten sowie Beiträge aufmerksam entgegenzunehmen und darauf einzugehen, Absprachen in der Gruppe zu treffen*

Der Einschätzungsbogen (➤ 3.5.4) wird zur Selbsteinschätzung der Lernenden als auch zur Fremdeinschätzung durch den Lehrenden genutzt. Die Kriterien sind den Teilnehmerinnen vor der Projektphase bekannt gegeben worden.

Um der Erfassung der personalen Kompetenz „Selbstvertrauen" gerecht zu werden, reflektieren die Projektgruppenmitglieder ihren Gruppenprozess am Ende der Präsentation mithilfe des Selbst- und Fremdreflexionsbogens, welcher nach jeder längeren Gruppenphase den Schülerinnen als Reflexionsmedium bekannt ist und auf die unterschiedlichen Funktionen der Lernenden als Gesprächsführerin, Zeitmanagerin und Protokollantin während der gemeinsamen Gruppenphasen eingeht.

Der Prozess der Notenfindung könnte anhand der im Einschätzungsbogen vergebenen Punkte erfolgen und sich wie folgt darstellen:

Als Weiterentwicklungsmöglichkeit besteht die Option, in der Phase der Präsentation die Einzelleistungen zu erfassen. Da jedoch eine Präsentation aus unterschiedlich schweren und komplexen Anteilen besteht, ist diese Bewertung nicht unmittelbar möglich, ohne Einzelnen das Gefühl der Benachteiligung zu geben. Daher kann diese Problematik möglicherweise umgangen werden, indem sich alle Gruppenmitglieder für sämtliche Anteile der Präsentation vorbereiten und erst kurze Zeit vorher ausgelost

Tab. 3.20 Notenfindung für das Prüfungsinstrument „Projektpräsentation und -bericht"

Erreichte Punkte (max. 40)	Prozent	Note
40–36,5 Punkte	100–91%	1
36–30,5 Punkte	90–76%	2
30–24,5 Punkte	75–61%	3
24–20,5 Punkte	60–51%	4
20–14,5 Punkte	50–36%	5
≤ 14 Punkte	≤ 35%	6

wird, wer welchen Teil vorträgt. Hierdurch wäre sichergestellt, dass alle Gruppenmitglieder an der Bearbeitung der gesamten Präsentation mitwirken. Einzelne Aspekte des Einschätzungsbogens müssten bei dieser Variante allerdings weiterhin als Gruppenleistung gewertet werden (z. B. Moderation der Diskussionsphase oder Handout).

Eine weitere Entwicklungsmöglichkeit für das Instrument „Projektpräsentation" ist das Einbeziehen der Gruppenreflexion (Selbst- und Fremdreflexion) als Teilaspekt für die Notengebung oder in Form einer mündlichen Rückmeldung durch die Prüferin. Der Aspekt des sozialen Verhaltens in Gruppen, der z. B. in Bewerbungsgesprächen zunehmend bedeutsamer wird, lässt eine Beurteilung eben dieser sozialen Kompetenzen sinnvoll erscheinen.

Möchte man das Prüfungsinstrument „Projektpräsentation" darüber hinaus auch im Rahmen der Abschlussprüfung nutzen, wären über die vorgeschlagenen Empfehlungen hinaus weitere Modifikationen notwendig. Diese beziehen sich hauptsächlich darauf, dass das Projekt im Vorfeld bereits in Einzelarbeit geleistet werden sollte und die zeitlichen Vorgaben angepasst werden müssten. Der Einschätzungsbogen könnte in der hier unterbreiteten Version bereits genutzt werden (➢ 3.5.3).

(9) Leistungsmessung

Die Leistungsmessung orientierte sich in der ersten Erprobungsphase nicht am Notensystem, sondern mündet in eine allgemeine Rückmeldung. Durch die ausgewiesenen operationalisierten Gütekriterien kann die Teilnehmerin den Selbst- und Fremdeinschätzungsbogen nutzen, um individuelle Ziele im Ausbildungsprozess festzulegen. Eine Erweiterung des Instrumentes als Allokationsinstrument ist, wie oben beschrieben (➢ Punkt 8), optional möglich.

(10) Testgütekriterien

Die **Validität** (Gültigkeit) der Projektpräsentation zur Messung der *Fachkompetenz* (Ausrichten des pflegerischen Handelns an der Frage „Was erhält gesund?" und nicht nur an der Frage „Was macht krank?") ist besonders hoch einzuschätzen, da die Prüfung sich in allen Prüfungsteilen sehr eng auf diese Kompetenz bezieht. Die Validität hinsichtlich der personalen Kompetenz (Selbstvertrauen) ist auf einem mittleren Niveau einzuordnen, da sich das Selbstvertrauen nur in einem längeren Prozess entwickeln, beobachten und reflektieren lässt.

Die **Reliabilität** (Genauigkeit) der Projektpräsentation ist auf mittlerem Niveau einzuordnen, wobei sich die Differenzierung in drei Überprüfungsanteilen positiv auswirkt. Die Reliabilität wird durch den Umstand etwas gemindert, dass ein großer Gestaltungsfreiraum bei der Präsentation der Projektarbeit besteht und sich dieses in einer relativ hohen Variabilität dieses Prüfungsanteils zeigt.

Die **Objektivität** (Subjektunabhängigkeit) ist mit Blick auf die Vergleichbarkeit der Leistungen der Lernenden auf mittlerem Niveau einzuordnen. Hinsichtlich der Beurteilerobjektivität ist ebenfalls von einer mittleren Güte auszugehen, da die Prüfung von zwei gleichberechtigten Prüferinnen abgenommen wird. Damit ist die Objektivität zumindest mit sonst üblichen mündlichen Prüfungen gut vergleichbar.

(11) Stärken und Schwächen

Die Stärken dieses Überprüfungsverfahrens liegen sicherlich in der Ausgestaltung der Freiräume während der Projektarbeit und der weitreichenden Kompetenzorientierung, d. h. insbesondere im Bereich der curricular verankerten Schlüsselkompetenzen.

Schwächen zeigen sich bei der individuellen Überprüfung der Leistungen der Einzelnen innerhalb der Gruppenleistung.

3.5.3 Projektpräsentation als Instrument für die Abschlussprüfung

Die Präsentation eines Projektes, welches im vorliegenden Beispiel als Überprüfungsinstrument im Ausbildungsprozess konzipiert wurde, eignet sich nach Auffassung der Verfasserinnen auch als Instrument zur Abschlussprüfung.

Wie in Kapitel 3.5.1 diskutiert, existieren unterschiedliche Meinungen zum Einsatz der Projektpräsentation als Instrument für Prüfungen. Diese Methode bildet neben der fachlichen Kompetenz in besonderem Maße die personale sowie methodische Kompetenz ab und entspricht somit den Anforderungen, die vom Gesetzgeber in der Gesundheits- und Krankenpflegeprüfung gefordert werden.

Das Prüfungsinstrument erscheint insbesondere geeignet für den Themenbereich „Berufliches Selbstverständnis entwickeln und lernen, berufliche Anforderungen zu bewältigen" (vgl. KrPflAPrV, § 14). Aufgrund der Zuordnung des Prüfungsinstrumentes zu den Lerneinheiten „Persönliche Gesunderhaltung" sowie „Gesundheitsförderung und Prävention" (vgl. „Ausbildungsrichtlinie für die staatlich anerkannten Kranken- und Kinderkrankenpflegeschulen in NRW", MGSFF, 2003) ergeben sich Parallelen zu den unter dem o.g. Themenbereich in der Anlage 1 (zu § 1, Abs. 1) der KrPflAPrV geforderten Fähigkeiten. „Gesundheitsförderung" und „Prävention" sind Themenschwerpunkte, die eine organisations- und berufsgruppenübergreifende Kooperation und Arbeitsweise sowie die Integration der gesundheitspolitischen, gesundheitspsychologischen und gesundheitspädagogischen Perspektive erfordern.

Durch die Auseinandersetzung mit diesem Thema im Rahmen des Projektes wird den Auszubildenden das eigene Handlungsfeld sowie das der anderen Berufsgruppen bewusst und ferner könnten mögliche zukünftige Handlungsfelder dadurch erschlossen werden. Somit wird das Positionieren des Pflegeberufes im Kontext der Gesundheitsfachberufe ermöglicht und Schnittstellen zu anderen Berufgruppen werden deutlich (vgl. KrPflAPrV, § 1 Abs. 1, Anlage 1). Eine weitere, in der KrPflAPrV zum Themenbereich geforderte Fähigkeit ist, zur eigenen Gesundheitsvorsorge beizutragen. Indem sich die Auszubildenden mit der eigenen Gesunderhaltung auseinandersetzen und Strategien entwickeln, diese zu fördern, wird auch hier das Prüfungsinstrument dem Anspruch als Abschlussprüfung gerecht. Um der Zielsetzung des konstruktiven Umgangs mit Krisen- und Konfliktsituationen (vgl. KrPflAPrV, § 1, Abs. 1, Anlage 1) zu entsprechen, müssten im Rahmen des Projektes eine vorgegebene oder von den Auszubildenden selbst identifizierte problematische Situation reflektiert und Lösungsvorschläge hierzu bearbeitet werden. Eine weitere Möglichkeit wäre, nach Ende jeder Teilpräsentation an die jeweiligen Gruppenteilnehmerinnen seitens der Fachprüferinnen eine mündliche Aufgabenstellung zu richten, die den Transfer der Projektergebnisse auf eine Krisen- und Konfliktsituation erfordert. Als Gegenstand der Fragestellungen würden sich im Kontext des Projektthemas bspw. „Stress“ und „Burnout“ als persönliche Krise oder Konflikt anbieten.

Auch für den Themenbereich „Bei der medizinischen Diagnostik und Therapie mitwirken und in Gruppen und Teams zusammenarbeiten“ (KrPflAPrV, §14) ist eine Durchführung eines Projektes mit anschließender Projektpräsentation denkbar, da hier insbesondere das interdisziplinäre Arbeiten und damit die soziale Kompetenz gefördert werden könnten. Bspw. könnte ein Projekt zum Thema Dekubitusprophylaxe zusammen mit Auszubildenden der Physiotherapie stattfinden, in dem für bestimmte Patientengruppen ein Handlungsplan entwickelt wird, der pflegerische Interventionen sowie physiotherapeutische Maßnahmen (u. a. aktive und passive Bewegungsübungen) integriert. Im Rahmen der Projektpräsentation könnte neben der Präsentation der Ergebnisse auch wiederum die Fähigkeit überprüft werden, den Pflegeberuf im Kontext der Gesundheitsberufe zu positionieren sowie sich kritisch mit dem eigenen Beruf auseinanderzusetzen (vgl. KrPflAPrV, § 1, Abs. 1, Anlage 1). Dadurch wäre eine Verknüpfung der Themenbereiche „Bei der medizinischen Diagnostik und Therapie mitwirken und in Gruppen und Teams zusammenarbeiten“ und „Berufliches Selbstverständnis entwickeln und lernen, berufliche Anforderungen zu bewältigen“ denkbar (vgl. KrPflAPrV, § 14).

Eine prüfungsrechtliche Problematik könnte sich jedoch daraus ergeben, dass in der Projektpräsentation das Ergebnis eines Projektes beurteilt wird, welches nicht innerhalb der Prüfungszeit erstellt wurde. Somit entsteht die Schwierigkeit, die Leistung, die für den einzelnen Prüfling erfasst werden muss, auszuweisen. Hilfreich ist es, in der jeweiligen Gruppenprüfung unterschiedliche Einzelthemen, entsprechend der Teilnehmerinnenzahl, von der Gruppe vorbereiten zu lassen und dann im Losverfahren die Präsentationsabschnitte zuzuordnen. Somit müssen sich die Teilnehmerinnen auf alle Teilbereiche vorbereiten.

Die soziale Kompetenz, welche insbesondere bei der Bearbeitung des Projektes und der Vorbereitung der Präsentation zum Tragen kommt, kann nur indirekt erfasst werden, wie im Einschätzungsbogen ausgewiesen. Dadurch wird die Beurteilung der sozialen Kompetenz des Prüflings eingeschränkt.

Trotz der noch offenen prüfungsrechtlichen Fragen stellt die Projektpräsentation eine Prüfungsform dar, in der es nicht darum geht, Detailwissen zu erfassen, sondern komplexe Sachverhalte zu analysieren, Zusammenhänge herzustellen, eigene Produkte zu erstellen und diese in Diskussionen zu vertreten.

3.5.4 Präsentation des Prüfungsinstrumentes

Das Prüfungsinstrument Projektpräsentation und -bericht wird auf den folgenden Seiten vorgestellt. Dabei werden zunächst ein Informationsblatt zur Projektarbeit für die Schülerinnen und zwei Einschätzungsbögen für die Projektpräsentation und den Projektbericht präsentiert. Im Anschluss wird ein Instrument zur Selbst- und Fremdbeurteilung der Gruppenarbeit dargestellt.

Informationsblatt für die Schülerinnen:

Projektarbeit zu den Themenbereichen:
• Gesundheitsförderung und Prävention
• Persönliche Gesunderhaltung

a. Zielsetzung

In den Lerneinheiten II.6 und III.9 soll neben der fachlichen Kompetenz, mit konkreter Ausrichtung des pflegerischen Handelns an der Frage „Was erhält gesund?“ und nicht nur an der Frage „Was macht krank?“, auch die personale Kompetenz (Selbstvertrauen) entwickelt werden.

b. Einführung

Im Rahmen der Lerneinheiten II.6 und III.9 arbeiten die Schülerinnengruppen arbeitsteilig zu einzelnen Themenbereichen, die von der Gruppe aus der Lerneinheit „Persönliche Gesunderhaltung“ ausgewählt werden. Jedes Thema ist nur einmal zu besetzen. Das Handlungsprodukt in der Veröffentlichungsphase wird von den Teilnehmerinnen gewählt und kann darin bestehen, einen Tag der Gesundheit im Krankenhaus zu gestalten oder eine Fortbildung im Praxisanleiterkreis oder im Rahmen einer innerbetrieblichen Fortbildung auszurichten. Während der Projektphase sind zwei feste Beratungstermine mit der Beratungslehrerin einzuhalten.

Nach Abschluss der 24 Unterrichtsstunden umfassenden Projektphase findet die Präsentation der Ergebnisse im Plenum der Klasse als Generalprobe statt. Diese Präsentation stellt die Grundlage der Überprüfung dar und bietet den Teilnehmerinnen die Möglichkeit, nach der Reflexion und dem Feedback gestärkt in die Veröffentlichung vor fremdem Publikum einzutreten.

Neben der Präsentation ist ein Handout (insgesamt 4 Seiten) für alle Mitschülerinnen von der Gruppe zu erstellen. Dieses ist spätestens einen Tag vor der Präsentation abzugeben.

Neben dem Handout sollte der anzufertigende Projektbericht höchstens 4 Seiten pro Teilnehmerin umfassen. Dieser Projektbericht kann gemeinsam verfasst werden, die Einzelleistungen sind jedoch separat auszuweisen.

c. Grundmuster des Projektablaufes (nach Frey, 1998)

1. Projektinitiative
- eine Idee, ein Erlebnis, ein Betätigungswunsch, eine Aufgabe auf der Grundlage eines vorgegebenen Themas …
- Festlegung von „Spielregeln“ (Wie soll die Zusammenarbeit in der Projektgruppe aussehen?)
- Ansprache und Terminvereinbarung mit begleitender Dozentin.

2. Auseinandersetzung mit der Projektinitiative/Informationssammlung
- Teilnehmerinnen äußern Ideen (Brainstorming), Bedürfnisse und Betätigungswünsche
- Feststellung bestehenden und fehlenden Wissens, kritische Sichtweisen, Erfahrungen von früher …

3. Gemeinsame Entwicklung des Betätigungsgebietes
- Projektplan
- Organisation der Zusammenarbeit: genaue Aufgabenverteilung innerhalb eines Zeitbudgets (Was

wird bis wann wie gemacht, Terminabsprachen für weitere Treffen, wer schreibt wann Protokoll, wer moderiert wann die Besprechung ...).

4. Durchführung des Projektes/Umsetzung des Geplanten
- Aneignung fehlenden Wissens, z. B. Literaturrecherche in Bibliotheken, Recherche im Internet, Interviews, Erkundungsgänge, Reportagen, Experimente, Sachverständigenbefragung (Hearing)
- Zusammenfügung der Rechercheergebnisse
- Zwischengespräche (Kommunikationsstrukturen, Umgang miteinander, Zwischenstand, nochmalige Überprüfung der Aufgabenverteilung ...)
- Anfertigen des Projektberichtes und des Handouts.

5. Veröffentlichung der Ergebnisse in 2 Phasen
a) Veröffentlichung innerhalb der Klasse mit Rückmeldung,
b) Veröffentlichung nach außen (innerhalb der nächsten drei Monate):

Beispiele: szenische Darstellung (Standbilder, Theater, Kabarett), einen Film selbst erstellen, Radiosendung, öffentliche Aktionen, Plakate, Internet, Fotodokumentation, Collagen, Spiele, Rollenspiele, Fortbildungsveranstaltungen (Mitschülerinnen, Pflegende, an verschiedenen Krankenhäusern ...)

Medien: Meta-Plan, Folien/OHP, Tischvorlagen (Arbeitsblätter, Infoblätter), Flip-Chart, Tafel, Video ...

d. Rahmenbedingungen der ersten Veröffentlichungsphase

Die Präsentation der Projektergebnisse erstreckt sich über 45 Minuten (30 Minuten Präsentation mit anschließender Diskussion). Jedes Gruppenmitglied stellt seinen ausgewiesenen Bereich vor. Alternativ wird der vorzustellende Bereich erst kurz vor der Präsentation unter den Gruppenmitgliedern ausgelost.

In den sich anschließenden 15 Minuten findet die Selbstreflexion der Teilnehmerinnen bzw. die Absprache der Beobachterinnen in einem separaten Raum statt. Weitere 15 Minuten bleiben dann dem Reflexionsgespräch vorbehalten. Innerhalb dieser Zeit bereitet sich die nächste Gruppe auf die Präsentation vor.

Die Projektpräsentationen finden in einem großen Raum statt, sodass sich die Teilnehmerinnen bereits damit vertraut machen können, ihre Ergebnisse einem großen Auditorium zu präsentieren.

Das Reflexionsgespräch zum Projektbericht findet zu einem späteren Zeitpunkt statt.

Zeit in Min.	Auszubildende	Bezugslehrerin/Prüferin
0–30	Präsentation Gruppe 1 (je 5 Min. pro Person)	Beobachtung Notizen
30–45	Moderation der Diskussion im Plenum	Beobachtung Notizen
45–60	Gruppe 1 – Gruppenreflexion anhand des Einschätzungsbogens	Ausfüllen der Einschätzungsbögen (jede einzeln) → Besprechung
60–75	gemeinsames Reflexionsgespräch	gemeinsames Reflexionsgespräch
	Gruppe 2 bereitet Präsentation vor	
	Plenum: • Lesen des Handouts • Pausenzeit	

e. Beobachtungskriterien zur ersten Veröffentlichungsphase

Gütekriterium (GK)	Überprüfungsmerkmal/pos. Ausprägung
Gegenstandsbezug (GB)	bezeichnet die Fähigkeit, ausgewiesene Themenbereiche unter Berücksichtigung pflegewissenschaftlicher Erkenntnisse fachgerecht und vollständig zu bearbeiten sowie Fachsprache sachgerecht zu verwenden
Zielgerichtetheit (ZG)	bezeichnet die Fähigkeit, ausgewiesene Themenbereiche strukturiert und methodengeleitet zu bearbeiten und zu präsentieren, unter Einbezug der beruflichen Perspektive, Einhaltung der Zeitvorgabe und Konzentration auf das Wesentliche
Selbstständigkeit (SK)	bezeichnet die Fähigkeit, Projektergebnisse selbstständig zu präsentieren, unter Einsatz sinnvoller und sachgerechter Medien (auch Handout und Projektbericht)
Selbstreflexion (SR)	bezieht sich auf die Fähigkeit und Bereitschaft, sich selbstkritisch mit der durchgeführten Präsentation sowie den Ergebnissen auseinanderzusetzen, sicher aufzutreten und sich verständlich auszudrücken
soziale Eingebundenheit (SE)	bezieht sich auf die Fähigkeit, die Zuhörerinnen angemessen anzusprechen und Blickkontakt zu halten sowie Beiträge aufmerksam entgegenzunehmen und darauf einzugehen, Absprachen in der Gruppe zu treffen

(in Anlehnung an die Gütekriterien einer Lernhandlung nach Richter 2002, S. 14 f.)

f. Betätigungsfelder

- „Stress und Stressreduktion": Erfahrungs- und Gedankenaustausch, Anregungen und Übungen zur Stressreduktion
- „Sich bewegen" (Lerneinheit I.3): z. B. Problemfeld „Rücken" bei Pflegenden, Angehörigen und zu Pflegenden
- „Essen und Trinken" (Lerneinheit I.5): z. B. Ernährung und Schichtdienst
- „Atmen" (Lerneinheit I.7): z. B. „Rauchen – nein danke?!"
- „Wach sein und schlafen" (Lerneinheit I.8): z. B. Wenn ich nicht mehr richtig schlafen kann … und was ich dagegen tun kann … Schichtdienst/Nachtdienst
- „Arbeitsbelastungen und Gesundheitsprobleme von Pflegenden": Auseinandersetzung mit Forschungsergebnissen; Anregungen zur Belastungsreduktion (in der Ausbildung und im späteren Berufsleben).

Einschätzungsbogen Projektpräsentation

Name: ______________________________

Thema: ______________________________

	Einschätzung der Lehrenden/Lernenden		
	positiv		negativ
Fachlichkeit (GB)	Präsentieren das Projektergebnis fachlich differenziert.	☐ 2 Pkt. ☐ 1,5 Pkt. ☐ 1 Pkt. ☐ 0,5 Pkt. ☐ 0 Pkt. Bemerkung:	Präsentieren das Projektergebnis fachlich undifferenziert.
Fachlichkeit (GB)	Beantworten die Frage: „Was hält gesund?" aus unterschiedlichen Sichtweisen (Berufsgruppen).	☐ 2 Pkt. ☐ 1,5 Pkt. ☐ 1 Pkt. ☐ 0,5 Pkt. ☐ 0 Pkt. Bemerkung:	Beantworten die Frage: „Was hält gesund?" nicht.
Ausgewiesener Bezug zum Praxisfeld (ZG, GB)	Die Präsentation weist einen deutlichen Bezug zum Beruf auf.	☐ 2 Pkt. ☐ 1,5 Pkt. ☐ 1 Pkt. ☐ 0,5 Pkt. ☐ 0 Pkt. Bemerkung:	Die Präsentation wird stark verallgemeinert dargestellt.
Fachliche Angemessenheit der Sprache (GB, SE)	Fachsprache wird der Zielgruppe angemessen korrekt eingesetzt.	☐ 2 Pkt. ☐ 1,5 Pkt. ☐ 1 Pkt. ☐ 0,5 Pkt. ☐ 0 Pkt. Bemerkung:	Fachsprache wird der Zielgruppe nicht angemessen eingesetzt.
Medieneinsatz (SK)	Medien werden für die Zielgruppe angemessen und sachgerecht eingesetzt, die Botschaft der Präsentation wird transportiert.	☐ 2 Pkt. ☐ 1,5 Pkt. ☐ 1 Pkt. ☐ 0,5 Pkt. ☐ 0 Pkt. Bemerkung:	Medien werden unangemessen und nicht sachgerecht eingesetzt. Die Botschaft der Präsentation verliert sich durch zu viel/wenig Medien.
Strukturierung der Präsentation (ZG)	Die Präsentation ist sehr gut strukturiert und die Inhalte bauen sinnvoll aufeinander auf.	☐ 2 Pkt. ☐ 1,5 Pkt. ☐ 1 Pkt. ☐ 0,5 Pkt. ☐ 0 Pkt. Bemerkung:	Die Präsentation ist unstrukturiert und die Inhalte bauen nicht aufeinander auf.
Einhalten der Zeitvorgabe (ZG)	Zeitvorgaben werden stringent eingehalten.	☐ 2 Pkt. ☐ 1,5 Pkt. ☐ 1 Pkt. ☐ 0,5 Pkt. ☐ 0 Pkt. Bemerkung:	Präsentation überschreitet/unterschreitet die Zeitvorgaben.

Auftreten, Ausdrucksweise (SR)	Die Lernenden stehen sicher zu ihren Ergebnissen und gehen mit diesen souverän und flexibel um.	☐ 2 Pkt. ☐ 1,5 Pkt. ☐ 1 Pkt. ☐ 0,5 Pkt. ☐ 0 Pkt. Bemerkung:	Die Lernenden sind unsicher oder kennen sich mit den Ergebnissen nicht aus und verlieren den Überblick.
Handout (GB, SK, ZG)	Das Handout beinhaltet die wesentlichen Kernaussagen der Präsentation in strukturierter Form.	☐ 2 Pkt. ☐ 1,5 Pkt. ☐ 1 Pkt. ☐ 0,5 Pkt. ☐ 0 Pkt. Bemerkung:	Das Handout ist unstrukturiert und oberflächlich.
Moderation der Diskussionsphase (SE)	Die Lernenden behalten in der Diskussion den Überblick und koordinieren die Wortbeiträge.	☐ 2 Pkt. ☐ 1,5 Pkt. ☐ 1 Pkt. ☐ 0,5 Pkt. ☐ 0 Pkt. Bemerkung:	Die Diskussion verläuft unkoordiniert, Antworten werden nur von einzelnen Gruppenmitgliedern gegeben.

Gesamteindruck: ______________________________

____

____

____

____

____

Nur auf dem Einschätzungsbogen der Prüferinnen:

Reflexion (SR)	Eigene Stärken und Schwächen konnten differenziert reflektiert werden.	☐ 8 Pkt. ☐ 6 Pkt. ☐ 4 Pkt. ☐ 2 Pkt. ☐ 0 Pkt.	Eigene Stärken und Schwächen konnten nicht reflektiert werden.

Erreichte Punkte: ____________________ /28 Pkt.

Einschätzungsbogen Projektbericht

Name: ______________________________

Thema: ______________________________

	Einschätzung der Lehrenden/Lernenden		
	positiv		negativ
Fachlichkeit (GB)	Der Projektbericht ist fachlich differenziert, vollständig und berücksichtigt unterschiedliche Perspektiven.	☐ 2 Pkt. ☐ 1,5 Pkt. ☐ 1 Pkt. ☐ 0,5 Pkt. ☐ 0 Pkt. Bemerkung:	Der Projektbericht ist fachlich undifferenziert, unvollständig und aus einer Sichtweise betrachtet.
Praxisbezug (GB, ZG)	Der Projektbericht weist einen deutlichen Pflegebezug (Auftrag an die Gesundheits- und Krankenpflege) auf.	☐ 2 Pkt. ☐ 1,5 Pkt. ☐ 1 Pkt. ☐ 0,5 Pkt. ☐ 0 Pkt. Bemerkung:	Der Projektbericht wird stark verallgemeinert dargestellt.
Nutzung der Fachsprache (GB)	Fachsprache wird korrekt eingesetzt.	☐ 2 Pkt. ☐ 1,5 Pkt. ☐ 1 Pkt. ☐ 0,5 Pkt. ☐ 0 Pkt. Bemerkung:	Fachsprache wird nicht (korrekt) genutzt.
Strukturierung des Berichtes (ZG)	Der Bericht ist nachvollziehbar strukturiert.	☐ 2 Pkt. ☐ 1,5 Pkt. ☐ 1 Pkt. ☐ 0,5 Pkt. ☐ 0 Pkt. Bemerkung:	Der Bericht ist unstrukturiert.
Selbstständigkeit (SK)	Der Projektbericht wurde selbstständig ohne Lehrerhilfe erstellt.	☐ 2 Pkt. ☐ 1,5 Pkt. ☐ 1 Pkt. ☐ 0,5 Pkt. ☐ 0 Pkt. Bemerkung:	Der Projektbericht wurde mit Fremdhilfe erstellt.
Thematische Absprachen in der Gruppe (SE)	Die Einzelbestandteile des Projektberichtes bauen sinnvoll aufeinander auf.	☐ 2 Pkt. ☐ 1,5 Pkt. ☐ 1 Pkt. ☐ 0,5 Pkt. ☐ 0 Pkt. Bemerkung:	Die Themenbereiche überschneiden sich und passen nicht zueinander.

Erreichte Punkte: ______________________________ /12 Pkt.

Selbst- und Fremdbeurteilung der Gruppenarbeit

(in Anlehnung an Depping & Rüller, 2004, S. 31)

Name: ______________________

Kriterien	Selbstbeurteilung	Fremdbeurteilung von:	Fremdbeurteilung von:	Fremdbeurteilung von:	Fremdbeurteilung von:
Kann gut moderieren (Gespräche leiten, zuhören und auf andere eingehen)	❑ Ist mir sehr gut gelungen ❑ War o.K. ❑ Kann verbessert werden	❑ Ist Dir sehr gut gelungen ❑ War o.K. ❑ Kann verbessert werden Tipp:	❑ Ist Dir sehr gut gelungen ❑ War o.K. ❑ Kann verbessert werden Tipp:	❑ Ist Dir sehr gut gelungen ❑ War o.K. ❑ Kann verbessert werden Tipp:	❑ Ist Dir sehr gut gelungen ❑ War o.K. ❑ Kann verbessert werden Tipp:
Hat ein gutes Zeitmanagement (achtet darauf, dass zügig gearbeitet wird)	❑ Ist mir sehr gut gelungen ❑ War o.K. ❑ Kann verbessert werden	❑ Ist Dir sehr gut gelungen ❑ War o.K. ❑ Kann verbessert werden Tipp:	❑ Ist Dir sehr gut gelungen ❑ War o.K. ❑ Kann verbessert werden Tipp:	❑ Ist Dir sehr gut gelungen ❑ War o.K. ❑ Kann verbessert werden Tipp:	❑ Ist Dir sehr gut gelungen ❑ War o.K. ❑ Kann verbessert werden Tipp:
Kann gute Protokolle anfertigen (wesentliche Aspekte verständlich zusammengefasst)	❑ Ist mir sehr gut gelungen ❑ War o.K. ❑ Kann verbessert werden	❑ Ist Dir sehr gut gelungen ❑ War o.K. ❑ Kann verbessert werden Tipp:	❑ Ist Dir sehr gut gelungen ❑ War o.K. ❑ Kann verbessert werden Tipp:	❑ Ist Dir sehr gut gelungen ❑ War o.K. ❑ Kann verbessert werden Tipp:	❑ Ist Dir sehr gut gelungen ❑ War o.K. ❑ Kann verbessert werden Tipp:
Bringt sich intensiv mit ein	❑ Ist mir sehr gut gelungen ❑ War o.K. ❑ Kann verbessert werden	❑ Ist Dir sehr gut gelungen ❑ War o.K. ❑ Kann verbessert werden Tipp:	❑ Ist Dir sehr gut gelungen ❑ War o.K. ❑ Kann verbessert werden Tipp:	❑ Ist Dir sehr gut gelungen ❑ War o.K. ❑ Kann verbessert werden Tipp:	❑ Ist Dir sehr gut gelungen ❑ War o.K. ❑ Kann verbessert werden Tipp:
Kann die Gruppe motivieren	❑ Ist mir sehr gut gelungen ❑ War o.K. ❑ Kann verbessert werden	❑ Ist Dir sehr gut gelungen ❑ War o.K. ❑ Kann verbessert werden Tipp:	❑ Ist Dir sehr gut gelungen ❑ War o.K. ❑ Kann verbessert werden Tipp:	❑ Ist Dir sehr gut gelungen ❑ War o.K. ❑ Kann verbessert werden Tipp:	❑ Ist Dir sehr gut gelungen ❑ War o.K. ❑ Kann verbessert werden Tipp:
Bringt die Gruppe mit Ideen und Vorschlägen voran	❑ Ist mir sehr gut gelungen ❑ War o.K. ❑ Kann verbessert werden	❑ Ist Dir sehr gut gelungen ❑ War o.K. ❑ Kann verbessert werden Tipp:	❑ Ist Dir sehr gut gelungen ❑ War o.K. ❑ Kann verbessert werden Tipp:	❑ Ist Dir sehr gut gelungen ❑ War o.K. ❑ Kann verbessert werden Tipp:	❑ Ist Dir sehr gut gelungen ❑ War o.K. ❑ Kann verbessert werden Tipp:

3.5.5 Checkliste zur Durchführung der Prüfung

Die folgende Checkliste zeigt auf, welche Personen zu welchen Zeitpunkten die entsprechenden Aufgaben zur Vorbereitung, Durchführung oder Nachbereitung der Projektpräsentation bzw. des Projektberichtes übernehmen sollten, um einen möglichst reibungslosen Ablauf zu gewährleisten.

Tab. 3.21 Checkliste für das Prüfungsinstrument „Projektpräsentation und -bericht"

Zeitpunkt	Zielgruppe	to do	✓
Zu Beginn der Lerneinheit	**verantwortliche Lehrkraft**	Festlegung des **Zeitraums** für das Projekt: • 3 aufeinanderfolgende Tage im Theorieblock • 1 Woche vor der Projektpräsentation Festlegung des **Termins** für die Präsentation	
4 Wochen vorher	**verantwortliche Lehrkraft**	Erstellung des **Informationsblatts für die Auszubildenden:** • Durchführung des Projekts inkl. Benennung der Projektphasen • Präsentation der Projektergebnisse inkl. Zeitvorgaben und weiterer Rahmenbedingungen	
	verantwortliche Lehrkraft	Organisation der **Räume:** • Raum für Präsentation → gut geeignet: Hörsaal • Raum für Reflexionsgespräche (Auszubildende – Lehrerin) • Räume für Selbst- und Fremdreflexion innerhalb der Gruppe (Anzahl der Räume richtet sich nach der Anzahl der Gruppen)	
3 Wochen vorher	**Lehrerkollegium**	**Informationen** zum Prüfungsinstrument: • Auswahl von **3 Bezugslehrerinnen** (Betreuung von jeweils 2 Projektgruppen durch 1 Bezugslehrerin) • Weitergabe des Informationsblattes an die Auszubildenden, der Einschätzungs- und Selbstreflexionsbögen an die Bezugslehrerin	
	Bezugslehrerin Auszubildende	**Informationsveranstaltung** (60 Min.) • 30 Min.: • Vorstellung des Themas • Weitergabe des Informationsblatts • Informationen zur Beurteilung des Projektes • Zusammenfinden in den Projektgruppen (pro Gruppe 5–6 Auszubildende) • 30 Min.: • konkrete Themenfindung in der Gruppe • Brainstorming zum Thema/Fokussierung • Erstellung der Projektskizze • Unterstützung durch Bezugslehrerin • weitere Beratungstermine mit den Bezugslehrerinnen festlegen *Cave:* Lerneinheit „Prävention und Gesundheitsförderung" sollte abgeschlossen sein.	
1 Woche vorher	**Auszubildende**	Selbstständige **Durchführung des Projektes** • Zusammentragen und Abstimmen der Inhalte • Klären der Präsentationsmedien • Vorbereitung Präsentation	
	Bezugslehrerin	Kopieren der **Einschätzungsbögen** → Weitergabe an Auszubildende	
	Bezugslehrerin	Erstellung des **Zeitplans** für Präsentationen *Cave:* Pausenzeiten für Bezugslehrerin	
1 Tag vorher	**Auszubildende**	Abgabe eines **Handouts** zu den Projektergebnissen an die Bezugslehrerin → Kopieren der Handouts (durch Auszubildende oder Bezugslehrerin)	

Tab. 3.21 Checkliste für das Prüfungsinstrument „Projektpräsentation und -bericht"

<table>
<tr><th>Zeitpunkt</th><th>Zielgruppe</th><th>to do</th><th>✓</th></tr>
<tr><td></td><td>Bezugslehrerin</td><td>Lesen der Handouts zu den Projektergebnissen</td><td></td></tr>
<tr><td></td><td>Bezugslehrerin</td><td>Gestaltung des Präsentationsraums:
• Organisation der Medien
• Organisation des Rednerpults
• evtl. Blumenschmuck</td><td></td></tr>
<tr><td>Präsentationstag: 45 Min. vorher</td><td>Bezugslehrerin</td><td>• Prüfen der Medien auf Vollständigkeit und Funktionstüchtigkeit
• Prüfen der Formulare auf Vollständigkeit:
• Einschätzungsbögen
• Selbstreflexionsbögen
• Notizpapier
• Prüfungsinstrument zum Nachschlagen</td><td></td></tr>
<tr><td>30 Min. vorher</td><td>Auszubildende Präsentationsgruppe 1</td><td>Vorbereitung der Gruppenpräsentation inkl. Medien</td><td></td></tr>
<tr><td>Präsentationsablauf</td><td>Auszubildende
Bezugslehrerin</td><td>Gesamtdauer pro Gruppe 1 Stunde 15 Minuten (Präsentation und Reflexion)
<table>
<tr><th>Zeit in Min.</th><th>Auszubildende</th><th>Bezugslehrerin/Prüferin</th></tr>
<tr><td>0–30</td><td>Präsentation Gruppe 1
(je 5 Min. pro Person)</td><td>Beobachtung
Notizen</td></tr>
<tr><td>30–45</td><td>Moderation der Diskussion im Plenum</td><td>Beobachtung
Notizen</td></tr>
<tr><td>45–60</td><td>Gruppe 1 – Gruppenreflexion anhand des Einschätzungsbogens</td><td>Ausfüllen der Einschätzungsbögen (jede einzeln)
→ Besprechung</td></tr>
<tr><td>60–75</td><td>gemeinsames
Reflexionsgespräch</td><td>gemeinsames
Reflexionsgespräch</td></tr>
<tr><td></td><td>Gruppe 2 bereitet Präsentation vor</td><td></td></tr>
<tr><td></td><td>Plenum:
– Lesen des Handouts
– Pausenzeit</td><td></td></tr>
</table></td><td></td></tr>
<tr><td>Nach der Präsentation und Reflexion</td><td>Auszubildende</td><td>Aufräumarbeiten</td><td></td></tr>
<tr><td></td><td>Bezugslehrerin</td><td>Prüfen der Einschätzungsbögen auf Vollständigkeit</td><td></td></tr>
<tr><td>Bis 2 Tage nach Präsentation</td><td>Auszubildende</td><td>Abgabe des Projektberichts</td><td></td></tr>
<tr><td>Bis 14 Tage nach Präsentation</td><td>Bezugslehrerin
Auszubildende</td><td>Besprechung des Projektberichts</td><td></td></tr>
<tr><td>Innerhalb der nächsten 3 Monate</td><td>Auszubildende</td><td>2. Veröffentlichungsphase:
• Kontaktaufnahme mit den Institutionen
• zielgruppengerechte Anpassung der Projektergebnisse
• Präsentation in den jeweiligen Institutionen</td><td></td></tr>
<tr><td></td><td>Bezugslehrerin</td><td>• Unterstützung bei der zielgruppengerechten Anpassung
• Hospitation bei den Präsentationen</td><td></td></tr>
</table>

3.6 Portfolio zum Thema „Gewalt in der Pflege"

Entwickelt von Maria Thobe

In diesem Kapitel wird differenzierter auf das innerhalb des Projektes entwickelte, erprobte und evaluierte Prüfungsinstrument „Portfolio" eingegangen. Dabei wird zunächst eine theoretische Fundierung zum Prüfungsinstrument dargelegt, um im Folgenden detaillierter die vereinbarten Kriterien zur Entwicklung kompetenzorientierter Prüfungen vorzustellen. Ferner folgen didaktische Hinweise und Ausführungen zur Eignung des Prüfungsinstrumentes im Rahmen der Abschlussprüfung. Abschließend wird das eigentliche Prüfungsinstrument „Portfolio" mit Checkliste vorgestellt.

3.6.1 Beschreibung des Prüfungsinstrumentes

Nach Häcker (2005) integriert das Portfolio eine Bewertungs- und Unterrichtsfunktion mit dem Ziel der individuellen Lernförderung. Die Prinzipien *Kommunikation*, *Partizipation* und *Transparenz* bilden dabei die Grundlage eines Portfolios. Das eigene Lernen soll mit dem Ziel einer zunehmend selbstbestimmten Steuerung reflektiert werden. Dem Portfolio wird eine Brückenfunktion zugeschrieben. Es kann gleichzeitig als Lehr-Lern-Instrument und als (Selbst-)Beurteilungsinstrument eingesetzt werden (vgl. Murphy & Smith, 1992, zit. nach Häcker, 2005). Durch ein Portfolio haben die Lernenden die Möglichkeit, ihre Leistungen selbstbestimmt darzustellen. Somit kann dies als Ergänzung zur fremdbestimmten Leistungsfeststellung durch die Lehrperson gesehen werden. Portfolios enthalten aussagekräftige bzw. präsentable Dokumente der Lernenden, die über einen längeren Zeitraum gesammelt wurden (vgl. Häcker, 2005). Nach Depping (2004, S. 26) kann das Portfolio vier Typen von Dokumenten enthalten:

- Arbeitsergebnisse, die von der Ausbildungseinrichtung gefordert werden, z. B. Hausaufgaben, Projektergebnisse, Prüfungsarbeiten, Prozessbeschreibungen …
- Arbeitsergebnisse, die außerhalb des Unterrichts auf Initiative der Auszubildenden entstehen, z. B. Zusammenfassungen von Gesprächen, Buchbeschreibungen, Ausstellungskataloge …
- Rückmeldungen der Ausbilder, z. B. Beobachtungsbögen, Protokoll, Feedbackgespräch …
- Reflexionen der Auszubildenden, z. B. persönliche Lernziele, Reflexionen über den eigenen Lernfortschritt.

Darüber können Kompetenzen dargestellt sowie die Darstellung bewertet werden. Nach Huber-Hanhart (2006) lässt sich ein Portfolio zur Darstellung der eigenen Fähigkeiten und Kompetenzen aus Beruf, Bildung und Leben in drei Mappentypen einteilen:

- Kompetenzmappe
- Qualifikationsmappe
- Bewerbungsdossier oder spezifisches Dossier.

Diese drei Mappen sind Bestandteil des *Portfolio-Kompetenzmanagements*, welches zum Schweizerischen Qualifikationsprogramm (CH-Q) gehört. Das CH-Q-Management wird im Rahmen der schweizerischen Diplomausbildung in der Pflege eingesetzt. Die Kompetenzmappe dient dazu, den eigenen persönlichen Lebenslauf reflektiert darzustellen, Leistungen und deren Selbsteinschätzung zu erfassen, Verläufe in der Praxis zu dokumentieren und eigene Fähigkeiten zu beurteilen. Die Qualifikationsmappe enthält Kompetenznachweise inkl. Praktikumsqualifikationen, Verlaufshefte und Fremdbeurteilungen sowie schriftliche Rückmeldungen. Das Bewerbungsdossier oder spezifische Dossier wird von den Lernenden im dritten Ausbildungsjahr zusammengestellt und enthält das eigene persönliche Kompetenzprofil, welches die Lernenden im Rahmen ihrer Ausbildung erworben haben. Die Arbeit mit dem Portfolio erfolgt an den drei Lernorten: Höhere Fachschule, Lernbereich Training und Transfer sowie Praktikumsbetrieb (vgl. Huber-Hanhart, 2006).

Im Zusammenhang mit problemorientiertem und forschungsorientiertem Lernen werden in Anlehnung an Price (2005, S. 165) verschiedenartige Portfolios vorgestellt. Portfolios, die auf Pflegeepisoden basieren, können einem Reflexionsmodell zugeordnet werden. Die Bearbeitung soll zeigen, dass Theorien aus der Praxis entwickelt werden und die Praxis wiederum von den Erkenntnissen der Theorie profitiert. Im Rahmen von Portfolios kann auch die Lehrperson entscheiden, welche Fähigkeiten bzw. Methoden bei der Bearbeitung einer Pflegeepisode angewendet werden sollen. Portfolios, die die persönliche Entwicklung skizzieren, können Handlungspläne und Ziele für die eigene berufliche Laufbahn beinhalten. Portfolios, die Aspekte aus der Praxis aufgreifen, stehen in engem Zusammenhang zum forschungsorientierten Lernen und beziehen sich in der Regel auf mehrere Pflegeepisoden.

Laut Winter (2000, zit. nach Depping, 2004) kann ein Portfolio nach verschiedenen Prinzipien gestaltet werden:

- Sammelprinzip – Zusammenstellung und Aufbewahrung verschiedener Materialien
- Auswahlprinzip – Auswahl eines Teils aus der Gesamtmenge, um Leistungen und Entwicklungen sichtbar zu machen
- Steuerungsprinzip – das Portfolio hat eine Steuerungsfunktion für den Unterricht und die Aktivitäten der einzelnen Schülerinnen
- Bewertungsprinzip – die Schülerinnen formulieren Stellungnahmen zu ihren gesammelten Materialien, Lehrerinnen geben ihre Sichtweise dazu
- Dokumentationsprinzip – Leistungsmappen werden zur direkten Leistungsvorlage und können als Zeugnis verwendet werden
- Kommunikationsprinzip – Gespräche über Lernen und Leistungsentwicklung.

Das Bewertungs- und Dokumentationsprinzip eignet sich nach Depping besonders gut zur Leistungsfeststellung bezogen auf einen längeren Zeitraum (vgl. Depping, 2004, S. 27). Das Portfolio unterstützt dabei die Dokumentation der erworbenen Kompetenzen. Ferner wird die Kommunikation mit anderen Auszubildenden, Dozenten und externen Personen gefördert, was wiederum die soziale und personale Kompetenz stärkt. Nach Huber-Hanhart (2006) ist die Voraussetzung zur Entwicklung einer Kompetenzkultur mittels Portfolioprozessen die Bereitwilligkeit, sich mit sich selbst auseinanderzusetzen. Die Entwicklung der eigenen Persönlichkeit erfolgt somit bewusst und selbstgesteuert.

Häcker (2005) sieht die Darstellung der eigenen Kompetenzen sowie deren Beurteilung lediglich als eine mögliche Option für die Lernenden. Die Lernenden sollten selbst entscheiden, in welcher Form sie dies tun möchten. Sollte hier eine Pflicht dahinter stehen, könnten Lernende in die Situation gebracht werden, sich zu fragen, wie sie ihre Kompetenzen darstellen könnten, um damit eine gute Note zu erzielen. Somit könnte die Kompetenzorientierung in eine defizitorientierte Leistungsfeststellung umkippen.

In Anlehnung an Price (2005, S. 164 f.) können verschiedene Möglichkeiten der Leistungsbeurteilung angewendet werden. Eine Variante wäre die Benotung des Portfolios durch die Tutorin, welche die Lernenden bei der Entwicklung des Portfolios betreut. Ferner wäre es denkbar, die Selbsteinschätzung oder die Einschätzung durch die anderen Kursteilnehmerinnen zu einem bestimmten Prozentsatz in die Note einfließen zu lassen. Das würde die Kritikfähigkeit fördern. Bei allen Varianten der Benotung ist es allerdings unerlässlich, klare Bewertungsrichtlinien aufzustellen.

Nach Sacher (2004, S. 217 ff.) wird das Portfolio als ein Reforminstrument zur Weiterentwicklung der Lern-Lehr-Kultur betrachtet. Grundständige Funktionswidersprüche bzgl. Förderung und Selektion durch Leistungsbeurteilung im System Schule werden damit zwar nicht aufgelöst, sondern eher noch deutlicher. Allerdings wird die Kommunikation über Leistungen zwischen den Lehrenden und den Lernenden verbessert. Portfolios haben Einfluss auf die Lernkultur und Lernumgebung einer Institution. Diese Tatsache sollte in Entwicklungsprozessen einer Institution Berücksichtigung finden (vgl. Häcker, 2005).

3.6.2 Kriterienraster mit entsprechenden Ausführungen

Kriterienraster für die Entwicklung von kompetenzorientierten Prüfungsinstrumenten

(1) Lernbereich/Teil-Lernbereich/Lerneinheit

Die Grundlage für die Entwicklung des Prüfungsinstrumentes „Portfolio" bildet das Curriculum der Alten Michaelschule in Anlehnung an die „Ausbildungsrichtlinie für die staatlich anerkannten Kranken- und Kinderkrankenpflegeschulen in NRW" (MGSFF, 2003).

Den Lerneinheiten II.21 „Macht und Hierarchie", II.22 „Gewalt", II.23 „Helfen und hilflos sein", II.24 „Angst und Wut", II.25 „Ekel und Scham" sowie II.26 „Sexuelle Belästigung" ist im Curriculum der

Alten Michaelschule gemeinsam, dass die Schwerpunkte auf den sozialkommunikativen und den personalen Kompetenzen liegen.

(2) Ausweisung der Kompetenzen

Zu den sozialkommunikativen Kompetenzen sollen in diesen Lerneinheiten (in Anlehnung an das Curriculum der Alten Michaelschule) die (Selbst-)Kritikfähigkeit, die Konfliktfähigkeit, die Frustrationstoleranz, die Gestaltung von Beziehungen, Perspektivenwechsel, Empathie und die Gesprächsführung gefördert werden. Als personale Kompetenzen werden hier die Einschätzung der eigenen Wirkung und das Selbstvertrauen in den Mittelpunkt gestellt. Als Fachkompetenz kommt das kritische Hinterfragen von traditionell asymmetrischen Strukturen in der helfenden Beziehung hinzu.

Die Schülerinnen sollen in ihrem Portfolio das Thema Gewalt in den Mittelpunkt rücken, weil davon ausgegangen wird, dass Macht und Hierarchie, Angst und Wut, Helfen und hilflos sein sowie Ekel und Scham Ursachen für Gewalt in der Pflege darstellen können und immer in diesem Zusammenhang mitbetrachtet werden müssen. Die curriculare Zielsetzung, die dem Fließtext der Richtlinie entnommen wurde, lautet:

- Gewalt aus sozialwissenschaftlicher Sicht definieren und die Entstehung erklären können
- sich mit eigenen Erfahrungen bzgl. Gewalt in der Pflege auseinandersetzen können
- erlebte Gewaltsituationen analysieren können
- Möglichkeiten der Gewaltprävention und -deeskalation kennen und Maßnahmen treffen.

Mit der Methode des Portfolios sollen diese Kompetenzen weiterentwickelt werden. Folgende methodische Kompetenzen können hierdurch gefördert, beurteilt und dokumentiert werden:

- analytisches Denken
- systematische Selbstreflexion
- Problemlösung
- Transferleistungen
- selbstständiges Arbeiten
- Sorgfalt.

Die Analyse von erlebten Gewaltsituationen sowie die systematische Bearbeitung solcher Problemsituationen sollen bei den Schülerinnen ein vertieftes Verständnis der Entstehung von Gewalt bewirken, welches sich auf die sozialkommunikativen und personalen Kompetenzen in der Prävention und den Umgang mit Gewalt in der Pflege auswirkt.

(3) Art und Organisation des Prüfungsverfahrens

Das Portfolio dient den Schülerinnen als Sammlung der Arbeiten zum Thema „Gewalt in der Pflege“. Dazu gehören Arbeitsergebnisse, die aus dem theoretischen Unterricht gefordert werden, Arbeitsergebnisse aus der Initiative der Schülerinnen, Rückmeldungen der Lehrerinnen und Praxisanleiterinnen sowie Instrumente zur Analyse von Gewaltsituationen, zur Selbstreflexion, zur Erarbeitung von Handlungsalternativen und zur Beurteilung des eigenen Lernprozesses.

(4) Rahmenbedingungen

Die Schülerinnen erhalten das Portfolio zum Thema „Gewalt“ mit den Aufgabenstellungen nach Ablauf des theoretischen Unterrichts der Lerneinheiten II.21–II.26, ca. in der Mitte des zweiten Ausbildungsjahres. Über einen Zeitraum von drei Monaten sollen das entsprechende Material gesammelt und die Aufgaben ausgeführt werden.

Das Portfolio soll drei Mal innerhalb der Ausbildung bearbeitet und mit der jeweiligen Bezugslehrerin besprochen und beurteilt werden. Da sich die Aufgabenstellungen auf konkret erlebte Gewaltsituationen beziehen, lässt sich der Zeitraum nicht exakt planen. Man kann davon ausgehen, dass sich die Ausübung direkter Gewalt nur in Ausnahmesituationen beobachten lässt, die indirekte Gewalt aber allgegenwärtig ist. Der Zeitpunkt der zweiten und dritten Ausarbeitung kann daher von den Schülerinnen selbst gewählt werden. Der Zeitpunkt der dritten Ausarbeitung liegt jedoch spätestens im letzten Praxiseinsatz vor der praktischen Prüfung.

Die Beurteilung der Ausarbeitungen sowie die anschließenden Reflexionsgespräche werden von der jeweiligen Bezugslehrerin während der Praxisbesuche geleistet. Dabei können die Schülerinnen selbst entscheiden, welche persönlichen Aspekte sie ansprechen möchten. Das Portfolio bleibt in ihrer Hand, d.h. es wird der Öffentlichkeit nicht zugänglich gemacht.

Tab. 3.22 Kriterienraster für das Prüfungsinstrument „Portfolio"

Kennzeichen	Einordnung	Kommentar
(1) Lernbereich/Teil-Lernbereich/Lerneinheit	Lerneinheiten: • II.21 „Macht und Hierarchie" • **II.22 „Gewalt"** • II.23 „Helfen und hilflos sein" • II.24 „Angst und Wut" • II.25 „Ekel und Scham" • II.26 „Sexuelle Belästigung"	Der Schwerpunkt liegt auf Gewalt in der Pflege. Die Schülerinnen können aber bei der Analyse von Gewaltsituationen Zusammenhänge zu Macht und Hierarchie, Helfen und hilflos sein, Ekel und Scham, Angst und Wut herstellen.
(2) Ausweisung der Kompetenzen	• Personalkompetenz • Sozialkompetenz • Methodenkompetenz • Fachkompetenz	Beobachtung einer prozessorientierten Entwicklung von Kompetenzen
(3) Art und Organisation des Prüfungsverfahrens (mündlich, schriftlich, praktisch)	• Portfolio • schriftlich	Ziel: die Entwicklung dokumentieren, an Praxisbegleitmappe kann angeknüpft werden
(4) Rahmenbedingungen	Der theoretische Unterricht zu diesen Themen sollte abgeschlossen sein.	Das Portfolio soll bis zum Ende der Ausbildung geführt und von der jeweiligen Bezugslehrerin der praktischen Ausbildung bewertet werden.
(5) Voraussetzungen bei den Lehrenden und Lernenden	• Die Lernenden sind mit Methoden zur Selbstreflexion vertraut. Sie kennen die kontinuierliche Arbeit mit der Praxisbegleitmappe. • Alle sechs Bezugslehrerinnen sind an dieser Methode beteiligt – die jeweiligen Voraussetzungen sind hier sehr unterschiedlich.	Sehr sensibles Thema, mit dem die Lehrenden auch inhaltlich sehr gut vertraut sein müssen.
(6) empfohlene Unterrichtskonzepte und methodische Orientierung	Erfahrungsorientierung: • Standbild • Berichte von Pflegenden • Zeitungen • Prozessakten • Selbstreflexion Erfahrungsaustausch	Definitionen von Gewalt in der Pflege, das Raster zur Ursachenanalyse sowie Maßnahmen zur Gewaltprävention und -deeskalation sind unterrichtet worden.
(7) Aufgabentypen (offen, halboffen, gebunden)	Eher offen, Fragen werden selbstständig durch die Schülerinnen bearbeitet.	
(8) Beobachtungs- und Beurteilungskriterien	• Zielgerichtetheit • Selbstreflexion • Selbstständigkeit • soziale Eingebundenheit und Gegenstandsbezug	Kriterien werden für den Rückmeldebogen operationalisiert und somit beobachtbar.
(9) Leistungsmessung	• langfristige Prozessdiagnose	
(10) Hauptgütekriterien und deren Einhaltung	• Validität: mittel bzw. hoch • Objektivität: niedrig bzw. mittel • Reliabilität: mittel	
(11) Stärken-/Schwächen-analyse	• Stärken: weitreichende Kompetenzorientierung, Vernetzung mehrerer Lerneinheiten, gute Vergleichsmöglichkeit bzgl. Lernzuwachs • Schwächen: Allokationsfunktion gering	

Tab. 3.22 Kriterienraster für das Prüfungsinstrument „Portfolio"

Kennzeichen	Einordnung	Kommentar
(12) Literaturbasis	• Depping D.: Portfolio. In: Unterricht Pflege 9 (2004a), S. 24–25. • Elsbernd A., Glane A.: Ich bin doch nicht aus Holz. Ullstein Mosby, Berlin 1996. • Hundenborn G., Knigge-Demal B.: Unveröffentlichtes Gutachten für die Landeskommission zur Erstellung eines landeseinheitlichen Curriculums als empfehlende Ausbildungsrichtlinie für die Kranken- und Kinderkrankenpflegeausbildung. Ministerium für Arbeit, Gesundheit und Soziales des Landes NRW, Düsseldorf 1995. • Kaiser A.: Sinn und Situation. Grundlinien einer Didaktik der Erwachsenenbildung. Verlag Julius Klinkhardt, Bad Heilbronn 1985. • Ruthemann U.: Aggression und Gewalt im Altenheim. Verständnishilfen und Lösungswege für die Praxis. Recom-Verlag, Basel 1993. • Tenkleve E., Thobe M.: Gewalt – (k)ein Thema in der Krankenpflegeausbildung? Unveröffentlichte Diplomarbeit an der Katholischen Fachhochschule Norddeutschland, Abteilung Osnabrück, 31.07.1997. • Thobe M.: Ursachen für Gewalt in der Pflege. Unveröffentlichte Unterrichtsmaterialien. Stand: Dezember 2006.	

Da es sich um ein sehr persönliches Thema handelt, sollte für die Lernenden die Möglichkeit bestehen, sich ggf. die Bezugslehrerin selbst auszuwählen.

(5) Voraussetzungen bei den Lehrenden und Lernenden

Mit dem ersten praktischen Einsatz im ersten Ausbildungsjahr erhalten die Schülerinnen eine Praxismappe. Darin sind u. a. Aufgaben zur Selbstreflexion, z. B. die „Reflexion der Pflegebegleitung", die Reflexion „Eine Situation, die mich sehr beschäftigt" und ein zwischenmenschlicher oder ethischer Konflikt enthalten. Die Schülerinnen müssen anfänglich durch gezielte Fragestellungen zur Selbstreflexion und zur Dokumentation ihrer Ergebnisse angeleitet werden. Erfahrungsgemäß gelingt es ihnen am Ende des ersten Ausbildungsjahres bereits zufrieden stellend.

Bei der Analyse von Gewaltsituationen wird der eigene Anteil an den Situationen deutlich. Gerade bei den eigenen personenbezogenen Ursachen (Sozialisation und eigene Gewalterfahrungen) ist es wichtig, dass das Rückmeldegespräch in vertrautem Rahmen stattfindet und auf eine Dokumentation verzichtet wird. Gewalt in der Pflege zählt immer noch zu den tabuisierten Themen und ist von großen Schuldgefühlen begleitet. Die Bezugslehrerinnen benötigen diesbezüglich ein hohes Maß an Empathie und die Fähigkeit, eine vertrauensvolle Beziehung zu der Schülerin aufzubauen. Da die Bezugslehrerin immer auch, spätestens im praktischen Examen, eine Leistungskontrolle durchführt, darf eine derartige Öffnung von der Schülerin nicht erwartet und forciert werden. Die Bezugslehrerinnen sollten des Weiteren inhaltlich mit dem Thema „Gewalt in der Pflege" vertraut sein und über ein hohes Maß an Gesprächskompetenz verfügen.

Für die Bezugslehrerinnen stellt schon die Sichtung und Beurteilung der Führung der Praxismappe eine zeitliche Belastung dar. Die Beurteilung und die Feedbackgespräche im Zusammenhang mit dem Portfolio nehmen nochmals Zeit in Anspruch. Die Kolleginnen müssen sich darüber verständigen, dass die investierte Zeit aufgrund der alltäglichen Relevanz dieser Themen gut angelegt ist.

(6) Empfohlene Unterrichtskonzepte und methodische Orientierung

Der Unterricht zur Gewalt in der Pflege wird erfahrungsorientiert gestaltet. Die Schüler reflektieren mit der Methode des Standbildes eigene Einstellungen und Haltungen und tauschen sich über beobachtete oder erlebte Erfahrungen aus. Berichte von Pflegenden, Zeitungsartikel und Auszüge aus Prozessakten werden diskutiert. Mithilfe verschiedener Definitionen von Gewalt in der Pflege (u. a. Ruthemann, 1993) gelangen die Schülerinnen zu einer eigenen Gewaltdefinition. Anhand einer Praxissituation (meistens Bericht einer Schülerin) wird die Entstehung von Gewalt analysiert und in ein vorgefertigtes Raster den strukturellen, personenbedingten und interaktionsbedingten Ursachen zugeordnet. Maßnahmen zur Prävention werden im Sinne des Problemlösungsverfahrens abgeleitet. Ein Deeskalationstraining rundet den Unterricht ab.

(7) Aufgabentypen

Dieses Portfolio besteht aus vier Teilen:

1. Eigene Arbeitsergebnisse der Schülerin, die aus eigener Initiative heraus entstehen (z. B. Sammeln von Beschreibungen mehrerer Gewaltsituationen, Zeitungsartikeln, Buchbeschreibungen, Beobachtungen etc.). Des Weiteren können hier Unterrichtsunterlagen abgeheftet werden.
2. Rückmeldungsbögen über den Lernstand der Schülerin in den jeweiligen Kompetenzbereichen.
3. Persönliche Reflexionen, Lernziele, Lernfortschritte etc.
4. Arbeitsblätter, die von der Schule gefordert werden, als Grundlage für die Reflexionsgespräche der Schülerin mit der Bezugslehrerin.

Arbeitsblatt 1: Aussagen von Pflegenden sollen von den Schülerinnen in Hinblick auf Gewalt begründet eingeschätzt werden, um über die eigenen Einstellungen zu reflektieren. Ferner soll hier nach Gründen für die Tabuisierung von Gewalt in der Pflege gesucht werden.

Arbeitsblatt 2: Beobachtete Gewaltsituationen sollen hier beschrieben, die Ursachen analysiert sowie Maßnahmen und Handlungsalternativen erarbeitet werden.

Arbeitsblatt 3 und 4: Durch die Fragestellungen dieser Arbeitsblätter sollen die Schülerinnen zur Selbstreflexion angeregt werden.

(8) Beobachtungs- und Beurteilungskriterien

Das Portfolio hat in diesem Fall keine Allokationsfunktion, sondern dient lediglich der Förderung, Bewertung und Dokumentation der Lernprozesse. Die Tab 3.23 orientiert sich an den Gütekriterien nach Richter (2002, S. 14 f.). Ergänzte Beurteilungskriterien für die hier relevanten Humandienstleistungsberufe werden kursiv dargestellt.

Tab. 3.23 Gütekriterien für das Prüfungsinstrument „Portfolio"

Gütekriterien (GK)	Beurteilungskriterien
Zielgerichtetheit (ZG)	bezeichnet die Fähigkeit, *Gewaltsituationen in der Pflege* methodengeleitet zu analysieren und zu differenzieren
Selbstreflexion (SR)	bezieht sich auf die Fähigkeit, *die eigene Haltung und das Verhalten* selbstkritisch einzuschätzen und sich persönlich mit dem Gegenstand „*Gewalt in der Pflege*" auseinanderzusetzen
Selbstständigkeit (SK)	bezeichnet die Fähigkeit, Problemstellungen ohne äußere Hilfe zu bearbeiten, *unter Einhaltung der Zeitvorgabe und eigenständiger Erbringung von Transferleistungen*
Soziale Eingebundenheit (SE) *→ bezieht sich hier auf das beschriebene situative Interaktionsgeschehen*	bezieht sich auf die Fähigkeit, *die beschriebenen Situationen als Interaktionsgeschehen zwischen den Beteiligten zu interpretieren, unter Berücksichtigung derer Perspektiven*
Gegenstandsbezug (GB)	bezieht sich auf die Fähigkeit, *vor dem Hintergrund sozialwissenschaftlicher und pflegewissenschaftlicher Grundlagen* Problemstellungen fachgerecht und *vollständig zu bearbeiten, unter Berücksichtigung ethischer Werte und Normen; angemessene Verschriftlichung unter Nutzung der Fachsprache*

Die im weiteren Verlauf angeführten Einschätzskalen weisen die Kriterien zur Überprüfung auf (➢ 3.6.5). Die Einteilung in ein Raster mit fünf Items, von größtmöglicher positiver bis zur negativen Ausprägung, bietet die Möglichkeit der Beurteilung ohne direkten Bezug zum Notensystem. Somit erfüllt das Raster eine eher curriculare Funktion im Sinne einer Rückmeldung im Ausbildungsprozess. Die Kriterien werden den Schülerinnen vor der Praxisphase bekannt gegeben. Weiterhin wurden den Bewertungskriterien die Gütekriterien zugeordnet. Dabei kommt es teilweise zu Doppelnennungen, da eine trennscharfe Zuordnung für personenbezogene

Dienstleistungen nicht durchgängig möglich erscheint.

(9) Leistungsmessung

Das Portfolio dient vor allem einer langfristigen Prozessdiagnose, d. h. die Lernerfolgsüberprüfung erfolgt über einen möglichst langen Zeitraum, sodass insbesondere die Entwicklung personaler sowie methodischer Kompetenzen systematisch erfasst werden kann. Zur Leistungsmessung im Sinne einer Bewertung scheint das Portfolio weniger geeignet. Seine Funktion liegt vor allem in der Sammlung und Dokumentation einer materiellen Basis für die Selbst- und Fremdreflexion bzw. für Feedbackgespräche über die eigene Entwicklung. Damit orientiert sich das Portfolio hauptsächlich an der individuellen Bezugsnorm, d. h. der Messung der persönlichen Entwicklung des Lernenden.

(10) Testgütekriterien und deren Einhaltung

Die **Validität** (Gültigkeit) hinsichtlich der personalen Kompetenz und sozialkommunikativen Kompetenzen ist auf einem mittleren Niveau zu erwarten, da sich diese durch die Sichtung und das Feedbackgespräch mittels eines Portfolio nicht umfassend beurteilen lassen. Die oben beschriebene Problematik der Bewertung von Selbstreflexion im Zusammenhang der personenbezogenen Ursachen von Gewalt erschwert dieses immens.

Die Validität der Bewertung der methodischen Kompetenzen wie analytisches Denken, Problemlösung, Transferleistung, Selbstständigkeit und Sorgfalt wird voraussichtlich in hohem Maß gegeben sein.

Die **Reliabilität** (Genauigkeit) ist auf mittlerem Niveau einzuschätzen.

Die **Objektivität** (Subjektunabhängigkeit) wird mit Blick auf die Vergleichbarkeit der Leistungen der Lernenden auf mittlerem bis niedrigem Niveau erwartet. Hinsichtlich der Beurteilerobjektivität ist ebenfalls von einer mittleren bis niedrigen Güte auszugehen, da jede Bezugslehrerin ihre eigene Sichtweise und Betroffenheit mitbringt und einfließen lässt. Kleber (1992, zit. nach Allendorf 2002, S. 47) spricht in diesem Zusammenhang von einer kontrollierten Subjektivität. Objektivität der Überprüfung besteht im Rahmen des Portfolios bzw. des Rückmeldegesprächs zum Portfolio also eher in einer durch Kommunikation und Reflexion geschaffenen Intersubjektivität.

(11) Stärken- und Schwächenanalyse

Die Stärken dieses Überprüfungsverfahrens liegen in der weitreichenden Kompetenzorientierung und der Vernetzung unterschiedlichster Lerneinheiten sowie der Relevanz für die professionelle Pflege. Des Weiteren ist eine Vergleichsmöglichkeit durch die dreimalige Anwendung der Instrumente gegeben und somit der Lernzuwachs sowohl für den Lehrenden als auch für den Lernenden unmittelbar sichtbar. Der Prozess des Lernens sowie Auswahlkriterien der Schülerin werden nachvollziehbar.

Für normative Beuteilungen bzw. eine Orientierung an der Gruppennorm ist dieses Instrument weniger geeignet, d.h. die Allokationsfunktion ist eher gering.

3.6.3 Didaktische Hinweise

Die Aspekte von „Gewalt in der Pflege" (Lerneinheit II.22), aber auch die verwandten Themen wie „Macht und Ohnmacht", „Ekel und Scham", „Sexuelle Belästigung", „Angst und Wut" sowie „Helfen und hilflos sein" spielen im Alltag der Pflege eine grundlegende, wenn auch nicht immer direkt offensichtliche Rolle. Mit diesem Instrument, dem Portfolio, sollen personale, sozialkommunikative und insbesondere methodische Kompetenzen gefördert und somit ein Beitrag für die persönliche Weiterentwicklung geliefert werden.

Dieses Portfolio besteht, wie bereits in Kapitel 3.6.2 (Punkt 7) ausgeführt, aus vier Teilen. Für die Durchführung bzw. Bearbeitung dieser unterschiedlichen Anteile hat es sich als hilfreich erwiesen, in Form von Kleingruppenarbeit mit Unterstützung einer Tutorin die Reflexion schwieriger Praxissituationen einzuüben. Dazu kann bspw. das weiter unten angeführte Analyseraster (vgl. Thobe, 2006) verwendet werden, die Strukturmerkmale von Kaiser (1985) oder die konstitutiven Merkmale von Hundenborn und Knigge-Demal (1995).

Analyse von menschlichem Handeln unter den Anforderungen von Berufssituationen nach *Kaiser* (1985):

1. Rollenstrukturen (Welche Personen gehören zur Situation und was wird von ihnen erwartet?)
2. Handlungsmuster (Welche Handlungsabläufe sind für diese Situation zu antizipieren?)
3. Situationszweck (Welche Handlungsziele oder Interventionen sind mit der Situation verbunden? Objektive Pflegeanlässe, Pflegebedarf)
4. Situationsausstattung (In welchen räumlichen Kontext ist die Situation eingebunden?)

Die Übertragung dieser Merkmale nach Kaiser (1985) auf die Pflege wurde von *Hundenborn und Knigge-Demal* (1995) geleistet. Die Strukturmerkmale nach Kaiser werden dabei wie folgt ausdifferenziert:

1. Rollenstrukturen: die Interaktionsstrukturen und das Interaktionsgefüge in beruflichen Situationen
2. Handlungsmuster: der Pflegeprozess und dessen Bedeutung für das Handeln in Pflegesituationen
3. Situationszweck: die objektiven Pflegeanlässe, die den Pflegebedarf der Patientin begründen, sowie das subjektive Krankheitserleben und die Verarbeitung der Patientin, ihre Pflegebedürftigkeit, die gleichfalls den Pflegebedarf aufzeigt
4. Situationsausstattung: die Tätigkeitsfelder (das Setting) im Kontext gesellschaftlicher und historischer Bedingungen.

Hinweise zum Arbeitsblatt 1

Die Lernenden sollen an dieser Stelle für die eigene Haltung und Einstellung zu Gewalt in der Pflege sensibilisiert werden. Wie bewerten die Lernenden selbst die aktive Gewaltanwendung im Sinne der Misshandlung sowie die passive Gewaltanwendung im Sinne der Unterlassung notwendiger Handlungen? Die physische und psychische Gewaltanwendung soll an dieser Stelle ebenfalls thematisiert werden. Ist die eine Form der Gewalt eher zu verurteilen als die andere?

Beispielsweise kann folgende Annahme zugrunde gelegt werden: „Das vielschichtige Phänomen der Gewalt in der Pflege wird von seiner Wirkung auf die geschädigte Person aus definiert" (vgl. Tenkleve & Thobe, 1997).

Im Vergleich der drei aufeinanderfolgenden Ausarbeitungen sollen Veränderungen in der Haltung und Einstellung besprochen werden.

Hinweise zum Arbeitsblatt 2

Die Lernenden sollten darauf aufmerksam gemacht werden, dass Gewalt im Alltag in zwischenmenschlichen Beziehungen allgegenwärtig ist, z. B. unter Schülerinnen, gegenüber Kindern, zwischen Eheleuten etc. Gewalt gegen alte Menschen, Heimbewohnerinnen und Patientinnen wird zurzeit in den Medien vermehrt diskutiert. Veröffentlichungen über Gewalt in der Pflege in der Fachliteratur häufen sich, aber auch Tageszeitungen und Fernsehsendungen berichten darüber. Dabei bleibt Gewalt in der alltäglichen Pflegepraxis im Krankenhaus eher im Verborgenen und scheint tabuisiert. Diese subtile Gewalt gilt es jedoch zu erkennen. Es kann dabei nicht um die Suche nach Schuldigen oder die Legitimation stattgefundener Gewalt gehen, sondern darum, die Zusammenhänge der Ursachen für das Entstehen von Gewalt aufzudecken und zu verstehen. Das vorliegende Raster (➤ Tab. 3.24) kann dabei helfen, indem es zwischen strukturell bedingten, personenbedingten und interaktionsbedingten Ursachen von Gewalt in der Pflege unterscheidet.

Hinweise zu den Arbeitsblättern 3 und 4

Die Gewaltdefinition, die dem hier vorgestellten Portfolio zugrunde liegt, ist die von Ruthemann (1993):

„... wenn eine Person zum Opfer wird, d. h. vorübergehend oder dauernd daran gehindert wird, ihrem Wunsch oder ihren Bedürfnissen entsprechend zu leben. Gewalt heißt also, dass ein ausgesprochenes oder unausgesprochenes Bedürfnis des Opfers missachtet wird."

Es handelt sich um sehr persönliche Themen. Die Grenzen der Lernenden, die ihrem Selbstschutz dienen, sind hier zu akzeptieren. Es ist eine hohe Sensibilität der Lehrenden gefragt.

Tab. 3.24 Ursachen von Gewalt (Thobe, 2006)

Strukturell bedingte Ursachen	Personenbezogene Ursachen	Interaktionsbezogene Ursachen
Institution Krankenhaus • Bürokratie: Arbeitsteilung, Hierarchien, Standardisierung, unpersönliche Beziehungen ... • Ziele wie Wirtschaftlichkeit, Arbeitsplätze sichern, Forschung und Lehre etc. widersprechen z.T. der Patientinnenorientierung	**Belastungen** • Zeitmangel • körperliche Belastungen • geistig (Konzentration, schnell reagieren, oft umstellen müssen) • psychisch: „Gefühlsarbeit", fehlende Ausweichmöglichkeiten, Leidbelastung • Burnout (Helfen aus Streben nach Geltung, Macht oder emotionaler Nähe) • hohe Verantwortung → Überforderung → Überforderungsreaktionen	**Kommunikationsstörungen** • Inkongruenz • keine Zeit für Kommunikation • fehlendes Wissen über Kommunikationsstörungen
Rolle der Patientin • Verhaltenserwartungen an die Patientin, sich der „Anstaltsordnung" (vgl. Siegrist 1995) anzupassen= verbindlicher Tagesablauf • ständige Erreichbarkeit und Störbarkeit, Wartezeiten • kurzfristige Umdisponierungen und Unterbrechungen durch diagnostische u. therapeutische Maßnahmen, • fehlende Wahlmöglichkeiten des Personals, Unpersönlichkeit, • begrenzte Einflussnahme, fehlende Intimität → kein Raum für Patientinnen, die sich *nicht anpassen wollen oder können*, oft als „schwierige Patientinnen" bezeichnet (Verwirrte, Suchtkranke, Privatpatientinnen ...)	**Ethik** • Pflegeethik unterscheidet sich von der biomedizinischen Ethik (unterschiedliche Werte treffen aufeinander) • unzureichende Reflexion • Belastung aufgrund ethischer Konflikte • Tabuisierung von abweichendem Verhalten • karitative Liebestätigkeit • „falsch verstandene Ethik der Nächstenliebe" → Gefühle wie Aggressionen werden tabuisiert (Es kann nicht sein, was nicht sein darf!)	**mangelnde Konfliktfähigkeit** • Konflikte werden nicht erkannt – Konflikte werden gemieden, irgendwann „knallt's" • Konflikte können nicht gelöst werden
Rolle der Pflegenden • geringer Status • Hierarchien („Wer Druck erfährt, gibt diesen weiter") • heterogene Arbeitsgruppen • oft „Sandwich"-Position • Ärztinnenassistenz (Minderwertigkeitserleben und Sinndefizit wirkt stress- und frustfördernd) • unklare Erwartungen und Anforderungen	**Berufsbild** • Bild der Gesellschaft von Pflege („dienen", hausarbeitsnahe Frauentätigkeit) und Bild der Medizinerinnen (persönliche Assistenz) passt nicht zum professionellen Verständnis der Pflegenden → ständiger Konflikt • Frauenrolle (schwächer ...)	**Ohnmacht und Macht** • Macht gegenüber dem Patienten • Ohnmacht gegenüber anderen Berufsgruppen

Tab. 3.24 Ursachen von Gewalt (Thobe, 2006)

Strukturell bedingte Ursachen	Personenbezogene Ursachen	Interaktionsbezogene Ursachen
Mangel an Autonomie der Pflegenden → mangelnde Patientinnenorientierung (ein größeres Maß an Autonomie und Einflussmöglichkeiten auf die Gestaltung der Arbeit reduziert die Belastungen)	**Lebensalter** • zu jung – fehlende persönliche Reife • zu alt – überfordert?	**Sprache** • Gestaltung der Übergabe (Patientinnen werden versachlicht oder das Verhalten bewertet) • Verharmlosung durch Sprache (z. B. Fixierung – Fesselung)
	Persönlichkeit • Erfahrungen in der Kindheit • negatives Selbstkonzept • eigene Konflikte	**Nähe – Distanz** • Gefühlsarbeit (Pflegende mit hoher Sensibilität und Empathiefähigkeit sind gleichzeitig verletzbarer) • fehlende Ausweichmöglichkeiten • Leidbelastung • „strukturelle Traurigkeit" (vgl. Rosenmeyr, 1989)

Hinweise zum Rückmeldungsbogen

Der Rückmeldungsbogen sollte von den Lernenden und den Lehrenden getrennt ausgefüllt und anschließend abgeglichen werden. Ein Austausch über die Bewertung und die zugrunde liegenden gedanklichen Konstruktionen „Wie bin ich zu der Einschätzung gekommen?" ist hilfreich für den Lernprozess.

3.6.4 Portfolio als Instrument für die Abschlussprüfung

Der mündliche Teil der Abschlussprüfung integriert gemäß des § 14 der Ausbildungs- und Prüfungsverordnung (KrPflAPrV) den Themenbereich X „Berufliches Selbstverständnis entwickeln und lernen, berufliche Anforderungen zu bewältigen". Für den Nachweis erworbener beruflicher Kompetenzen im Rahmen dieses Themenbereiches eignet sich das hier vorgestellte Portfolio als Basis einer mündlichen Prüfung nach Meinung der Autorinnen sehr gut. Das Portfolio bildet eine prozesshafte Auseinandersetzung mit Krisen- und Konfliktsituationen, hier Gewaltsituationen, ab. In diesem Zusammenhang werden die Auszubildenden für die Wahrnehmung von Gewalt in der beruflichen Praxis sensibilisiert und lernen, Gewaltsituationen zu beschreiben sowie deren Ursachen zu analysieren. In einem weiteren Schritt geht es darum, dass die Auszubildenden den Umgang mit stattgefundenen Gewaltsituationen reflektieren und darüber Klarheit gewinnen, wie man in den beschriebenen Situationen angemessen und konstruktiv agieren könnte. Einerseits geht es darum, sich dem Thema Gewalt eher aus der objektiven Perspektive zu nähern, und andererseits, sich selbst in möglichen Gewaltsituationen zu reflektieren. Die Aufgabenstellungen im Rahmen des vorgestellten Portfolios erscheinen besonders in Bezug auf die Selbstreflexion sehr anspruchsvoll und mitunter kann es dabei zu Belastungen für die Auszubildenden kommen. Allerdings wird durch die Fremd- und Selbstreflexion eine sehr gute Möglichkeit gegeben, besonders die personale Kompetenz zu zeigen und weiterzuentwickeln. Die Auszubildenden fördern über die Reflexion mit Perspektivwechsel ihre Konflikt- und Kritikfähigkeit und lernen, daraus resultierend Beziehungen empathisch und konstruktiv zu gestalten. In diesem Kontext würden die Zielsetzungen des Themenbereiches X (vgl. KrPflAPrV, § 1, Abs. 1, Anlage 1) angestrebt werden. Die Auszubildenden werden befähigt, sich kritisch mit dem Beruf auseinanderzusetzen und berufstypische Situationen mit Gewaltpotenzial zu erkennen. Indem sie lernen, mit Gewaltsituationen konstruktiv umzugehen sowie eigene Belastungsgrenzen zu erkennen und zu respektieren, tragen sie auch zur persönlichen Gesundheitsvorsorge bei.

Weitere Krisen- und Konfliktsituationen, die möglicherweise Gegenstand eines Portfolios sein könnten, wären Ekel- und Schamsituationen, Macht- und Ohnmachtsituationen sowie Stress und Burnout.

Die mündliche Prüfung zum Themenbereich X „Berufliches Selbstverständnis entwickeln und lernen, berufliche Anforderungen zu bewältigen" könnte so gestaltet werden, dass das über einen längeren Zeitraum bearbeitete Portfolio die Basis bietet. Vom Prüfling könnte eine Gewaltsituation ausgewählt, kurz vorgestellt und die möglichen Ursachen anhand des im Instrument vorgestellten Analyserasters benannt werden. Es empfiehlt sich, eine Situation auszuwählen, an der der Prüfling nicht direkt als „Opfer" oder „Täterin" beteiligt war, um eine gewisse Objektivität dieser Situation gegenüber zu wahren. Im weiteren Verlauf der Prüfung könnte der Prüfling Wege des konstruktiven Umgangs in dieser Konfliktsituation aufzeigen und begründen. Seitens der Fachprüferinnen könnten im Anschluss Fragen zur dargelegten Situation gestellt werden, bspw. zum Perspektivwechsel Pflegende – Patientin, zur Gewaltprävention oder dazu, wie Erfahrungen zukünftig genutzt werden könnten.

Prüfungsorganisatorisch ist zu beachten, dass die Prüfung des Themenbereiches mindestens 10 Minuten und maximal 15 Minuten dauern sollte. Die Abnahme muss durch zwei Fachprüferinnen erfolgen. Die Prüfung sollte als Einzelprüfung stattfinden, um Vorteile für die gerade nicht beteiligten Prüflinge auszuschließen, da die beschriebenen Situationen sowie die seitens der Prüferinnen gestellten Fragestellungen ähnlich sein könnten.

3.6.5 Präsentation des Prüfungsinstrumentes

Das Prüfungsinstrument Portfolio wird auf den folgenden Seiten vorgestellt. Dabei wird zunächst das gesamte Portfolio mit seinen verschiedenen Anteilen präsentiert. Im Anschluss wird ein Rückmeldungsbogen für die Schülerinnen und Bezugslehrerinnen dargestellt.

Portfolio zur Lerneinheit II.22 „Gewalt in der Pflege"

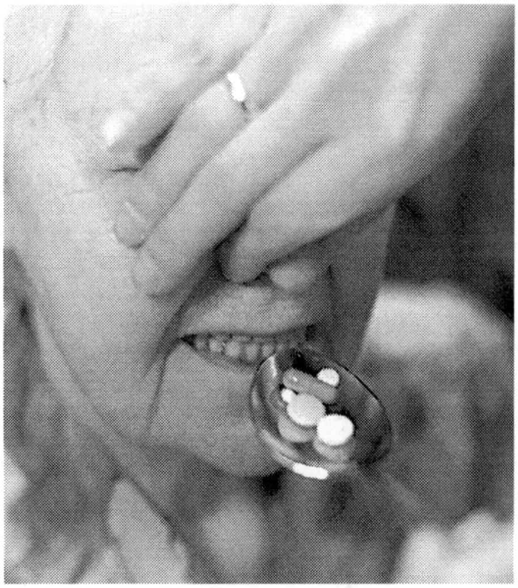

Liebe Gesundheits- und Krankenpflegeschüler und -schülerinnen,

die Aspekte von „Gewalt in der Pflege" (LE II.22), aber auch die verwandten Themen wie z. B. Macht und Ohnmacht, Ekel und Scham, sexuelle Belästigung, Angst und Wut sowie Helfen und eigene Hilflosigkeit spielen im Alltag der Pflege eine grundlegende, wenn auch nicht immer direkt offensichtliche Rolle. Wir möchten Ihnen mit diesem Instrument, dem Portfolio, ermöglichen, Ihre personalen, sozialkommunikativen und insbesondere Ihre methodischen Kompetenzen zu fördern, als Beitrag für Ihre persönliche Weiterentwicklung.

Das Portfolio ist eine Sammelmappe, die primär dazu dient, Material zum o. g. Thema zu sammeln. Beispielsweise können Sie mehrere Situationen erfassen, aber dann eine Situation gezielt auswählen und analysieren. Es bietet die Möglichkeit, Ihre eigenen Lernerfahrungen zu diesem Thema zu beschreiben und zu dokumentieren. Mithilfe des Portfolios soll Ihnen aber auch der Schritt der Selbstreflexion und der Reflexion der vermittelten theoretischen Inhalte erleichtert werden. Es dient als Grundlage für das Reflexionsgespräch mit Ihrer Bezugslehrerin.

Sie erhalten einen schnellen Überblick über das Erlernte sowie eventuelle Defizite und Kritikpunkte, die zwischen Ihnen und Ihrer Bezugslehrerin besprochen werden. Somit besitzen Sie ein hilfreiches Instrument für Ihre persönliche Lerndokumentation.

Dieses Portfolio besteht aus vier Teilen

1. Eigene Arbeitsergebnisse, die aus Ihrer eigenen Initiative heraus entstehen (z. B. Sammeln von Beschreibungen mehrerer Gewaltsituationen, Zeitungsartikel, Buchbeschreibungen, Beobachtungen etc.). Des Weiteren können Sie hier Ihre Unterrichtsunterlagen abheften.
2. Rückmeldungsbögen über Ihren Lernstand in den jeweiligen Kompetenzen.
3. Persönliche Reflexionen, Lernziele, Lernfortschritte etc.
4. Vier Arbeitsblätter, die von der Schule als Grundlage für die Reflexionsgespräche mit Ihrer Bezugslehrerin gefordert werden.

Durchführung:

Sie erhalten das Portfolio zum Thema „Gewalt" mit den Aufgabenstellungen nach Ablauf des theoretischen Unterrichts der Lerneinheiten II.21–II.26, ca. in der Mitte des zweiten Ausbildungsjahres. Bitte nutzen Sie diese Mappe, um über einen Zeitraum von drei Monaten das entsprechende Material zu sammeln und die Aufgaben auszuführen.

Das Portfolio soll drei Mal innerhalb Ihrer Ausbildung ausgeführt und mit der jeweiligen Bezugslehrerin besprochen und beurteilt werden. Der Zeitpunkt der zweiten und dritten Ausarbeitung kann von Ihnen selbst gewählt werden. Der späteste Zeitpunkt liegt in dem letzten Praxiseinsatz vor der praktischen Prüfung. Die Beurteilung der Ausarbeitungen sowie die anschließenden Reflexionsgespräche werden von der jeweiligen Bezugslehrerin während der Praxisbesuche geleistet. Dabei können Sie selbst entscheiden, welche persönlichen Aspekte Sie ansprechen möchten. Das Portfolio bleibt in Ihrer Hand, d. h. es wird der Öffentlichkeit nicht zugänglich gemacht.

Arbeitsblatt 1

Aufgabe 1:

Folgende Aussagen stammen aus Berichten von interviewten Pflegenden (Elsbernd und Glane, 1996, S. 163).

Bitte bewerten Sie diese in Hinblick auf Gewalt in der Pflege von 1–10 und begründen Sie Ihre Einschätzung!

(1 = keine Gewaltausübung, 10 = massive Gewaltausübung)

Aussagen von Pflegenden	Bewertung	Begründung
1: „… dann werde ich sehr laut"		
2: „… dann höre ich nicht hin"		
3: „… dann werde ich pampig"		
4: „… dann reiße ich das Pflaster nicht vorsichtig ab"		
5: „… dann habe ich den Patienten bei der Schulter genommen und geschüttelt"		
6: „… dann habe ich den Patienten erstmal mit 4711 abgesprüht"		
7: „… dann habe ich in der Nacht das Licht voll angemacht"		
8: „… dann habe ich dem Patienten ins Gesicht geschlagen"		
9: „… dann sehe ich zu, dass ich aus dem Zimmer komme"		
10: „… dann gehe ich nicht zur Klingel"		
11: „… dann habe ich das Pflaster bis zum Abwinken verklebt"		

Aufgabe 2:

Welche Erkenntnisse sind Ihnen durch die Bearbeitung dieses Arbeitsblattes wichtig geworden?

Aufgabe 3: (ab Teil II des Portfolios enthalten)
Vergleichen Sie die heutige Einschätzung mit der vorausgegangenen Einschätzung! Welche Unterschiede nehmen Sie bei sich wahr?

Aufgabe 4:
Wird „Gewalt in der Pflege" auf Ihrer Station überhaupt thematisiert? Notieren Sie Ihre Gedanken dazu!

Aufgabe 5:
Wenn über Gewaltsituationen gesprochen/nicht gesprochen wird, wie geht es Ihnen dabei?

Aufgabe 6:
Welche Ursachen könnten ggf. vorliegen, wenn „Gewalt in der Pflege" tabuisiert wird?

Arbeitsblatt 2

Analyseraster

als Hilfsmittel zur differenzierten Erfassung der Ursachen und der Entstehung von Gewalt in der Pflege

Strukturell bedingte Ursachen	Personenbezogene Ursachen	Interaktionsbezogene Ursachen
Institution Krankenhaus	Belastungen	Kommunikationsstörungen
Rolle des Patienten	Ethik	mangelnde Konfliktfähigkeit
Rolle der Pflegenden	Berufsbild	Sprache
Mangel an Autonomie der Pflegenden	Helfen – hilflos sein	Nähe – Distanz
Sonstige:	Angst und Wut	Ohnmacht und Macht
	Ekel und Scham	Sonstige:
	Lebensalter	
	Persönlichkeit (Frustrationstoleranz, Geduld usw.)	
	Sonstige:	

(Thobe, 2006)

Aufgabe 1:
Beschreiben Sie bitte eine Situation, die Sie als Gewalthandlung in der Pflege beobachtet haben, sehr differenziert.
Begründen Sie, warum Sie diese Situation als Gewalthandlung betrachten. Nutzen Sie dafür ein zusätzliches Schreibblatt!

Aufgabe 2:
Analysieren Sie die Ursachen anhand des vorliegenden Rasters.

Aufgabe 3:
Wie wurde mit dieser Situation umgegangen?

Aufgabe 4:

a) Welche präventiven Maßnahmen wären vor der Situation möglich gewesen?

b) Welche Handlungsalternativen kämen in der Situation in Betracht? Welche Möglichkeiten der Deeskalation beständen?

c) Welche Maßnahmen wurden nach der Situation für die nächste Begegnung geplant, um einer erneuten Gewaltanwendung vorzubeugen?

a) ______________________________

____

____

____

b) ______________________________

____

____

____

c) ______________________________

____

____

____

Aufgabe 5:

Wie können Sie Ihre Erfahrungen für spätere schwierige Situationen nutzen?

____

____

____

____

Gesammelte Materialien/eigene Arbeitsergebnisse:

Arbeitsblatt 3

Selbstreflexion zum Thema „Gewalt in der Pflege"

(Die Aufgaben 1 und 2 müssen nicht schriftlich ausgeführt werden, können aber als Grundlage für die Feedbackgespräche dienen.)

Aufgabe 1:

In welchen Situationen waren Sie oder könnten Sie selbst zum Täter von „direkter Gewalt" werden?

Aufgabe 2:

Jede Pflegeperson erlebt Situationen, in denen sie nach der Definition von Ruthemann (1993) Täter von Gewalt in der Pflege ist. Beschreiben Sie eine Situation differenziert, in der Sie sich als Täter von Gewalt in der Pflege erleben/erlebt haben.

Aufgabe 3:

Welche strukturellen, personenbezogenen und interaktionsbezogenen Faktoren, die Gewalt in der Pflege begünstigen, treffen auf Sie in den ausgewählten Arbeitssituationen zu?

Aufgabe 4:

Wie haben Sie bislang schwierige (Gewalt-)Situationen gelöst? Waren dies die optimalen Deeskalationsstrategien oder könnten Sie sich auch anders verhalten?

Aufgabe 5:

Wie können Sie ihr eigenes Gewaltpotenzial beeinflussen?

Arbeitsblatt 4

Opfer oder Täter?

Aufgabe 1:

Waren Sie selbst in der Ausübung ihrer Pflegetätigkeit bereits „Opfer" von Gewalt? Was hat dazu geführt, dass es dazu kam?

Aufgabe 2:

Mit wem haben Sie darüber gesprochen, wenn Sie „Opfer" oder „Täter" waren? Wo haben Sie sich Hilfe geholt?

Aufgabe 3:

Wie sind Sie dem beteiligten Menschen der Gewaltsituation anschließend begegnet? Hat eine Annäherung, Entschuldigung oder Versöhnung stattgefunden? Wie ging es Ihnen dabei?

Aufgabe 4:

Welche Möglichkeiten sehen Sie, Gewalt von Patienten gegen Pflegende so gering wie möglich zu halten?

Rückmeldungsbogen

Analytische Fähigkeit	Die Beschreibung der Gewaltsituation erfolgt differenziert. **(ZG)**	++ + 0 – – – ☐ ☐ ☐ ☐ ☐ Bemerkung:	Die Gewaltsituation wird oberflächlich beschrieben.
	Die Analyse der Gewaltsituationen umfasst strukturelle, personenbezogene und interaktionsbezogene Ursachen. **(ZG, GB)**	++ + 0 – – – ☐ ☐ ☐ ☐ ☐ Bemerkung:	Die Ursachen für Gewalt werden nicht analysiert.
	Die Schülerin beschreibt die Situation aus der Perspektive aller Beteiligten. **(SE)**	++ + 0 – – – ☐ ☐ ☐ ☐ ☐ Bemerkung:	Die Schülerin beschreibt nur ihre eigene Perspektive.
Selbstreflexion	Die Schülerin reflektiert ihre eigene Haltung, Wirkung und Beteiligung. **(SR)**	++ + 0 – – – ☐ ☐ ☐ ☐ ☐ Bemerkung:	Die Schülerin reflektiert sich selbst nicht.
	Die Schülerin kann eigene personenbezogene Ursachen benennen. **(SR)**	++ + 0 – – – ☐ ☐ ☐ ☐ ☐ Bemerkung:	Die Schülerin kann keine eigenen personenbezogenen Ursachen benennen.
	Die Schülerin kann ihre Interaktion einschätzen (Konfliktfähigkeit, Kommunikationsfähigkeit, Macht/Ohmacht, Sprache, Nähe/Distanz). **(SR, SE)**	++ + 0 – – – ☐ ☐ ☐ ☐ ☐ Bemerkung:	Die Schülerin kann ihre Interaktion nicht einschätzen.
Problemlösung	Die Schülerin zeigt eine hohe Sensibilität für problematische Situationen. **(SR)**	++ + 0 – – – ☐ ☐ ☐ ☐ ☐ Bemerkung:	Die Schülerin erkennt problematische Situationen nicht.
	Die Schülerin beschreibt verschiedene Handlungsalternativen. **(GB)**	++ + 0 – – – ☐ ☐ ☐ ☐ ☐ Bemerkung:	Die Schülerin beschreibt keine Handlungsalternative.

	Die Schülerin beschreibt präventive Maßnahmen. **(GB)**	++ + 0 – – – ☐ ☐ ☐ ☐ ☐ Bemerkung:	Die Schülerin beschreibt keine präventiven Maßnahmen.
Transferleistung	Die Schülerin überträgt Erkenntnisse aus der erlebten Situation auf neue Situationen. **(GB, SK)**	++ + 0 – – – ☐ ☐ ☐ ☐ ☐ Bemerkung:	Die Schülerin überträgt die Erkenntnisse aus der erlebten Situation nicht auf andere Situationen.
	Die Schülerin erkennt und beschreibt Zusammenhänge aus dem theoretischen Unterricht (z.B. Kommunikation und Gesprächsführung) und wendet dieses Wissen an. **(GB)**	++ + 0 – – – ☐ ☐ ☐ ☐ ☐ Bemerkung:	Die Schülerin erkennt und beschreibt keine Zusammenhänge aus dem theoretischen Unterricht und wendet das Wissen nicht an.
Selbstständigkeit	Mehrere Arbeitsergebnisse wurden aus eigener Initiative und in sehr guter Qualität erbracht. **(SK)**	++ + 0 – – – ☐ ☐ ☐ ☐ ☐ Bemerkung:	Es liegen keine Arbeitsergebnisse aus eigener Initiative vor.
	Die Ergebnisse sind vielfältig und kreativ dargestellt. **(SK)**	++ + 0 – – – ☐ ☐ ☐ ☐ ☐ Bemerkung:	Stereotype, einfache Darstellung.
	Die Zeitvorgaben wurden eingehalten. **(SK)**	++ + 0 – – – ☐ ☐ ☐ ☐ ☐ Bemerkung:	Die Zeitvorgaben wurden nicht eingehalten.
Sorgfalt	Die von der Schule geforderten Arbeitsergebnisse sind vollständig und umfassend ausgeführt. **(GB)**	++ + 0 – – – ☐ ☐ ☐ ☐ ☐ Bemerkung:	Die von der Schule geforderten Arbeitsergebnisse fehlen oder wurden minimal ausgeführt.
	Die Arbeitsergebnisse werden in formal angemessener Form dargestellt. **(GB)**	++ + 0 – – – ☐ ☐ ☐ ☐ ☐ Bemerkung:	Die Arbeitsergebnisse werden formal unangemessen dargestellt.

3.6.6 Checkliste zur Durchführung der Prüfung

Die folgende Checkliste zeigt auf, welche Personen zu welchen Zeitpunkten die entsprechenden Aufgaben zur Vorbereitung, Durchführung oder Nachbereitung des Portfolios übernehmen sollten, um einen möglichst reibungslosen Ablauf zu gewährleisten.

Tab. 3.25 Checkliste für das Prüfungsinstrument „Portfolio"

Zeitpunkt	Zielgruppe	to do	✓
Zu Beginn der Lerneinheit	**Auszubildende**	**Informationen** zur Lerneinheit und zum Prüfungsinstrument: • Methoden • Ziele • Kompetenzen • Art des Prüfungsverfahrens	
		Festlegung des **Ausgabetermins des Portfolios** *Cave:* Zeitpunkt sollte möglichst nah am Abschluss der Lerneinheit liegen	
2–3 Wochen vor Beginn des Portfolios	**Bezugslehrerin**	**Einführungsveranstaltung/interne Fortbildung:** • Vorstellung der Unterrichtsinhalte • Aushändigen ausgewählter Unterrichtsmaterialien (Definitionen etc.) • Vorstellung des Portfolios inkl. Einschätzungsbögen • Aushändigen des Portfolios	
1–2 Tage vor Beginn des Portfolios		Vorbereitung/Kopieren des benötigten **Materials für die Auszubildenden:** • Arbeitsblätter zum Portfolio • Selbsteinschätzungsbögen	
Zu Beginn des Portfolios	**Auszubildende**	**Einführung in das Arbeiten mit dem Portfolio:** • Austeilen der Portfoliounterlagen • Besprechung der Aufgabenstellungen und der Arbeitsblätter • Bekanntgabe des Zeitraumes für den ersten Abgabe- und Gesprächstermin	
Während der Durchführung des Portfolios	**Bezugslehrerin** **Auszubildende**	• evtl. Zwischengespräche anbieten • Gesprächstermin vereinbaren • Erinnerung an das Portfolio und die Sammelfunktion	
1–2 Wochen vor dem Reflexionsgespräch	**Bezugslehrerin**	Organisation eines **Raumes** • ungestörte und nette Gesprächsatmosphäre	
2 Tage vor dem Reflexionsgespräch	**Auszubildende**	**Abgabe** des Portfolios	
	Bezugslehrerin	• Lesen des Portfolios • evtl. Notizen der anzusprechenden Aspekte	
Reflexionsgespräche	**Auszubildende** **Bezugslehrer**	**Durchführung des Reflexionsgespräches:** • Besprechen und Reflektieren der Arbeitsblätter • Ausfüllen der Einschätzungsbögen (einzeln) • Diskussion der Einschätzungsbögen • evtl. Vereinbarungen treffen	
Nach dem Reflexionsgespräch	**Bezugslehrerin**	**Nachbereitung des Gesprächs:** • Notizen zum Gespräch • evtl. nachzuarbeitende Unterlagen einfordern	

3.7 Klausur zum Thema „Alte Menschen"

Entwickelt von Petra Mohr

In diesem Kapitel wird differenzierter auf das innerhalb des Projektes entwickelte, erprobte und evaluierte Prüfungsinstrument „Klausur" eingegangen. Dabei wird zunächst eine theoretische Fundierung zum Prüfungsinstrument dargelegt, um im Folgenden detaillierter auf die vereinbarten Kriterien zur Entwicklung kompetenzorientierter Prüfungen einzugehen. Ferner folgen didaktische Hinweise und Ausführungen zur Eignung des Prüfungsinstrumentes im Rahmen der Abschlussprüfung. Abschließend wird das eigentliche Prüfungsinstrument „Klausur" mit Checkliste vorgestellt.

3.7.1 Beschreibung des Prüfungsinstrumentes

Mit dieser Prüfungsmethode soll die Fähigkeit gefördert werden, im Zusammenhang und damit fächerübergreifend zu denken, Probleme aus unterschiedlichen Perspektiven zu erkennen, zu analysieren und Wissen aus der Praxis zur Problemlösung und damit zur Bearbeitung der Aufgaben zu transferieren. Um diesem Anspruch gerecht zu werden, erscheint es notwendig, sich bei der Aufgabenstellung auf Situationen sowie Problemstellungen aus dem beruflichen Kontext zu beziehen, aus denen sich ein Handlungsbedarf ergibt.

Nach Klieme erfordert das situationsgerechte Handeln ein reifes Potenzial beruflicher Fähigkeiten, welches dem Menschen erlaubt, den Leistungsanforderungen in konkreten beruflichen Situationen entsprechend zu handeln (vgl. Klieme et al., 2003, zit. nach Reetz, 2005). Hierzu sind Fach-, Methoden-, Sozial- sowie Personalkompetenz erforderlich, die es gilt, durch gezielte Aufgabenstellungen vor dem Hintergrund beruflicher Situationen und Problemstellungen zu überprüfen. Das bedeutet, dass bei der Konstruktion von Aufgabenstellungen im Rahmen einer Klausur Anforderungen der künftigen beruflichen Tätigkeit antizipierend und exemplarisch berücksichtigt werden müssen. Außerdem dürfen zwischen Lernaufgaben im Rahmen der Ausbildung und Prüfungsfragen in der Abschlussprüfung keine großen Differenzen bestehen (vgl. Reetz, 2005). Dies lässt sich nach Reetz, der sich auf Prüfungen im dualen System der Berufsausbildung bezieht, am ehesten mit Situationsaufgaben realisieren. Anstelle des Begriffs „Situationsaufgaben" werden in neueren didaktischen Diskussionen der Begriff „situierte Aufgaben" bzw. Prüfungsaufgaben in Anlehnung an das konstruktivistische Konzept des situativen Lernens verwendet (vgl. Reetz, 2005). Auch nach den Empfehlungen der Kultusministerkonferenz (2000, S. 10) soll sich die gesamte Berufsausbildung stärker an den Prozessen der beruflichen Tätigkeit orientieren. Dabei bieten berufliche Handlungssituationen eine Grundlage für Lernsituationen, deren Bearbeitung somit ein ganzheitliches Erfassen der beruflichen Wirklichkeit fördert sowie Erfahrungen der Lernenden mit einbezieht. Hier entsteht die Forderung nach Curricula für die Berufsausbildungen, welche nach dem Lernfeldkonzept aufgebaut sind. Folglich wird empfohlen, Prüfungen und damit die Aufgabenstellungen auf Ganzheitlichkeit und Handlungsorientierung auszurichten (vgl. KMK 2000, S. 15).

In der Gesundheits- und Krankenpflegeausbildung gewinnen neben der Kompetenzorientierung die Handlungsorientierung und die Problemorientierung zunehmend an Bedeutung. Auch hier wird inzwischen ein lernfeld- und problemorientiertes Curriculum diskutiert, wobei sich Lernfelder nach beruflichen Handlungssituationen ausrichten sollen (vgl. Schwarz-Govaers, 2006, S. 655 f.). Ähnlich wie bei Reetz (2005, zit. nach Schwarz-Goevers, 2006) entsteht auch hier die Forderung, Prüfungsaufgaben so zu konstruieren, dass gegenüber Lernaufgaben keine großen Differenzen bestehen. Für die Gestaltung von Aufgaben werden vergleichsweise das Lernfeldkonzept und das Konzept des problembasierten Lernens zugrunde gelegt. Lernaufgaben nach beiden Konzepten gehen von exemplarischen und problemhaltigen Berufssituationen aus, die möglichst realitätsnah beschrieben werden. Während im Lernfeldkonzept eher von abgeschlossenen Handlungen ausgegangen wird, beschreiben problembasierte Aufgaben eher berufliche Ereignisse, die häufig offen sind, um den Lernenden bzw. Prüfling zum Reagieren oder Nachdenken anzuregen. Die Struktur wird in beiden Konzepten durch berufliche Schlüsselprobleme vorgegeben, welche die Lösung eines Konflikts oder das Treffen von Entscheidungen verlangen. Es wird eine Entscheidungs- und Begründungskompetenz gefordert. Ferner spielen affektive Aspekte wie Empfindungen und Einstellungen eine wichtige Rolle (vgl. Panke-Kochinke, 2005, S. 140).

Im Konzept des problembasierten Lernens soll die Lern- bzw. Prüfungsaufgabe einerseits an das Vorwissen anschließen und andererseits neue, unbekannte Aspekte beinhalten, die einen kognitiven oder affektiven Konflikt auslösen. Lern- sowie Prüfungsaufgaben nach dem Lernfeldkonzept sind einem bestimmten Lernfeld zugeordnet und durch Problembeschreibung, Zielsetzungen sowie verschiedene Kompetenzbereiche bestimmt. Aufgaben im problembasierten Konzept sind einem Problemfeld zugeordnet, wobei die Aufgaben in einer bestimmten Reihenfolge aufeinander aufbauen. Die Aufgaben sind gekennzeichnet durch den Titel und den Aufgabentypus. Wenn Lerninhalte fächerintegrativ erlernt und damit in Prüfungen situativ präsentiert werden, sollten Prüfungssituationen wie Lernsituationen gestaltet werden. Das heißt, die Lernenden werden mit einer komplexen, beruflichen (Pflege-) Situation konfrontiert, die die dafür nötigen Kompetenzen einfordert.

Die schriftliche Prüfung konzentriert sich eher auf die Fach- und Methodenkompetenz sowie auf kognitive Aspekte der Sozialkompetenz (vgl. Schwarz-Govaers, 2006, S. 659). Nach Depping ist neben der Fach- und Methodenkompetenz auch die Personalkompetenz prüfbar, hier durch die Aufforderung, eine Pro-Contra-Analyse darzustellen oder einen persönlichen Kommentar zu schreiben (vgl. Depping, 2004, S. 12). Neben der Auswahl der Kompetenz- und Prüfungsschwerpunkte müssen der Aufgaben- und Prüfungsumfang bestimmt sowie der Aufgabentyp ausgewählt werden. Aufgabentypen, die sich für schriftliche Prüfungen eignen, sind (vgl. Depping, 2004, S. 16 ff.):

- schriftliche Umordnungsaufgabe
- Pro-Contra-Analyse
- gebundene Alternativantwort-Aufgabe
- Multiple-Choice-Aufgabe
- halboffene Aufgabe
- offene Aufgabe
- bestimmte Informationen nachschlagen
- Fragen zum Text entwickeln
- Inhaltsstruktur zu einem Text entwickeln
- persönlichen Kommentar schreiben
- Schaubild beschreiben
- Schaubild vervollständigen.

In der hier entwickelten Klausur wird der offene Aufgabentyp verwendet. Dem Prüfling werden eine oder mehrere offene Fragen gestellt. Diese werden nach eigenem Ermessen beantwortet, wobei je nach Aufgabentyp ein längerer Text oder wenige frei formulierte Sätze notwendig sind (vgl. Ebbinghaus & Schmidt, 1999, S. 70). Fachliches Wissen und Können soll frei von formalen, ggf. einschränkenden Rahmenbedingungen angewendet werden, um anspruchsvolle Aufgabenstellungen zu bewältigen. Offene Aufgabenstellungen eignen sich zur Erfassung von Zusammenhangswissen und Methodenwissen sowie zur Feststellung des sprachlichen Ausdrucksvermögens (vgl. Ebbinghaus und Schmidt, 1999, S. 70).

Bei der Formulierung von Aufgabenstellungen ist zu beachten, dass die Sprache gut verständlich ist und dass auf nicht geläufige Begriffe verzichtet wird (vgl. Sacher, 2004, S. 71). Wenn Fremdwörter in der Aufgabenstellung benutzt werden, sollten diese im vorangegangenen Unterricht geklärt werden oder den Prüflingen wird während der Klausur die Möglichkeit gegeben, die Bedeutung von Fremdwörtern nachzuschlagen. Jede Aufgabe sollte einen Informationsteil und einen Frageteil enthalten, die voneinander klar zu unterscheiden sind. Der Informationsteil muss alle Informationen enthalten, die notwendig sind, um die Aufgabenstellung zu bearbeiten. Der Frageteil sollte eine unmissverständliche und präzise Anweisung über das enthalten, was der Prüfling konkret zu tun hat (vgl. Sacher, 2004, S. 71). Die Formulierungen für die Anweisungen in den Fragestellungen sollten im Vorfeld mit den Lernenden geklärt werden. Die Begriffe *diskutieren, definieren, belegen, erklären, mitteilen, zusammenfassen, klassifizieren, anwenden, kritisieren, formulieren* enthalten Aufgaben, die sich in ihrer Ausführung unterscheiden (vgl. Gage & Berliner, 1996, S. 644). In Anlehnung an Schewior-Popp (1998, S. 184) werden die folgenden Verben in ihrer Bedeutung beschrieben:

- „nennen" – reines Aufzählen von Begriffen oder Sachverhalten
- „definieren" – Bestimmung eines Begriffs oder Sachverhaltes

- „erläutern" oder „beschreiben" – Darstellung einzelner Sachverhalte im Gesamtkontext
- „erklären" oder „begründen" – Darstellung der zugrunde liegenden Ursachen.

Man sollte sich demnach als Lehrender eindeutig entscheiden, was mit der Fragestellung erreicht werden soll. Mit der Formulierung der Fragestellung wird das Anspruchsniveau festgelegt, welches sich in den Lernzielen widerspiegelt. Zur Beschreibung des Anspruchniveaus bietet sich die Lernzielstufung gemäß dem Gutachten des Deutschen Bildungsrates (1970) in Anlehnung an Bloom (1956, zitiert nach Reetz, 2005) an:

1. Reproduktion von Wissen – verfügbares Wissen bezieht sich auf einfache oder komplexe Sachverhalte
2. Reorganisation von Wissen – eigene Verarbeitung/Interpretation und Zuordnung des Erlernten
3. Transfer von Wissen – Übertragung von Grundprinzipien des Gelernten auf neue ähnliche Aufgaben und Situationen
4. Problemlösung – Fähigkeit zur systematischen Problembearbeitung.

Es wird deutlich, dass sich der oben beschriebene Anspruch der Lern- und Prüfungsaufgaben in der Gesundheits- und Krankenpflege tendenziell auf den höheren Ebenen der Lernzieltaxonomie ansiedelt. Um Problemstellungen in Prüfungen richtig zu erfassen und systematisch zu bearbeiten, müssen die Lernenden im Unterricht darauf vorbereitet werden. Eine Möglichkeit der Bearbeitung von schriftlichen Prüfungsfragen bieten die folgenden Schritte des problembasierten Lernens (vgl. Schwarz-Govaers, 2006, S. 660):

1. Textverständnis und Begriffsdefinition zur Situation
2. Problembestimmung und Begründung der Fragen-/Themen-/Konzeptauswahl
3. Präsentation des eigenen Erkenntnisstandes zu den gewählten Fragen/Themen/Konzepten
4. Herstellen der Zusammenhänge zwischen den Konzepten und der Situation
5. Begründung der Lösungsansätze und Widersprüche
6. Reflexion und (Selbst-)Beurteilung der Erkenntnisse und Schlussfolgerungen.

Die Lernenden müssen also in der Lage sein, diese Schritte selbstständig durchzuführen und ihr Vorwissen auf die Berufssituation zu übertragen.

Korrekturen schriftlicher Leistungsmessungen sollten anhand eines Bepunktungsschlüssels erfolgen, auch um eine Transparenz und Vergleichbarkeit für die Prüflinge zu gewährleisten. Ferner ist ein Sockelwert festzulegen, der eine noch „ausreichende" Leistung angibt (z. B. 50% der Gesamtpunktzahl). Empfehlenswert ist es, eine Aufgabe in allen vorliegenden Arbeiten zu korrigieren und zu bewerten und danach zur nächsten Aufgabe überzugehen (vgl. Schewior-Popp, 1998, S. 188).

3.7.2 Kriterienraster mit entsprechenden Ausführungen

Kriterienraster für die Entwicklung von kompetenzorientierten Prüfungsinstrumenten

(1) Lernbereich/Teil-Lernbereich

Die Grundlage für die Entwicklung des Prüfungsinstrumentes „Klausur" bildet das schuleigene Curriculum der Alten Michaelschule in Anlehnung an die „Ausbildungsrichtlinie für die staatlich anerkannten Kranken- und Kinderkrankenschulen in NRW" (MGSFF, 2003). Ausgewählt wurde aus dem Lernbereich III.2 „Zielgruppen pflegerischer Arbeit" der Teilbereich „Alte Menschen".

Das Curriculum der Alten Michaelschule weist zu diesem Lernbereich folgende Ziele aus:

- Die Lernenden reflektieren ihre eigenen Vorstellungen, Wünsche und Ängste zum Altwerden und -sein und vergleichen sie mit verschiedenen Altersbildern aus Geschichte und Gegenwart.
- Die Lernenden verstärken den empathischen Zugang zum Leben alter Menschen bzw. verringern entsprechende Abwehrhaltungen.
- Die Lernenden haben durch die Vermittlung ausgewählter Ergebnisse und Erkenntnisse der Alternsforschung ein umfassendes Bild von der Lebenssituation alter Menschen erworben und damit ihr Verständnis für das Leben im Alter erhöht.

Tab. 3.26 Kriterienraster für das Prüfungsinstrument „Klausur"

Kennzeichen	Einordnung	Kommentar
(1) Lernbereich/Teil-Lernbereich/Gegenstand	• Lernbereich III: „Zielgruppen pflegerischer Arbeit" • Lernbereich III.2 „Alte Menschen"	• exemplarisch
(2) Ausweisung der Kompetenzen	• Fachkompetenz • Sozialkompetenz	• Pflegebedürftige in ihren sozialen Lebensbezügen sehen • Perspektivenwechsel und Empathie
(3) Art und Organisation des Prüfungsverfahrens (mündlich, schriftlich, praktisch)	• schriftlich als Klausur	Schülerinnen sollen aus einem Text wichtige Aussagen herausarbeiten und diese auf ihre Arbeit in der Pflege übertragen.
(4) Rahmenbedingungen (Prüferin, sog. Dritte, Räume etc.)	• Dauer: 90 Minuten • zeitgleich, eine Aufsichtsperson	
(5) Voraussetzungen bei den Lehrenden und Lernenden	Themen, die vorher bearbeitet werden: • Theorien und Modelle zum Altern • Selbstständigkeit und geistige Fähigkeiten im Alter: Gedächtnis, Lernen im Alter	Schülerinnen lernen das Kompetenzmodell in dieser Ausprägung erst durch den zu bearbeitenden Text kennen.
(6) empfohlene Unterrichtskonzepte und methodische Orientierung	Reflexion/Einfühlung: • Wie möchte ich (nicht) alt werden? • Was bedeutet es, wenn man alt und gebrechlich ist? • Wie reagiere ich, wie reagieren andere auf alte Menschen?	Methoden: • Standbild • Instant-aging: sich hineinfühlen in körperliche Befindlichkeiten älterer Menschen anhand von Selbsterfahrungsübungen • Textarbeit
(7) Aufgabentypen (offen, halboffen, gebunden)	• offene Fragestellung	
(8) Beurteilungs- und Beobachtungskriterien	• Gegenstandsbezug • Zielgerichtetheit • Selbstständigkeit • Selbstreflexion	Die positive Ausprägung wird näher definiert.
(9) Leistungsmessung	• Noten von 1–6 • individuelle Rückmeldung und Hilfestellung	Diese Art der Beurteilung ist der Thematik angemessen.
(10) Testgütekriterien und deren Einhaltung	Validität, Objektivität und Reliabilität werden berücksichtigt	
(11) Stärken-/Schwächenanalyse	• Stärke: gute selbstständige Auseinandersetzung der Lernenden mit dem Thema • Schwächen: geringere Objektivität bei frei zu beantwortenden Fragen, großer Zeitaufwand durch die Korrektur und Rückmeldung	
(12) Literaturbasis	• Kauffeld S. et. al.: Psychologische Grundlagen der Altenarbeit. Ferd. Dümmler's Verlag, Bonn 1995. • Schewior-Popp S.: Handlungsorientiertes Lehren und Lernen in Pflege- und Rehabilitationsberufen. Georg Thieme Verlag, Stuttgart, New York 1998. • Schwarz-Govaers R.: Lernfeld- und problemorientiert prüfen – Prüfungen in einem lernfeld- und problemorientierten Curriculum. PrInterNet/PflegePädagogik 12 (2006), S. 655–664.	

(2) Ausweisung der Kompetenzen

Die folgenden Kompetenzen werden in diesem Lernbereich gefördert:

- fachliche Kompetenz mit dem Schwerpunkt „Pflegebedürftige in ihren sozialen Lebensbezügen sehen“
- soziale Kompetenz mit den Schwerpunkten „Perspektivenwechsel“ und „Empathie“.

(3) Art und Organisation des Prüfungsverfahrens

Bei dem Prüfungsverfahren handelt es sich um eine schriftliche Prüfung in Form einer Klausur. Hierzu wird den Lernenden ein ihnen unbekannter Text vorgelegt. Bei dem Text handelt es sich um einen Aufsatz von Sylvia Kauffeld (1995) zum Kompetenzmodell des Alterns mit dem Titel: „Altern als Auseinandersetzung mit inneren und äußeren Veränderungen“. Die Klausuraufgaben umfassen das Verstehen des Textes, welches die Schülerinnen durch die Entwicklung einer Inhaltsstruktur verdeutlichen sollen. Darüber hinaus werden die Schülerinnen zu einem Perspektivenwechsel angeregt, indem sie die Aussagen des Textes aus verschiedener Sicht beurteilen sollen. Abschließend sind sie gefordert, aufgrund ihres Verständnisses der Textaussagen einen Praxistransfer zu ihrer pflegerischen Arbeit vorzunehmen.

(4) Rahmenbedingungen

Die Dauer der Klausur beträgt 120 Minuten. Eine Aufsichtsperson ist anwesend und steht für Rückfragen zur Verfügung. Der Prüfungsraum sollte entsprechend der Teilnehmerinnenzahl ausreichend groß sein.

(5) Voraussetzungen bei Lehrenden und Lernenden

Dieses Prüfungsinstrument wird gegen Ende der Lerneinheit eingesetzt.

Die Lernenden haben zu diesem Zeitpunkt bereits ihre eigenen Vorstellungen, Wünsche und Ängste zum Altwerden und -sein reflektiert und verschiedene Altersbilder kennen gelernt. Sie haben einen Einblick in Erkenntnisse der Alternsforschung erhalten und ihre Sicht von der Lebenssituation alter Menschen erweitert. Mit der Textbearbeitung in der Klausur werden sie ihr Verständnis für das Leben im Alter verbessern. Mit der Berücksichtigung von Kompetenzen alter Menschen können die Schülerinnen ihr pflegerisches Handeln besser den Bedürfnissen Älterer anpassen und ihre Kompetenzen fördern.

Mit einer daraus resultierenden positiven und konstruktiven Haltung verstärken die Lernenden ihren empathischen Zugang zum Leben alter Menschen.

Im Anschluss daran bzw. bei der Rückgabe der Klausur werden die Inhalte weiter reflektiert und vertieft.

(6) Empfohlene Unterrichtskonzepte und methodische Orientierung

Der methodische Schwerpunkt zu dieser Thematik liegt im erfahrungsbezogenen Unterricht. In einer Einführung in diesen Lernbereich werden die Lernenden mit den folgenden Fragen konfrontiert:

- Wie möchte ich (nicht) alt werden?
- Was bedeutet es, alt und gebrechlich zu sein?
- Wie reagiere ich, wie reagieren andere auf alte Menschen?

Sie reflektieren dabei ihre eigenen Vorstellungen, Wünsche und Ängste zum Altwerden. Unterstützend wird dazu die Methode des Standbildes genutzt. Als weitere Methode dient das sogenannte Instant-aging: sich hineinfühlen in körperliche Befindlichkeiten älterer Menschen anhand von Selbsterfahrungsübungen. Die Vorbereitung auf diesen Typ einer Klausur erfolgt anhand einer Textarbeit exemplarisch zum demographischen Wandel in unserer Gesellschaft.

(7) Aufgabentypen

Zur Bearbeitung der Klausur dienen halboffene Fragen bzw. Aufgaben, die anhand des vorgelegten Textes (➢ 3.7.5) bearbeitet werden sollen.

(8) Beurteilungskriterien

In der folgenden Tab. 3.27 (vgl. Richter, 2002, S. 14 f.) sind die Überprüfungskriterien und deren Bezug zu den Gütekriterien einer Lernhandlung dargestellt. Eigene Beurteilungskriterien wurden für die hier relevanten Humandienstleistungsberufe modifiziert und daher kursiv dargestellt.

Tab. 3.27 Gütekriterien für das Prüfungsinstrument „Klausur"

Gütekriterium (GK)	Überprüfungsmerkmal/ pos. Ausprägung
Gegenstandsbezug (GB)	bezieht sich auf die Fähigkeit, *vor dem Hintergrund pflegewissenschaftlicher und gesellschaftlicher Grundlagen sowie Erkenntnisse aus dem Text* Problemstellungen fachgerecht und vollständig zu bearbeiten; *Nutzung der Fachsprache*
Zielgerichtetheit (ZG)	bezeichnet die Fähigkeit, *Problemstellungen* methodengeleitet und strukturiert zu *bearbeiten; Konzentration auf das Wesentliche*
Selbstständigkeit (SK)	bezeichnet die Fähigkeit, Problemsituationen ohne äußere Hilfe zu lösen und zur Verfügung stehende Hilfsmittel *(Text)* sinnvoll einzusetzen

Die Gütekriterien wurden im Erwartungshorizont den einzelnen Fragen zugeordnet (➢ 3.7.5). Dabei kommt es teilweise zu Doppelnennungen, da eine trennscharfe Zuordnung für personenbezogene Dienstleistungen nicht durchgängig möglich erscheint.

Die Lernenden werden darüber hinaus über die folgenden Beurteilungskriterien informiert und erhalten bei einer positiven Bewertung 2 Punkte.

Beurteilungskriterien: (2 Punkte)

- Fähigkeit, Probleme fachgerecht zu lösen
- methodisches Vorgehen bei der Bearbeitung, Konzentration auf das Wesentliche
- selbstständige Bearbeitung der Aufgabenstellung, Fähigkeit zur Problemlösung
- verständliche Ausdrucksweise und strukturierte Darstellung.

(9) Leistungsmessung

Die Lernenden können in dieser Klausur durch die herkömmlichen Noten von sehr gut bis ungenügend beurteilt werden. Darüber hinaus sollen sie eine individuelle und differenzierte Rückmeldung zu ihrer Ausarbeitung erhalten. Dies kann zum einen schriftlich erfolgen. Eine bessere Alternative besteht allerdings in einer mündlichen Rückmeldung in Form eines Fachgesprächs. Dabei haben die Lernenden die Möglichkeit, ihre Argumentation zu vertreten. Schwächen und Fehler können mit entsprechender Hilfestellung im Gespräch aufgearbeitet werden. Als Leitfaden für die Rückmeldung dienen folgende Kriterien: Textverständnis, Perspektivenwechsel, Praxistransfer, Argumentation, Ausdrucksweise und Selbstreflexion.

Als Grundlage für die Notenfindung dienen die vergebenen Punkte der Beurteilung, wobei maximal 20 Punkte durch die Bewertung des Prüfers zu erreichen sind.

Tab. 3.28 Notenfindung für das Prüfungsinstrument „Klausur"

Erreichte Punkte (max. 20)	Prozent	Note
20–18,5 Punkte	100–91%	1
18–15,5 Punkte	90–76%	2
15–12,5 Punkte	75–61%	3
12–10,5 Punkte	60–51%	4
10–7,5 Punkte	50–36%	5
≤ 7 Punkte	≤ 35%	6

(10) Testgütekriterien

Die **Validität** (Gültigkeit) der Klausur zur Messung der zu beurteilenden Kompetenzen wird eher im mittleren Niveau eingeschätzt, da sich innerhalb der ersten Erprobung herausgestellt hat, dass die Aufgabenstellungen noch nicht optimal formuliert waren. Ob durch die Überarbeitung des Instrumentes eine Verbesserung erreicht wurde, zeigt sich erst bei erneuter Erprobung.

Dem Anspruch der **Reliabilität** (Genauigkeit) wird Rechnung getragen, indem die Beurteilungskriterien sehr genau eingegrenzt worden sind.

Die **Objektivität** (Subjektunabhängigkeit) ist hinsichtlich der Vergleichbarkeit der Leistungen berücksichtigt worden, da alle Lernenden die gleiche Klausur bearbeiten und diese von ein und demselben Beurteiler bewertet wird.

(11) Stärken und Schwächen

Die Stärke des Prüfungsinstruments ist sicherlich die intensive Auseinandersetzung mit dem vorgegebenen Thema. Jede Schülerin ist gefordert, den Inhalt des Textes zu verstehen. Sie soll den Inhalt aus unterschiedlicher Sicht beurteilen und einen Praxistransfer herstellen. Dazu verhilft diese Arbeitsform. Eine weitere Stärke ist die individuelle Lernbegleitung bei der Rückmeldung.

Als Schwäche stellt sich eindeutig ein hoher Zeitaufwand für die Klausurkorrektur und für die persönliche Rückmeldung dar.

3.7.3 Didaktische Hinweise

1. Der Umfang dieser Lernerfolgsüberprüfung ist in der vorgegebenen Zeit für viele Lernende nur schwer zu bewältigen. Der erhöhte Zeitbedarf ergibt sich hauptsächlich beim Lesen des Textes. Durch eine gezielte Anbahnung der Lesekompetenz vor der Durchführung einer Textarbeit als Klausur kann die Aufgabenstellung zeiteffektiver gestaltet werden.
2. Damit die Lernenden Sicherheit in der Aufgabenstellung erlangen können, sollten im Vorfeld Übungen zur inhaltlichen Textverarbeitung erfolgen, z.B. Definitionen herausarbeiten, Prioritäten setzen, eine persönliche Stellungnahme vornehmen.
3. Das Fallbeispiel der Aufgabe 3 muss dem Ausbildungsstand bzw. dem Stand der Unterrichtsinhalte entsprechend ausgewählt werden.

3.7.4 Klausur als Instrument für die Abschlussprüfung

Die hier vorgestellte Klausur ist dadurch gekennzeichnet, dass durch die Bearbeitung der Fragestellungen besonders die fachliche und soziale Kompetenz der Auszubildenden deutlich wird. Im Rahmen der Textbearbeitung im ersten Teil der Klausur wird ferner die Lesekompetenz sowie die Verknüpfung eigener Erkenntnisse und Erfahrungen mit den Aussagen des Textes gefördert. Nach Meinung der Autorinnen eignet sich diese Klausur als gute Basis, um daraus eine schriftliche Abschlussklausur zu entwickeln. Die Klausur könnte in modifizierter Form zur Prüfung des Themenbereiches I „Pflegesituationen bei Menschen aller Altersgruppen erkennen, erfassen und bewerten" (vgl. KrPflAPrV, § 13) eingesetzt werden.

Dabei ist zu empfehlen, den unter Aufgabe 3 geschilderten Fall zu Beginn der Klausur darzustellen. Als Fallmethode wäre die Problem-Finding-Methode geeignet (vgl. Hundenborn, 2007, S. 157). Der Fall müsste demnach eine umfassende Schilderung der berufstypischen Situation mit allen zur Problemanalyse notwendigen Informationen enthalten. Mit Blick auf den in der Klausur vorgestellten Fall wäre es sinnvoll, diesen mit Informationen und damit in seiner Komplexität zu erweitern, um der im § 13 der KrPflAPrV vorgegebenen Prüfungszeit von 120 Minuten gerecht zu werden.

Die anschließenden Aufgabenstellungen sind auf die Analyse von Problemen und Ressourcen auszurichten. Dazu gehören auch Fragestellungen zu pflegediagnostischen Assessmentverfahren, mit denen das Vorhandensein sowie das Ausmaß von pflegerischen Problemen erfasst werden kann. Um der Zielsetzung in Anlage 1 (zu § 1, Abs. 1) der KrPflAPrV gerecht zu werden, sollte im Rahmen der Aufgabenstellungen auch nach Wissen aus den Bezugswissenschaften wie Naturwissenschaften, Anatomie, Krankheitslehre, Mikrobiologie, Geistes- und Sozialwissenschaften etc. gefragt werden, welches im Zusammenhang mit der dargestellten berufstypischen Situation steht. Somit könnten bspw. bezogen auf den Fall in der Klausur die Pathophysiologie eines Lungenemphysems sowie dessen Auswirkungen auf die Atmung und den Allgemeinzustand der Patientin zum Gegenstand einer Aufgabenstellung werden.

Um diese Klausur zur Prüfung des Themenbereiches II „Pflegemaßnahmen auswählen, durchführen und auswerten" (vgl. KrPflAPrV, § 13) einzusetzen, müsste der Fall, wie im Rahmen des PEQs beschrieben, um Informationen erweitert werden. Dies würde auch hier bedeuten, dass der Fall im Sinne einer Case-Problem-Methode didaktisch aufbereitet wird (vgl. Hundenborn, 2007, S. 71). Mit Blick auf den Fall in der Klausur würden die pflegerischen Probleme der Patientin mit Lungenemphysem und chronischer Bronchitis ausdrücklich benannt werden. Die Fallbearbeitung dient dazu, Lösungen zu finden sowie Entscheidungen bzgl. pflegerischer Interventionen zu treffen, die am beschriebenen Pflegebedarf auszurichten sind.

Bei der Fallbearbeitung und Beschreibung pflegerischer Handlungsabläufe sind ferner Interaktions- und Kommunikationsstrukturen von Bedeutung. So könnte bspw. der Gegenstand einer Fragestellung die Anleitung des Ehemannes zu atemunterstützenden Maßnahmen sein, welche dann in Form eines Handlungsplans von den Prüflingen zu beschreiben ist. Um die weiteren Zielsetzungen der Anlage 1 (zur KrPflAPrV, § 1, Abs. 1) zu berücksichtigen, sind Aufgabenstellungen auf institutionelle Rahmenbedingungen und deren Auswirkungen auf die Pflegesituation sowie auf die Evaluation der pflegerischen Intervention auszurichten, für die sich der Prüfling in der Fallbearbeitung entschieden hat.

Der in der Klausur verwendete Text würde sich gut als Auftakt für eine schriftliche Prüfung des Themenbereiches VII „Pflegehandeln an Qualitätskriterien, rechtlichen Rahmenbestimmungen sowie wirtschaftlichen und ökologischen Prinzipien ausrichten“ anbieten (vgl. KrPflAPrV, § 13). Hier ist es sinnvoll, sich eher von der konkreten beruflichen Situation zu entfernen und die gesellschaftliche Perspektive sowie rechtliche und wirtschaftliche Rahmenbedingungen, die im Zusammenhang mit dem Gesundheitssystem stehen, in den Blick zu nehmen. Demnach wären die Aufgaben 2a–c und 3a gut geeignet, um Zusammenhänge zwischen den Themen „alter Mensch“, „Arbeit der Pflegenden“, „Gesellschaft“ und „Umwelt“ zu erfragen.

Abschließend ist auch hier anzumerken, dass im Sinne der Fächerintegration diejenigen Lehrkräfte bei Erstellung der Klausur und des Erwartungshorizontes miteinander kooperieren, welche die relevanten Bezugswissenschaften unterrichten.

3.7.5 Präsentation des Prüfungsinstrumentes

Das Prüfungsinstrument Klausur wird auf den folgenden Seiten vorgestellt. Dabei werden zunächst die Klausuraufgaben, das Fallbeispiel und der Text zur Vertiefung präsentiert. Im Anschluss wird der Erwartungshorizont dargelegt.

Klausuraufgaben

Bitte lesen Sie den Text gründlich und bearbeiten Sie anschließend folgende Aufgaben ausführlich:

Aufgabe 1:

a) Wie wird in diesem Text „Kompetenz im Alter“ definiert? (1 Punkt)

b) Beschreiben Sie mit eigenen Worten, was im Text unter körperlichen, psychischen und sozialen Fähigkeiten verstanden wird!
Belegen Sie dieses Verständnis mit je einem Beispiel aus dem Text! (3 Punkte)

c) Unter welcher Bedingung entsteht im Sinne des Textes Wohlbefinden? (1 Punkt)

Aufgabe 2:

a) Erläutern Sie den positiven Wert der Kompetenzorientierung im Alter vor dem Hintergrund des Textes für die älteren Menschen persönlich!
Zeigen Sie dazu 2 Aspekte auf! (2 Punkte)

b) Erläutern Sie den positiven Wert der Kompetenzorientierung im Alter vor dem Hintergrund des Textes für die Arbeit der Pflegenden!
Zeigen Sie dazu 2 Aspekte auf! (2 Punkte)

c) Welchen positiven Wert könnte die Kompetenzorientierung im Alter für die Gesellschaft haben? Stellen Sie hierzu 2 Aspekte dar! (2 Punkte)

Aufgabe 3:

a) In welchem Zusammenhang stehen Wohlbefinden, persönliche Kompetenzen und Umweltanforderungen?
Erläutern Sie dies am Beispiel von Überforderung oder Unterforderung! (1 Punkt)

b) Lesen Sie das Fallbeispiel! Arbeiten Sie heraus, welche Fähigkeiten und Ressourcen bei Frau Meyer vorhanden sind! (3 Punkte)

c) Erläutern Sie 3 Maßnahmen für Frau Meyer und begründen Sie, inwiefern diese zum Wohlbefinden beitragen! (3 Punkte)

Fallbeispiel

Sie sind mit der Betreuung von Frau Meyer beauftragt. Frau Meyer ist 70 Jahre alt und leidet an einer chronischen Bronchitis und an einem Lungenemphysem. Aufgrund einer akuten Infektion der Atemwege wurde sie vor einer Woche stationär aufgenommen. Inzwischen haben sich die Atembeschwerden etwas verbessert. Trotzdem benötigt Frau Meyer intermittierend Sauerstoff (2 l/Min.). Aufgrund der begrenzten Belastbarkeit verbringt die Patientin die meiste Zeit in sitzender Position im Bett. Mit Hilfe und unter Anstrengung kann sie allerdings zu den Mahlzeiten an den Tisch laufen. Die Morgen- und Abendtoilette führt Frau Meyer je nach Befindlichkeit am Bett oder im Bad am Waschbecken durch. Sie benötigt Hilfe beim Waschen des Intimbereichs und der Beine.

Im 4-Bett-Zimmer befinden sich 2 weitere Mitpatientinnen, die allerdings mobil sind. Das Bett von Frau Meyer befindet sich in der Nähe der Tür und damit am weitesten vom Badezimmer und der Tischgruppe entfernt.

Frau Meyer bekommt jeden Tag Besuch von ihrem Ehemann, der ihr gegenüber sehr hilfsbereit ist und keine ersichtlichen gesundheitlichen Probleme hat. Außerdem wird sie oft von ihren 3 Töchtern und den 5 Enkelkindern besucht.

Da Frau Meyer zu Hause recht selbstständig war, ist sie jetzt oft verzweifelt und fühlt sich wertlos. Außerdem vermisst sie ihre Handarbeitsgruppe, an der sie seit 10 Jahren teilnimmt.

Vertiefung

Altern als Auseinandersetzung mit inneren und äußeren Veränderungen

Das Verständnis vom Altern als einem Prozess der aktiven Auseinandersetzung des Individuums mit inneren und äußeren Veränderungen fordert Mitarbeiter in der Altenarbeit zu einer ganzheitlichen Sichtweise auf. Der alte Mensch kann nicht nur in seinen Einschränkungen und als Hilfs- und Unterstützungsbedürftiger wahrgenommen werden.

Stattdessen sind – selbst bei starker körperlicher und/oder psychischer Beeinträchtigung – auch die vorhandenen Kompetenzen zu berücksichtigen. Wie ein alter Mensch auf seine spezifischen Lebensumstände reagiert, liegt letztendlich in seiner Verantwortung und Entscheidung und ist nicht ausschließlich von der gewährten Unterstützung anderer abhängig.

Das bedeutet, dass jede Altenpflegekraft sich mit ihren Möglichkeiten und Grenzen von Hilfe und mit ihrem Verständnis von Kompetenz auseinandersetzen muss. Dass ein rüstiger 80-jähriger Mann, der mit seiner Frau im eigenen Haus lebt, seinen Garten in Ordnung hält und die Einkünfte übernimmt, über Kompetenzen verfügt, ist unbestritten. Welche Kompetenzen besitzt aber ein 80-jähriger Mann, der desorientiert und bettlägerig ist, sich nicht allein waschen und anziehen kann und Hilfe beim Essen benötigt?

Um diese Frage beantworten zu können, ist es erforderlich, zu klären, was unter Kompetenz im Alter verstanden und wodurch Kompetenz beeinflusst wird.

Häufig werden als Kompetenzen Fähigkeiten zur selbstständigen Lebensführung und zur effektiven Bewältigung von Umweltanforderungen bezeichnet. Dazu zählt eine Vielzahl körperlicher, psychischer und sozialer Fähigkeiten wie zum Beispiel

- sensomotorische und psychosomatische Fähigkeiten wie Bewegungssicherheit, Bewegungskoordination, Zielsicherheit und die Fähigkeit, auf Reize angemessen zu reagieren,
- die Fähigkeit, sich in neuen Situationen zurechtzufinden,
- der Aufbau und die Wiedergewinnung eines positiven Selbstbildes und einer realistischen Einschätzung der eigenen Fähigkeiten,
- die Fähigkeit, mögliche Belastungssituationen vorherzusehen und angemessen zu bewältigen; darunter fällt auch die Fähigkeit, eigene Problemlösungsmöglichkeiten sowie Hilfestellungen aus der Umwelt wahrzunehmen und zu nutzen,
- die Fähigkeit zur Entwicklung einer realistischen Lebensperspektive, darunter fallen u.a. die Anerkennung der eigenen Grenzen und das Aufgreifen noch verbliebener Lebensmoglichkeiten,
- die Fähigkeit, neue soziale Kontakte zu knüpfen.

Über welche Kompetenzen ein Mensch verfügt, ist immer von seiner Persönlichkeit und von seinem sozialen Umfeld abhängig, wie folgendes Beispiel zeigt:

Frau X ist nach einem Schlaganfall halbseitengelähmt und kann sich nur im Rollstuhl fortbewegen. Sie wohnt allein im zweiten Stock einer Altbauwohnung ohne Fahrstuhl. Da sie ohne fremde Hilfe ihre Wohnung nicht mehr verlassen kann und die Tür zum Badezimmer zu schmal für einen Rollstuhl ist, ist eine selbstständige Lebensführung für sie nicht mehr möglich. Unter diesen Lebensbedingungen reichen ihre Kompetenzen nicht aus, um eine Heimübersiedlung zu verhindern. Würde Frau X jedoch in einer rollstuhlgerecht ausgebauten Wohnung im Erdgeschoss wohnen und würde sie über ausreichende Hilfsmittel für Halbseitengelähmte verfügen, wären ihre Kompetenzen für eine selbstständige Lebensführung ausreichend, vorausgesetzt, sie wäre bereit und in der Lage, die angebotenen Hilfen auch zu nutzen. [...] Wohlbefinden entsteht dann, wenn ein Gleichgewicht zwischen persönlichen Kompetenzen und Umweltanforderungen besteht. Sind die Umweltanforderungen größer als die verfügbaren Fähigkeiten zu deren Bewältigung, stellt sich ein Gefühl der Überforderung ein. So ist z.B. ein desorientierter Heimbewohner, der in ein neues Zimmer umziehen muss, mit der Anpassung an diese Veränderung überfordert und wird mit Unruhe, Angst oder verstärkter Verwirrtheit reagieren.

Doch nicht nur Überforderung, sondern auch Unterforderung wird als unangenehm erlebt. Eine rüstige Bewohnerin wird sich im Altenheim unwohl fühlen, wenn sie dort keine Betätigungsmöglichkeiten mehr findet. Sind die Anforderungen jedoch etwas größer als die verfügbaren Fähigkeiten, wird dies als Herausforderung erlebt und spornt die Leistungsfähigkeit an. Reichen die persönlichen Kompetenzen aber aus, um die gestellten Umweltanforderungen zu bewältigen, so wird Zufriedenheit erlebt. Es besteht freilich kein Anreiz, sich anzustrengen.

Aus diesem Modell lassen sich folgende Schlüsse ziehen:

1. Ein alter Mensch kann nie einfach als kompetent oder inkompetent bezeichnet werden, sondern erscheint immer für bestimmte Umwelten mehr oder weniger kompetent.
2. Je geringer die eigenen Kompetenzen sind, desto weniger Umweltanforderungen können bewältigt werden. Die Belastbarkeit eines desorientierten alten Manschen ist geringer als die eines rüstigen Menschen. Damit gewinnen mit

abnehmender Kompetenz Umwelteinflüsse für Anpassung und Wohlbefinden zunehmend an Bedeutung. Über je mehr Kompetenzen ein Mensch verfügt, desto eher ist er in der Lage, ungünstige Umweltbedingungen zu bewältigen.

3. Eine optimale Anpassung an Umweltgegebenheiten ist auf zweifache Art möglich: erstens durch die Veränderung individueller Kompetenzen und zweitens durch Veränderung des Lebensumfeldes. So können z.B. zur Verminderung der Desorientierung eines Heimbewohners sowohl dessen noch verbliebene Orientierungsfähigkeiten trainiert (Förderung individueller Kompetenzen) als auch Orientierungshilfen im Heim angebracht werden (Umweltveränderungen).

(Kauffeld S. et al.: Psychologische Grundlagen der Altenarbeit. Ferd. Dümmler's Verlag, Bonn 1995, S. 14 ff. [Auszüge])

Erwartungshorizont

Zu Aufgabe 1:

a) Wie wird in diesem Text „Kompetenz im Alter" definiert? (ZG, GB) (1 Punkt)

Definition: Kompetenzen sind Fähigkeiten zur selbstständigen Lebensführung und zur effektiven Bewältigung von Umweltanforderungen.

b) Beschreiben Sie mit eigenen Worten, was im Text unter körperlichen, psychischen und sozialen Fähigkeiten verstanden wird!
Belegen Sie dieses Verständnis mit je einem Beispiel aus dem Text! (ZG, GB, SK) (3 Punkte)

Beispiel für Beschreibung körperlicher Fähigkeiten

Körperliche Fähigkeiten beziehen sich auf die Bewegung und den willkürlichen Einsatz körperlicher Funktionen, um die Anforderungen im Alltag zu meistern.

Beispiele:

- Bewegungssicherheit
- Bewegungskoordination
- Zielsicherheit
- angemessene Reaktion auf Reize.

Beispiel für die Beschreibung psychischer Fähigkeiten

Psychische Fähigkeiten beziehen sich darauf, wie der Betroffene mit belastenden Situationen sowie seinen eigenen Grenzen umgeht.

Beispiele:

- Aufbau und Wiedergewinnung eines positiven Selbstbildes
- realistische Einschätzung der eigenen Fähigkeiten
- Vorhersehen möglicher Belastungssituationen
- Bewältigung von Belastungssituationen
- Nutzung eigener Problemlösungsmöglichkeiten
- Entwicklung einer realistischen Lebensperspektive (Anerkennung eigener Grenzen und Aufgreifen noch verbliebener Lebensmöglichkeiten).

Beispiel für die Beschreibung sozialer Fähigkeiten

Soziale Fähigkeiten beziehen sich darauf, wie sich jemand in sein soziales Umfeld integriert.

Beispiele:

- Wahrnehmung und Nutzung von Hilfestellungen aus der Umwelt
- Fähigkeit, neue Kontakte zu knüpfen.

Cave: Die Beispiele zu körperlichen, psychischen und sozialen Fähigkeiten sind nicht immer scharf voneinander abzugrenzen. Das bedeutet, dass die Fähigkeit *Bewegungssicherheit* auch als psychische Fähigkeit angesehen werden kann.

c) Unter welchen Bedingungen entsteht im Sinne des Textes Wohlbefinden? (ZG, GB) (1 Punkt)

Wohlbefinden wird durch das Gleichgewicht zwischen persönlichen Kompetenzen und Umweltanforderungen erreicht.

Zu Aufgabe 2:

a) Erläutern Sie den positiven Wert der Kompetenzorientierung im Alter vor dem Hintergrund des Textes für die älteren Menschen persönlich!
Zeigen Sie dazu 2 Aspekte auf! (ZG, GB) (2 Punkte)

Der alte Mensch nimmt sich selbst nicht nur in seinen Einschränkungen und als Hilfs- und Unterstützungsbedürftiger wahr. Stattdessen erkennt er, selbst bei starker körperlicher und/oder psychischer Beeinträchtigung, seine noch vorhandenen Kompetenzen. Er erlebt sich als ein eigenverantwortliches und selbstbestimmtes Wesen, indem er weiterhin seine eigenen Entscheidungen trifft.

b) Erläutern Sie den positiven Wert der Kompetenzorientierung im Alter vor dem Hintergrund des Textes für die Arbeit der Pflegenden!
Zeigen Sie dazu 2 Aspekte auf! (ZG, GB) (2 Punkte)

Dieses Verständnis vom Altern fordert von den Pflegenden eine ganzheitliche Sichtweise. Sie müssen sich mit ihren Möglichkeiten und Grenzen von Hilfe und mit ihrem Verständnis von Kompetenz auseinandersetzen. Dieses erfordert eine Abkehr von der Defizitorientierung. Sie müssen in der Lage sein, Kompetenzen der Patientin zu erkennen, sie zu fördern und Umweltbedingungen anzupassen. Dabei dürfen sie die Patientin weder über- noch unterfordern. Das Wohlbefinden der Patientin steht im Vordergrund aller pflegerischen Maßnahmen.

c) Welchen positiven Wert könnte die Kompetenzorientierung im Alter für die Gesellschaft haben? Stellen Sie hierzu 2 Aspekte dar!
(ZG, GB, SK) (2 Punkte)

Dieser Punkt ist nicht dem Text zu entnehmen. Es wird eine eigenständige Auseinandersetzung mit dieser Frage erwartet. Dabei sollten sich die Antworten in diesem Spannungsfeld bewegen: Nutzung und Förderung der Kompetenzen älterer Menschen als finanzielle Ressource für die Gesellschaft → das Expertinnenwissen Älterer nutzen, z. B. in einer Beraterinnenfunktion; Kosteneinsparungen für die Kranken- und Pflegeversicherung; die Alterspyramide verweist auf einen großen Bedarf an guter individueller, von einem positiven Menschenbild ausgehenden Pflege → viele Mitglieder der Gesellschaft werden sich in dieser Alterspyramide selbst als Betroffene finden.

Zu Aufgabe 3:

a) In welchem Zusammenhang stehen Wohlbefinden, persönliche Kompetenzen und Umweltanforderungen?
Erläutern Sie dies am Beispiel von Überforderung oder Unterforderung! (GB, SK) (1 Punkt)

Beispiel von Überforderung

Überforderung entsteht dann, wenn die Umweltanforderungen größer sind als die verfügbaren persönlichen Fähigkeiten bzw. Kompetenzen zu deren Bewältigung. Wenn die persönlichen Kompetenzen nicht mehr ausreichen, um Situationen zu bewältigen, wird Unzufriedenheit erlebt, was sich negativ auf das Wohlbefinden auswirkt.

Beispiel von Unterforderung

Unterforderung wird erlebt, wenn die verfügbaren persönlichen Fähigkeiten bzw. Kompetenzen größer sind, als sie aufgrund der Umweltbedingungen beansprucht werden. Das bedeutet, dass es die Umwelt nicht zulässt, ihre Fähigkeiten zu erhalten und zu fördern. Auch hier kann es zu Unzufriedenheit kommen, was das Wohlbefinden negativ beeinflusst.

b) Lesen Sie das Fallbeispiel! Arbeiten Sie heraus, welche Fähigkeiten und Ressourcen bei Frau Meyer vorhanden sind! (GB, SK) (3 Punkte)

- Laufen ist mit Unterstützung möglich
- Sitzen ist möglich (bspw. am Tisch zu den Mahlzeiten und am Waschbecken)
- selbstständige Körperpflege im Bereich Kopf und Oberkörper ist möglich
- Atembeschwerden haben sich verbessert (Sauerstoff nur intermittierend notwendig)
- gutes soziales Netz (Ehemann, Töchter)
- Interesse an Handarbeiten.

c) Erläutern Sie 3 Maßnahmen für Frau Meyer und begründen Sie, inwiefern diese zum Wohlbefinden beitragen! (GB, SK) (3 Punkte)

Mögliche Maßnahmen:

- Mobilisation in den Sessel und Gehübungen mit zunehmender Eigenaktivität und zeitlicher Ausdehnung, um die Selbstständigkeit wiederzuerlangen; Einbeziehen der Physiotherapie → Die körperlichen Fähigkeiten werden gefördert und damit die persönlichen Kompetenzen gestärkt. Frau Meyer kann Anforderungen besser meistern, was sich positiv auf das Wohlbefinden auswirkt.
- Hilfestellung beim Waschen des Intimbereichs und der Beine unter Einbezug der Eigenaktivität der Patientin → Die körperlichen Fähigkeiten werden durch die Eigenaktivität gefördert und Defizite durch die Hilfestellung ausgeglichen. Dadurch erlebt Frau Meyer Wohlbefinden.
- Atemunterstützende Maßnahmen, bspw. Kontaktatmung, atemstimulierende Einreibung, atemunterstützende Lagerung (A-, V-, T- und I-Lagerung), um die Lungenbelüftung zu verbessern → Die Maßnahmen wirken förderlich auf die Atmung, was die Leistungsfähigkeit von Frau Meyer und damit ihr Wohlbefinden erhöht.
- Anleitung zur Atemtherapie und Lippenbremse mit dem Ziel der eigenständigen Aktivität von Frau Meyer als Maßnahme bei akuten Symptomen → Frau Meyer lernt, Belastungssituationen zu bewältigen, was ihr ein Gefühl der Selbstständigkeit und Sicherheit gibt. Dies stärkt ihre persönliche Kompetenz und fördert das Wohlbefinden.

- Einbeziehen und Anleiten des Ehemannes, um die Qualität der Hilfestellungen aus der Familie zu sichern und die Interaktion zwischen allen Beteiligten positiv zu gestalten → Frau Meyer lernt, Hilfestellungen aus der Umwelt anzunehmen. Dies gibt ihr ein sicheres Gefühl und steigert das Wohlbefinden.
- Die Frauen aus der Handarbeitsgruppe könnten Frau Meyer besuchen. Gemeinsam könnten Handarbeiten gemacht werden. → Frau Meyer würde sich wieder integriert fühlen und sie würde etwas Sinnvolles tun. Dies steigert das Selbstwertgefühl und demzufolge auch das Wohlbefinden.
- Das Bett von Frau Meyer könnte so gestellt werden, dass die Wege zur Tischgruppe und zum Badezimmer kürzer sind. Neben dem Bett könnte ein Sessel positioniert werden. → Somit würde die Mobilisation erleichtert werden. Evtl. könnte sich Frau Meyer selbstständig in den Sessel setzen. Dadurch werden ihre Selbstständigkeit und ihre Leistungsfähigkeit gefördert. Dies beeinflusst positiv das Wohlbefinden.

Gesamteindruck der Klausur

Beurteilungskriterien: (2 Punkte)

- Fähigkeit, Probleme fachgerecht zu lösen
- methodisches Vorgehen bei der Bearbeitung, Konzentration auf das Wesentliche
- selbstständige Bearbeitung der Aufgabenstellung, Fähigkeit zur Problemlösung
- verständliche Ausdrucksweise und strukturierte Darstellung.

Festlegung der Note:

Tab. 3.29 Notenfestlegung für das Prüfungsinstrument „Klausur"

Erreichte Punkte (max. 20)	Prozent	Note
20–18,5 Punkte	100–91%	1
18–15,5 Punkte	90–76%	2
15–12,5 Punkte	75–61%	3
12–10,5 Punkte	60–51%	4
10–7,5 Punkte	50–36%	5
≤ 7 Punkte	≤ 35%	6

3.7.6 Checkliste zur Durchführung der Prüfung

Die folgende Checkliste zeigt auf, welche Personen zu welchen Zeitpunkten die entsprechenden Aufgaben zur Vorbereitung, Durchführung oder Nachbereitung der Klausur übernehmen sollten, um einen möglichst reibungslosen Ablauf zu gewährleisten.

Tab. 3.30 Checkliste für das Prüfungsinstrument „Klausur"

Zeitpunkt	Zielgruppe	to do	✓
Zu Beginn der Lerneinheit	**Auszubildende**	**Information** über Prüfungsinstrument	
Während der Lerneinheit	**Auszubildende**	**Methodisch:** Ausbildung einer Lesekompetenz • Text vollständig lesen • Text verstehen • Text strukturieren • Notizen Intensivierung der **Textarbeit** • Bearbeitung des Textes anhand von Leitfragen Intensivierung des **Perspektivenwechsels**	
4 Wochen vorher		**Festlegung** des **Prüfungstermins** (günstig: regulärer Schultag)	
	Lehrkräfte	• Information über **Prüfungsinstrument** • Organisation der **Aufsichtsperson** im Prüfungsraum (sollte inhaltlich mit Klausur vertraut sein)	

Tab. 3.30 Checkliste für das Prüfungsinstrument „Klausur"

Zeitpunkt	Zielgruppe	to do	✓
1 Woche vorher		Organisation des **Prüfungsraums**	
	Auszubildende	Information über **Prüfungsablauf** und **Beurteilungskriterien**	
1–2 Tage vorher		**Kopieren** der Klausur	
Prüfungstag ca. 30 Min. vorher		**Anordnung** der **Tische** (günstig: Einzeltische)	
In der Prüfung	**Aufsichtsperson im Prüfungsraum**	**Aushändigen** der Klausur	
Im Nachgang der Prüfung	**Lehrkraft**	**Korrektur der Klausur** *Vorschlag:* • Korrektur *derselben* Aufgabe bei *allen* Auszubildenden • danach Korrektur der *nächsten* Aufgabe bei *allen* Auszubildenden → Vergleichbarkeit und Objektivität werden erhöht	
1 Woche nach der Prüfung	**Auszubildende**	**Reflexionsgespräche:** Lehrkraft – Auszubildende *Organisatorisch:* • Einzelgespräche → je Gespräch 5–10 Minuten • separater Raum *Inhaltliche, mögliche Leitfragen:* • Wie kam die Auszubildende mit der Klausur zurecht? • Wie zufrieden ist die Auszubildende mit dem Ergebnis? • Wo gab es Schwierigkeiten? • Was müsste die Auszubildende tun bzw. verändern, um bessere Leistungen zu erzielen?	

KAPITEL

4 Implementierung, Evaluation und Einflüsse auf die Schulentwicklung

Implementierung und Evaluation von kompetenzorientierten Lernerfolgsüberprüfungen sind Themen, die insgesamt einer eigenständigen Bearbeitung bedürfen. Sie sollten bei der Umstellung der Prüfungen von vornherein umfassend bedacht und geplant werden. In diesem Kapitel werden wichtige Aspekte, die dabei in den Ausbildungseinrichtungen in die Überlegungen einbezogen werden sollten, vor dem Hintergrund der von uns im Projekt gemachten Erfahrungen dargestellt. Dadurch soll eine Hilfestellung gegeben werden, die Umstellung auf neue Prüfungsverfahren in realistischem Umfang zu planen und die Belastungen adäquat einzuschätzen. Damit verbunden sind Konsequenzen für die Schulentwicklung, die im dritten Teil dieses Kapitels (≻ 4.3) formuliert werden.

4.1 Implementierung von kompetenzorientierten Lernerfolgsüberprüfungen

Die Implementierung von kompetenzorientierten Lernerfolgsüberprüfungen ist als Spezialfall der Einführung von Neuerungen in Ausbildungseinrichtungen zu betrachten. Innovationsmanagement ist also auch in diesem Feld gefragt und es bietet sich an, dieses als Projekt in der Einrichtung anzugehen. Es stellt sich demnach zunächst die Frage der Projektsteuerung, gefolgt von der Darstellung der verschiedenen Phasen des Projektes, die hier mit Entwicklungsphase, Durchführungs- und Evaluationsphase beschrieben werden.

4.1.1 Projektsteuerung

Ein Projekt zur Einführung von kompetenzorientierten Lernerfolgsüberprüfungen in einer Ausbildungseinrichtung sollte systematisch gesteuert werden. Hier bieten sich verschiedene Alternativen an. So kann die Einrichtungsleitung selber die alleinige Steuerung übernehmen. Angesichts der Vielfältigkeit der anfallenden Aufgaben stellt sich allerdings vermutlich bald die Frage, ob nicht eine Delegation an eine Mitarbeiterin erfolgen könnte. Sollte in der Einrichtung eine Qualitätsmanagement-Arbeitsgruppe existieren, kann diese Arbeitsgruppe ebenso den Steuerungsprozess des Projektes übernehmen. Die Aufgaben der Steuerung bestehen u. a. aus den folgenden Elementen:

- Initiierung des Projektes
- Zusammenstellung des Projektteams
- Erstellung des Arbeitsplanes mit Definition der Arbeitspakete und Zuständigkeiten
- Erstellung des Zeitplanes mit Definition von Meilensteinen
- Controlling des Fortschrittes des Projektes
- Planung der Evaluation
- ggf. Kontakt zu anderen Arbeitsgruppen in der Region zwecks Austausch, gegenseitiger Beratung und Nutzung von Synergien.

Ausführlichere Darstellungen der hier nur knapp skizzierten Schritte im sogenannten Projektmanagement finden sich in der vielfältigen Literatur zu dieser Thematik wie auch unter den Stichworten Innovationsmanagement oder Changemanagement (vgl. z. B. Schmidt & Schott, 2005; Kuster et al., 2006; Hobbs, 2002; Kerzner, 2003; Litke, 2005).

4.1.2 Entwicklungsphase

Die Entwicklungsphase widmet sich der Vorbereitung der Prüfungen. Sie ist innerhalb des Projektes vermutlich die Phase, die den Hauptteil der Zeit und der Arbeit in Anspruch nimmt. Sie sollte somit langfristig angelegt sein und mit entsprechendem Aufwand geplant werden.

Drei Aspekte verdienen in dieser Phase besondere Aufmerksamkeit. Zunächst sind die Mitarbeiterinnen als die eigentlichen Akteurinnen in den Blick zu nehmen, sodann der Konstruktionsprozess der Prüfungsinstrumente und schließlich die Administration und Organisation der Prüfungen.

Mitarbeiterfortbildung

Die Mitarbeiterinnen, die sich im Rahmen des Projektes bereit erklären, Prüfungen zu entwickeln, bedürfen einer Schulung und Begleitung. In der Fortbildung sollte zunächst das Vorgehen geklärt, sich auf ein gemeinsames Raster zur Darstellung der Instrumente geeinigt sowie gemeinsame Gütekriterien benannt werden, denen in der Entwicklung Rechnung getragen werden sollte (➤ 3.1). Allerdings darf eine wichtige Komponente nicht übersehen werden, die sich eher auf die Beziehungsebene und die Teamkultur bezieht. Die Erstellung eines Prüfungsinstrumentes macht Unterrichtsprozesse transparent, und das wird von Lehrkräften auch als „gefährlich" oder „gefährdend" erlebt. Lehrkräfte sind in der Regel „Einzelkämpferinnen". Sie stehen alleine vor der Lerngruppe bzw. dem Kurs, werden dabei nicht von Kolleginnen erlebt und lassen sich daher oft nicht gern „in die Karten schauen".

Es ist etwas Besonderes, wenn in einem Kollegium eine Atmosphäre herrscht, in der eine Kollegin der anderen Materialien überlässt, wirklich Einblick in ihre Arbeit mit dem Kurs gibt oder bereit ist, sich Rückmeldung geben zu lassen oder Rückmeldung zu geben, um das gemeinsame Arbeiten zu optimieren. In einem offen gelegten Prüfungsinstrument wird deutlich, was die Zielsetzung im Unterricht war, welches Anspruchsniveau angestrebt wurde und welche Vermittlungsstrategien angewandt wurden. Diese Situation spitzt sich insbesondere dann zu, wenn Klausuren konzipiert werden, denn für Klausuren muss der genaueste Erwartungshorizont niedergelegt werden. Damit wird wirklich transparent, welche Inhalte vermittelt wurden. Dadurch stellt sich eine Lehrkraft automatisch auch der Kritik. „Ich werde angreifbar", so formulierte es eine Lehrkraft im Projekt.

Damit ist einerseits die Chance verbunden, durch konstruktive Kritik auf der Sachebene zu einer Optimierung zu gelangen, die ggf. auch Rückwirkungen auf den zukünftigen Unterricht hat. Die Gefahr liegt andererseits darin, dass auf der Beziehungsebene ein Schaden entsteht. Ziel muss daher sein, einen solchen Schaden zu vermeiden, denn er wird die Bereitschaft, sich gegenseitig in der Entwicklung von Prüfungsinstrumenten zu unterstützen und gemeinsam einen Prüfungspool zu bilden, auf den zurückgegriffen werden kann, deutlich reduzieren. Ein wichtiger Vorsatz sollte also sein, auf der Ebene der Teamatmosphäre an einer positiven Austauschkultur zu arbeiten. Eine Ermutigung zum Austausch, eine positive Fehlerkultur und die Betonung eines Entwicklungsprozesses sind dabei unserer Erfahrung nach wesentliche Aspekte.

Konstruktionsprozess

Der Konstruktionsprozess selbst umfasst wiederum verschiedene Aufgabenbereiche. Zunächst sollten die Art der Prüfung und die Kompetenz- und Inhaltsbereiche festgelegt bzw. diesbezügliche Vorgaben der Ausbildungs- und Prüfungsordnung analysiert werden. Dann sollte eine Einigung auf die Kriterien der Überprüfung und die Struktur der Darstellung erfolgen. Erst danach kann die eigentliche inhaltliche Arbeit an der Prüfung beginnen. Diese erfordert in der Regel die folgenden Schritte:

- Fallkonstruktion
- Formulierung der Aufgaben
- Darstellung des Erwartungshorizontes
- Erarbeitung eines Bewertungsschemas.

Nach dieser eigentlichen Erarbeitungsphase sollte auch noch eine erste Rücküberprüfung des erstellten Instrumentes Bestandteil der Konstruktion sein und zwar in zweifacher Hinsicht.

Es bietet sich zunächst eine Überprüfung des Erarbeiteten im Hinblick auf die festgelegten Kriterien an. Bewährt haben sich nach der Erfahrung des hier beispielhaft vorgestellten Projektteams die kollegiale Beratung sowie eine Diskussion im Projektteam. Wenn diese Diskussion in einer guten Atmosphäre gelingt, ist dies eine vertrauensbildende Maßnahme und ein wichtiger Baustein zu einer konstruktiven Zusammenarbeit.

Daneben ist eine zweite Überprüfung sehr wichtig, nämlich die Rücküberprüfung der Instrumente mit den anderen zu diesem Thema Lehrenden. Damit wird eine direkte Verbindung zum Unterricht unter der Fragestellung hergestellt, ob das in der Prüfung Überprüfte sowohl von den Inhalten her als auch von den Methoden aus in dieser Weise Gegenstand des Vermittlungsprozesses gewesen ist.

Nach dieser Überprüfung müssen entweder die Prüfung oder der Unterricht in Einzelaspekten korrigiert bzw. aufeinander abgestimmt werden. Eine solche bewusst geplante Wechselwirkung ist Teil eines Qualitätsmanagements und aller Erfahrung nach Voraussetzung für eine hohe Ergebnisqualität der Prüfung, insbesondere jedoch für die Akzeptanz des Prüfungsinstrumentes bei den Lernenden.

Administration und Organisation von Prüfungen

Auch im Rahmen staatlicher Prüfungen verbleiben auf der Ebene der Administration und Organisation von Prüfungen viele Aufgaben im Bereich der Ausbildungseinrichtungen. Diese müssen im Rahmen der Vorbereitung von kompetenzorientierten Prüfungen ebenfalls angepasst und verändert werden.

Dies betrifft zunächst die Aktenführung und die entsprechende Dokumentation der Prüfungen. Hier sind in der Regel neue Formulare (An-/Abmeldung, Protokollbögen, Bewertungsbögen) zu entwerfen und/oder einzuführen. Darüber hinaus ist die organisatorische Durchführung von Prüfungen zu planen. Dies betrifft zunächst die Raum- und Zeitplanung für alle Prüfungen. Werden aufwendigere Prüfungen geplant (z. B. OSCE), kommen noch weitere Aspekte hinzu, z. B. Materialausstattung der Prüfungsstationen und die Einsatzplanung für Prüferinnen und weitere Beteiligte (z. B. Simulationspersonen). Hier hat es sich bewährt, für jede Prüfung Checklisten zur Organisation zu entwickeln, die von den jeweils Zuständigen genutzt werden können.

Insgesamt ist deutlich erkennbar, dass die Entwicklungsphase für kompetenzorientierte Lernerfolgsüberprüfungen ein arbeitsaufwendiger Schritt ist. Diese Arbeit reduziert sich allerdings mit zunehmender Erfahrung in der Entwicklung von Instrumenten. Da jedoch auch bei Wiederverwendung oder Übernahme von an anderen Orten entwickelten Instrumenten immer wieder Anpassungen der Prüfung vorgenommen werden müssen, ist nicht zu erwarten, dass eine Entwicklungsphase gänzlich entfallen kann.

4.1.3 Durchführungsphase

Auch die Durchführungsphase von Prüfungen stellt eine arbeitsintensive Phase dar, die sich selbstverständlich wieder in verschiedene Arbeitsphasen unterteilen ließe. Da aber die allgemeinen Aspekte dieser Arbeitsphase zu den Routineaufgaben in allen Einrichtungen gehören, genügen an dieser Stelle einige Anmerkungen.

Vorbereitung der Beteiligten

Ein erster wichtiger Aspekt ist die Vorbereitung der an der Prüfung Beteiligten. Gerade wenn neue Prüfungsformen und Instrumente eingesetzt werden, ist die vorangehende Auseinandersetzung der Prüfenden mit den Prüfungsaufgaben, den Prüfungsinstrumenten, den Beurteilungskriterien sehr wichtig. Bei aufwendigen Prüfungsinstrumenten ist es ggf. notwendig, die Prüferinnen im Umgang mit den Instrumenten fortzubilden. Dies könnte z. B. insbesondere für das Instrument „OSCE" erforderlich sein. Eine Möglichkeit zur Fortbildung wäre, zur Schulung der Prüfenden die Lernende bei der Durchführung der praktischen Übungen auf Video aufzunehmen. Das Video wird dann eingesetzt, um die Beobachtungs- und Beurteilungskompetenz der Prüfenden zu erhöhen. Die Prüferinnen sehen das Video und führen eine Beurteilung mithilfe der Instrumente durch. Dabei üben sie einerseits den Umgang mit dem Beurteilungsbogen ein. Andererseits könnte über einen Vergleich der Beurteilung des gleichen Videos durch die verschiedenen Prüferinnen und die Diskussion der Abweichungen eine Angleichung der Beurteilungsgewohnheiten der Prüfenden bzw. eine Einigung auf Anlegen der gleichen Kriterien erfolgen. Damit wird zugleich die Interrater-Reliabilität erhöht.

Für alle Prüfungsformen, in denen weitere Beteiligte als Simulationspersonen eingesetzt werden, sollten ebenfalls eine Einführung und Schulung dieser Simulationspersonen erfolgen. Simulationspersonen sind Menschen, die sich für Schulungs- oder Prüfungszwecke zur Verfügung stellen, damit die Lernenden oder Prüflinge Situationen ausgesetzt werden können, die dem beruflichen Alltag näher kommen als reine Rollenspiele im Unterricht. Die Simulationspersonen müssen zum einen in ihre Rolle eingeführt werden und zum anderen Möglichkeiten, kennen, um diese auszugestalten. Um eine Vergleichbarkeit der Prüfungen zu ermöglichen, sollte gewährleistet sein, dass die Einstiegssätze ggf. für alle Prüflinge standardisiert werden. Außerdem ist es ratsam, die Ausgestaltungsmöglichkeiten für die Rollen zu begrenzen und die Simulationspersonen auf die Wichtigkeit der kontrollierten Gestaltung der Rollen hinzuweisen. Sollen die Simulationspersonen ihrerseits eine Rückmeldung zur erlebten Situation geben, so ist es sinnvoll, vorher die Art und Weise wie auch das Ausmaß der Rückmeldung zu vereinbaren.

Es gibt unterschiedliche Möglichkeiten, Simulationspersonen zu rekrutieren. Für die Lernenden ist es sehr authentisch, wenn die Simulationspersonen die zu spielende Situation aus eigenem Erleben kennen, ohne dass sie zurzeit eine akute Situation darstellt. Es gibt ebenfalls Erfahrungen damit, Praxisanleiterinnen als Simulationspersonen einzusetzen. Dies bietet den Vorteil, dass die Praxisanleiterinnen zum einen durch das Erleben in der Rolle der Patientin für eigene Anleitungsprozesse sensibilisiert werden und zum anderen durch die Einbeziehung in die Prüfung das Anspruchsniveau der Schule wahrnehmen. Das wird auch als Verbesserung der Kooperation zwischen Schule und Praxis erlebt. Schließlich gibt es Erfahrungen bezüglich eines Einsatzes älterer Schülerinnen als Simulationspersonen. Hier ist eine Schulung allerdings unbedingt erforderlich. Erfahrungen zeigen, dass das Erleben der Patientinnenrolle dann auch eine Lernerfahrung für die eingesetzten Schülerinnen darstellen kann.

Gewährleistung vergleichbarer Bedingungen

Für die Durchführung der Prüfung ist insbesondere darauf zu achten, dass die Prüfungsbedingungen für alle Prüflinge vergleichbar sind. Die Warte- und Vorbereitungszeiten sollten einheitlich festgelegt werden. Dies gilt ebenso für die Kommunikationsmöglichkeiten der Prüflinge untereinander. Wenn wichtige Informationen aus der erlebten Prüfung für die späteren Prüflinge eine Erleichterung darstellen könnten, sollte eine Kommunikation der schon geprüften Lernenden mit den noch wartenden Lernenden verhindert bzw. kontrolliert werden.

Alle Unterlagen sollten den Prüflingen in gleicher Weise zur Verfügung stehen. Bei den Prüfungen mit praktischen Anteilen ist dabei auf eine regelmäßige Kontrolle der notwendigen (Verbrauchs-)Materialien zu achten. Wenn die Verwendung von Hilfsmitteln während der Prüfung erlaubt ist, sollten diese auch allen Prüflingen in gleicher Weise zur Verfügung stehen. Insbesondere ist dafür Sorge zu tragen, die Bewertungskriterien während der Prüfung nicht zu verändern. Sollte dies erforderlich sein, ist darauf zu achten, die im Verlauf der Prüfung vorher nach anderen Kriterien beurteilten Prüflinge einer Neubeurteilung ggf. nach Aktenlage zu unterziehen.

4.1.4 Evaluationsphase

Im Rahmen der Einführung kompetenzorientierter Lernerfolgsüberprüfungen ist eine begleitende Evaluation (➤ 4.2) unbedingt zu empfehlen. Hierdurch werden auf unterschiedlichen Ebenen Rückmeldungen zu den bislang durchgeführten Prüfungen gesammelt, die Hinweise für die Verbesserung und Optimierung der Prüfungsphase geben. Es handelt sich somit um einen wichtigen Beitrag zur Qualitätssicherung (➤ 4.3). Eine solche Evaluation bedarf erneut der Vorbereitung, Durchführung und Auswertung und ist begleitend zum Projekt zu planen.

Auch für diesen Arbeitsbereich ist zu klären, wer die Verantwortung übernimmt. Die Steuerung könnte sehr gut von der Qualitätsmanagement-Gruppe durchgeführt werden. Es ist jedoch auch denkbar, für diese Aufgabe eine externe Beratung einzuplanen. Schließlich könnte sich hier auch eine

Kooperation mit anderen Ausbildungseinrichtungen oder einer Hochschule anbieten, um Synergien zu nutzen und Arbeitsgänge zu sparen. So erscheint es z. B. nicht sinnvoll, dass jede Einrichtung eigene Evaluationsdesigns und -bögen entwickelt.

In die Evaluation einbezogen werden sollten Aspekte der Strukturqualität (Aufgabenstellung, Qualität des Instrumentes, Transparenz, Handhabbarkeit etc.), Aspekte der Prozessqualität (Vorbereitung der beteiligten Prüferinnen, Prüflinge und weiteren Personen, Standardisierung der Prüfungsbedingungen, Ablauforganisation) und schließlich auch Aspekte der Ergebnisqualität (z. B. Zufriedenheit der Beteiligten, Bestehensquote/Leistungen, Arbeitsaufwand und Kosten).

Wird eine Evaluation geplant, müssen ebenso die Instrumente entwickelt und erprobt, die Erhebungszeitpunkte festgelegt sowie ein Zeit- und Ablaufplan erstellt werden. Die Auswertung der Daten ist ein weiterer Arbeitsschritt, der Zeit und Arbeitskraft bindet. Von vornherein sollte eine Rückmeldung der Evaluationsergebnisse an die Beteiligten eingeplant werden. Damit wird einerseits die Motivation erhöht, sich zu beteiligen, und zum anderen können diese Rückmelderunden dazu genutzt werden, noch einmal den Veränderungsbedarf und Optimierungsvorschläge zu diskutieren. Dies trägt ebenfalls zu einer Qualitätsentwicklung bei und vermeidet die Wiederholung von Fehlern im nächsten Durchgang.

Die Umsetzung der Evaluationsphase im zugrunde liegenden Projekt „Lern- und Leistungskontrollen" wird im Folgenden beschrieben.

4.2 Evaluation des Projektes „Lern- und Leistungskontrollen"

Im Rahmen dieses Kapitels wird die Evaluation des Projekt „Lern- und Leistungskontrollen" genauer dargestellt. Dabei wird beispielhaft aufgezeigt, wie neu implementierte Prüfungsinstrumente in Bildungseinrichtungen beurteilt und anschließend weiterentwickelt werden können.

Die Evaluation der in diesem Projekt entwickelten und erprobten Prüfungsinstrumente sollte hauptsächlich der Optimierung und Weiterentwicklung dieser Instrumente sowie der Feststellung bereits bewährter bzw. gelungener Anteile und des Ausmaßes der Akzeptanz im Praxisfeld dienen. Hierzu wurden u. a. Informationen und Daten zu den in Kapitel 2.3 dargestellten Haupt- und Nebengütekriterien der Lernerfolgsüberprüfung gewonnen und ausgewertet (vgl. Bortz & Döring, 2003, S. 102 ff.). Weiterhin wurde bereits durch den Prozess der Evaluation bei den Beteiligten eine gewisse Veränderungsbereitschaft geschaffen, die sich positiv auf die Weiterentwicklung der Prüfungsinstrumente ausgewirkt hat.

Neben den Hauptgütekriterien wurden außerdem Daten gewonnen, die Aufschluss über die Erfüllung der Nebengütekriterien geben. Besonders die Aspekte der Handhabbarkeit und der Transparenz sind sehr wichtig im Evaluationsprozess, da diese Gütekriterien eine wesentliche Rolle bei einer möglichen Verstetigung eines Prüfungsinstrumentes spielen. Die Evaluation der Lernerfolgsüberprüfungen stellte in diesem Projekt daher einen systematischen Versuch dar, aus Erfahrungen zu lernen und die Stärken, aber auch Schwächen der sechs entwickelten und erprobten Prüfungsinstrumente aufzudecken (vgl. Götz, 2001, S. 13 f.). Es handelt sich daher zum einen um Daten zur Bewertung des Endproduktes bzw. des entwickelten Prüfungsinstrumentes (summative Evaluation) und zum anderen um eine Beurteilung der Implementierung und des eigentlichen Verlaufs der Prüfung (formative Evaluation) (vgl. Bortz & Döring, 2003, S. 676).

Das Evaluationsdesign war durch die Erhebung quantitativer und qualitativer Daten gekennzeichnet. Dabei wurden als Datenerhebungsmethoden sowohl die schriftliche als auch mündliche Befragung (Einzel- und Gruppeninterviews) eingesetzt, um der Vielschichtigkeit der Evaluationsfragen gerecht zu werden. Eine übersichtliche Darstellung der einzelnen Schritte der Evaluation des hier zugrunde liegenden Projektes erfolgt in Abb. 4.1.

Im Folgenden werden zunächst die schriftlichen Erhebungen ausführlicher dargestellt, um im Anschluss auf die mündlichen Befragungen einzugehen. Die schriftlichen Befragungen wurden als Vollerhebung aller beteiligten Personen durchgeführt, was je nach Prüfungsinstrument unterschiedliche Stichproben erforderlich machte.

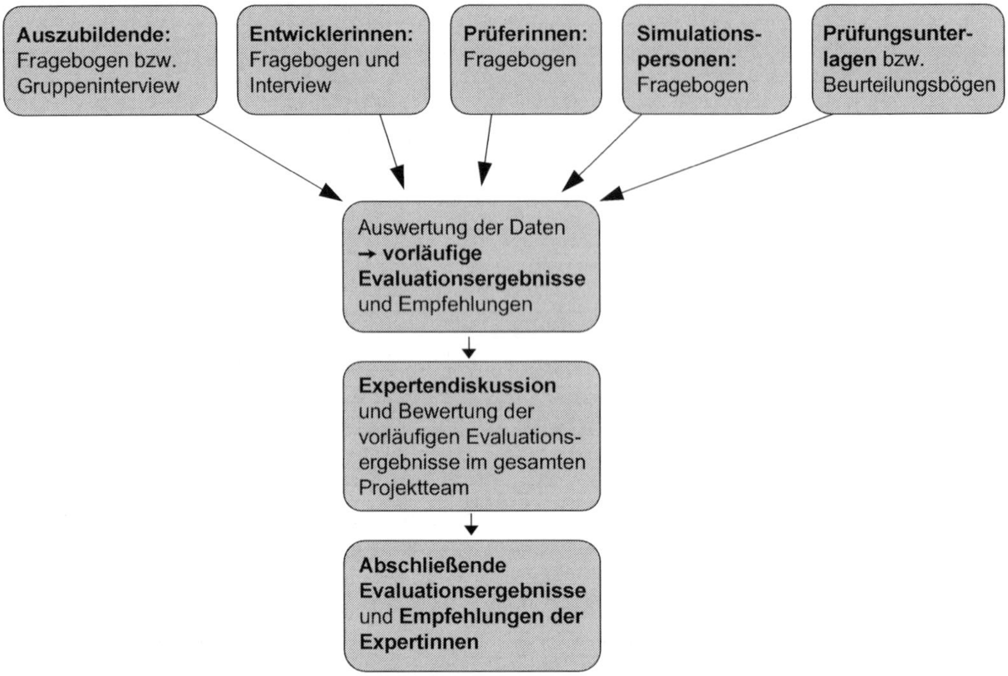

Abb. 4.1 Vorgehensweise zur Evaluation der exemplarischen Prüfungsinstrumente des hier zugrunde liegenden Projektes

Bei allen Prüfungsinstrumenten wurden die Auszubildenden/Prüflinge und die beteiligten Lehrerinnen/Prüferinnen befragt. Weiterhin waren bei den Prüfungsinstrumenten „OSCE" und „Performanz" Simulationspersonen beteiligt, die ebenfalls in den Evaluationsprozess einbezogen wurden.

Als großer Vorteil einer schriftlichen Befragung mittels standardisierter Fragebögen wird von Lux (1999, S. 101) die Tatsache gesehen, dass die Anonymität gewahrt wird und es dadurch gelingt, ein ehrliches Meinungsbild neben den Sachinformationen zu erstellen. Weitere Vorteile einer schriftlichen Befragung sind in der Vergleichbarkeit und Quantifizierbarkeit der Antworten sowie dem Ausschluss des Einflusses durch die Interviewerin (vgl. Bonse-Rohmann, 1999, S. 143) zu sehen.

Insgesamt bestanden die Fragebögen größtenteils aus geschlossenen Fragen. Bei einzelnen Fragen wurden offene Antwortmöglichkeiten geboten. Die Fragen wurden eindimensional, neutral und so konkret wie möglich gestellt. Bei der Formulierung der Fragen wurde darauf geachtet, dass diese der Zielgruppe angemessen und klar formuliert waren. Außerdem wurde auf doppelte Verneinungen und Suggestivfragen verzichtet (vgl. Diekmann, 1997, S. 110–111; Atteslander, 2003, S. 173–174). Des Weiteren wurden mehrere geschlossene Fragen mit ungeordneten Mehrfachvorgaben für die Erhebung eingesetzt, die in manchen Fällen zusätzlich die Möglichkeit der offenen Antwort unter der Kategorie „Sonstiges" ermöglichten (Hybridfrage).

So wurden alle geprüften *Auszubildenden* schriftlich mittels eines Fragebogens zu folgenden Aspekten befragt:

- Vorbereitung auf die Prüfung: u. a. Transparenz der Prüfung (gegliedert nach Inhalt, Ablauf und Bewertungskriterien)
- Durchführung der Prüfung: u. a. Handhabbarkeit der Prüfung (zeitliche Vorgaben), Verständlichkeit der Aufgaben, Schwierigkeitsgrad
- Nachbereitung der Prüfung: u. a. Objektivität der Prüfung (Bewertung des Zustandekommens der Beurteilung), Selbstbeurteilung
- Validität: Übereinstimmung der im Unterricht angelegten Lernmethoden bzw. Kompetenzen mit den geprüften Methoden bzw. Kompetenzen in der Prüfung
- Gesamtbeurteilung bzw. Akzeptanz des Prüfungsinstruments

- Vorteile der Prüfung und Verbesserungsvorschläge
- Angaben zur Person.

Ferner wurden ebenfalls alle an der Prüfung beteiligten *Lehrkräfte bzw. Prüferinnen* mithilfe eines Fragebogens befragt. Diese Gruppe war je nach Prüfungsinstrument unterschiedlich groß und bestand z. T. auch nur aus der Entwicklerin. Dabei bilden die folgenden Aspekte den Schwerpunkt der Befragung:

- Vorbereitung auf die Prüfung: Beurteilung der inhaltlichen und organisatorischen Vorbereitung
- Durchführung der Prüfung: u. a. Handhabbarkeit der Prüfung (zeitliche Vorgaben), Schwierigkeitsgrad, Probleme bzw. Schwierigkeiten
- Nachbereitung der Prüfung: u. a. Objektivität der Prüfung (Übereinstimmung mit dem Gesamteindruck und Vorhandensein von Beurteilerobjektivität), Handhabbarkeit, Schwierigkeiten bei der Bewertung der Prüfungsleistung
- Gesamtbeurteilung bzw. Akzeptanz des Prüfungsinstruments
- Vorteile der Prüfung und Verbesserungsvorschläge
- Angaben zur Person.

Schließlich wurde eine Rückmeldung der beteiligten *Simulationspersonen* mit einem entsprechenden Fragebogen erfasst. Der Fragebogen umfasst folgende Bereiche:

- Vorbereitung auf die Simulation: Zufriedenheit und Verbesserungsvorschläge
- Durchführung der Prüfung: u. a. Probleme bzw. Schwierigkeiten, Theorie-Praxis-Vernetzung
- Gesamtbeurteilung bzw. Akzeptanz des Prüfungsinstruments
- Vorteile der Prüfung und Verbesserungsvorschläge
- Angaben zur Person.

Um einen detaillierten Einblick in die organisatorische und inhaltliche Vor- und Nachbereitung sowie Durchführung zu erlangen, wurden die Hauptverantwortlichen für die jeweilige Prüfung (die Entwicklerinnen seitens der Alten Michaelschule) interviewt.

Für die Durchführung der Interviews wurde ein Leitfaden mit vorformulierten Fragen angefertigt, die als Strukturierungshilfe dienen sollen. Die Reihenfolge, in der diese Leitfragen gestellt werden, kann abhängig vom Gesprächsverlauf flexibel gestaltet sein. Es ist hilfreich, den Leitfaden detailliert auszuformulieren und Nachfrage-Themen im Vorfeld festzulegen. Dies erleichtert die Vergleichbarkeit der Interviews untereinander und entlastet die Gesprächsführerin (vgl. Friebertshäuser, 1997, S. 375–376).

Themengebiete für die Leitfragen dieser Interviews waren organisatorische und inhaltliche Fragen zur Vorbereitung, Durchführung und Nachbereitung des Prüfungsinstrumentes. Weiterhin wurden perspektivische Fragen (z. B. bezüglich einer möglichen Weiterentwicklung als Prüfungsinstrument für die Abschlussprüfung) gestellt. Zusätzlich zu den Leitfragen waren Ad-hoc-Fragen möglich, wenn sie thematisch relevant oder in Bezug auf die Erhaltung des Gesprächs bedeutsam waren (vgl. Mayring, 1996, S. 52). Der entwickelte Leitfaden ist auf eine Zeitspanne von etwa einer Stunde angelegt.

Alle durch diese Evaluationsinstrumente gewonnenen Daten wurden seitens der Fachhochschule Bielefeld erfasst und ausgewertet. Weiterhin wurden die Prüfungsunterlagen und eingesetzten Beurteilungsbögen mit in die Evaluation eingebunden. Auf Basis des somit entstandenen Materials sind vorläufige Empfehlungen und Optimierungsvorschläge durch die Fachhochschule Bielefeld abgeleitet und in Berichtsform für jedes Prüfungsinstrument einzeln aufgearbeitet worden. Diese Berichte stellten die Grundlage für eine Diskussion mit allen Projektbeteiligten dar, die als Expertinnen den Anpassungs- und Veränderungsbedarf als Ergebnis der Erprobung gemeinsam diskutiert und ihre Einschätzungen zur Optimierung des entsprechenden Instrumentes abgegeben haben. Die durchgeführten Expertendiskussionen wurden anhand von angefertigten Ergebnisprotokollen dokumentiert und anschließend in die Empfehlungen zu jedem Prüfungsinstrument auf dieser Grundlage eingebracht. Eine abschließende Überarbeitung der Prüfungsinstrumente auf Grundlage dieser Expertendiskussionen bzw. Protokolle fand durch die entsprechenden Lehrkräfte der Alten Michaelschule statt.

4.3 Einflüsse kompetenzorientierten Prüfens auf die Schulentwicklung – und umgekehrt!

Im Folgenden wird diskutiert, inwiefern kompetenzorientierte Überprüfungen des *Lern- und Lehrerfolges* im Kontext einer komplexer zu verstehenden Schulentwicklung zu betrachten sind. Deutlich wird hier vor allem, dass die Forderung einer Umsetzung von stärker kompetenzorientierten Prüfungsdesigns nicht losgelöst von Fragen der Organisations-, Personal- und Curriculum- bzw. Unterrichtsentwicklung betrachtet werden sollte. Insofern erscheint es notwendig, die zentralen Aspekte der Schulentwicklung einer entsprechenden Chronologie bzw. dem Grad ihrer Komplexität folgend zu deklinieren:

1. Begriffsklärung und Interdependenz der Handlungsfelder der Schulentwicklung
2. Organisationsentwicklung
3. Personalentwicklung
4. Curriculum- und Unterrichtsentwicklung
5. Curriculum- und Richtlinienevaluation, Revision und Weiterentwicklung.

Als Ausgangspunkt wird dabei jeweils (im Sinne einer These) eine Anforderung an das kompetenzorientierte Prüfen gewählt. Anschließend wird diese im Rahmen der Schulentwicklung bzw. derer entsprechenden Handlungsfelder erläutert, um dann Konsequenzen für den – analog eines permanenten Qualitätsmanagements nicht endenden – Prozess der Entwicklung, Erprobung und Evaluation von möglichst kompetenzorientierten Lernerfolgsüberprüfungen zu formulieren.

4.3.1 Begriffsklärung und Interdependenz der Handlungsfelder der Schulentwicklung

These 1: Kompetenzorientierte Lern- und Leistungsüberprüfungen haben Einfluss auf die interdependenten Handlungsfelder der Schulentwicklung.

Dubs (2000) versteht unter „Schulentwicklung (…) ein planmäßiges, zielorientiertes und langfristiges Vorgehen der Schulleitung und der Lehrerschaft einer einzelnen Schule zur Steigerung der Wirksamkeit der Schule in konzeptioneller, pädagogischer und administrativ/organisatorisch/wirtschaftlicher Hinsicht innerhalb eines gesetzlichen Autonomiespielraumes" (S. 61). Legt man dieses Verständnis zugrunde und ordnet die Evaluation von Lernprozessen sowie die Überprüfung von Lernleistungen in diesen größeren Entwicklungskontext ein, so ist die o. g. Forderung eines planmäßigen, zielorientierten und langfristigen Vorgehens ohne Abstriche auf die Einführung bzw. die Entwicklung, Erprobung und Evaluation von kompetenzorientierten Lern- und Leistungsüberprüfungen zu übertragen.

Analog gilt dieses für die Zielsetzung – d. h. insbesondere für eine „messbare" Wirksamkeit der Schule durch eine nachzuweisende Kompetenz der Absolventinnen, nämlich inwiefern in konzeptioneller und pädagogischer Hinsicht die gesetzten Ziele zu entsprechenden Ergebnissen führen. Dafür sind ebenfalls analog die Nutzung und Einhaltung des gesetzlichen Autonomiespielraums als Bedingungen zu konstatieren. Auch mit Blick auf innovative kompetenzorientierte Prüfungsinstrumente und -verfahren wird die jeweilige Autonomie der einzelnen Schule für deren Prüfungsgestaltung durch entsprechende Berufsgesetze, Prüfungsordnungen und (zumeist) landesspezifische Richtlinien bzw. durch das bundeslandspezifische zuständige Ministerium auch für den Ausbildungsberuf „Gesundheits- und Krankenpflegerin" bzw. „Gesundheits- und Kinderkrankenpflegerin" definiert.

Anzumerken ist jedoch bereits hier, dass entsprechende gesetzliche und administrative Vorgaben durchaus einem Wandel unterliegen, der durch die Ergebnisse von Ausbildungsgängen – also insbesondere auch von Prüfungen – bzw. deren Bewährung in der beruflichen Praxis und von entsprechenden Qualitätskontrollen angeregt wird. Kritisch ist einzuwenden, dass das oben zitierte Begriffsverständnis von „Schulwicklung" von Dubs nicht explizit die Bedeutung von Schülerinnen im Rahmen von Schulentwicklungsprozessen ausweist. Für den Anspruch eines kompetenzorientierten Prüfens ist hingegen in den hier entwickelten Instrumenten und Verfahren an entsprechenden Stellen die hohe Bedeutung von Selbstbeurteilung und Selbstreflexion seitens der Schülerinnen bereits mehrfach betont worden.

Differenziert wird Schulentwicklung zumeist in die Handlungsfelder Organisations-, Personal- und Unterrichtsentwicklung, wobei Letztere eng mit der Curriculumentwicklung verbunden ist. Diese Handlungsfelder werden in einem engen, *interdependenten Verhältnis* gesehen. So gibt es nach Horster und Rolff (2001) „keine Unterrichtsentwicklung (UE) ohne Organisationsentwicklung (OE), keine OE ohne Personalentwicklung (PE), keine PE ohne OE und UE", (aber) „ohne OE würde UE ebenso wenig wie PE auf das Ganze von Schule zielen" (S. 91). Auch Dubs (2000) betont, „Schulentwicklung ist in der Ganzheit der Schule zu sehen, weshalb die Entwicklungsarbeiten immer wieder umfassend abzustimmen sind" (S. 62). Rolff sieht in der Gestaltung der interdependenten Beziehung *(Relationierung)* von Organisations-, Personal- und Unterrichtsentwicklung sogar die Kernaufgabe einer Theorie der Schulentwicklung (vgl. Altrichter & Rolff, 2000, S. 7).

In der Konsequenz ist für die Entwicklung, Erprobung und Evaluation von kompetenzorientierten Lern- und Leistungsüberprüfungen zu fordern, dass diese hinsichtlich ihrer Auswirkungen auf die Organisationsentwicklung, Veränderungen im Bereich der Personalentwicklung und zugleich auch hinsichtlich ihrer Voraussetzungen mit der Unterrichts- und Curriculumentwicklung einer Schule abzustimmen sind. Im folgenden Abschnitt wird aus Gründen der Systematik zunächst die Organisationsentwicklung als Rahmen der Einführung kompetenzorientierten Prüfens betrachtet.

4.3.2 Organisationsentwicklung

These 2: Kompetenzorientierte Lern- und Leistungsüberprüfungen haben Einfluss innerhalb und außerhalb der Organisation Schule.

Ohne die komplexen Prozesse der schulischen Organisationsentwicklung differenzierter darstellen zu können, werden hier Einflüsse der Implementierung kompetenzorientierter Lern- und Leistungsüberprüfungen auf die lernende Organisation Schule und das organisationale Lernen der Mitglieder der Schule „nach innen" (Schulleitung, Kollegium und Schülerinnen) und anschließend auch außen – d. h. hinsichtlich sinnvoller Vernetzungen mit anderen Schulen, Hochschulen und mit den für das Prüfungswesen besonders relevanten Institutionen (Gesundheitsämter, Bezirksregierungen und zuständige Ministerien) – skizziert.

Sofern es um die Implementierung einer Innovation geht, stellt sich die Frage nach der Innovationsfähigkeit oder besser „Innovationsfreudigkeit der Organisation". D. h., „hier geht es um die Frage, wie Innovationen grundsätzlich in der eigenen Organisation implementiert und angenommen werden sowie um die Frage der Nachhaltigkeit" (Roes, 2006, S. 8). Bezogen auf die hier vorgeschlagenen Prüfungsinstrumente und -verfahren, ergibt sich nicht nur die Anforderung eines Transfers auf die vermutlich in vielfacher Hinsicht spezifische Organisation der einzelnen Schule, sondern auch an den Prozess einer eigenständigen Entwicklung weiterer innovativer Prüfungsdesigns. Dazu bedarf es nach Roes (2006, S. 8) eines umfangreichen Innovations-Entscheidungsprozesses innerhalb der Organisation Schule, der (hier verkürzt dargestellt) in die fünf Phasen Wahrnehmung der Änderung, Überzeugung (der Individuen), Entscheidung, Ausübung (Implementierung) und Bestätigung (Bestandteil der organisationalen Routine) differenziert wird.

Der Innovationsprozess bzw. hier die Einführung kompetenzorientierter Prüfungsinstrumente und -verfahren hat zusätzliche oder gar parallele Einflüsse auf die äußeren Beziehungen der Schule. So könnten Vernetzungen mit anderen Schulen und ggf. auch mit Hochschulen die Prozesse einer gemeinsamen Entwicklung, Erprobung und einer *eigenen, wechselseitigen oder externen* (hier insbesondere durch Hochschulen) Evaluation von kompetenzorientierten Prüfungen unterstützen.

Für alle drei Varianten existieren bereits entsprechende Projekte (als Models of good practice) und zumindest teilweise auch schon entsprechende Instrumente. Als Beispiel für die Selbstevaluation von Schulen wird bei Roes (2006, S. 10) auf das seitens der Bertelsmann Stiftung angebotene Instrument zur Selbstevaluation von Schulen „SEIS" hingewiesen. Der Stellenwert der Selbstevaluation durch Schulen wird auch bei Huber & Hameyer (2000, S. 78 ff.) für das Forschungswissen zur Schulentwicklung betont. Mit Blick auf den wechselseitigen Austausch von Schulen untereinander wird das Projekt „INIS" (Internationales Netzwerk innovativer Schulen) als besonders wertvoll für die Evaluationsbemühungen in Pflegeschulen empfohlen (www.das-macht-schule.de).

Als ein weiteres Beispiel, in dem es um eine „kritische Evaluation durch Freunde", d. h. durch jeweils drei Schulen in einem Evaluationsverbund geht, soll hier zusätzlich das Projekt „EIVER" (Evaluation im Verbund) herausgestellt werden. In diesem Projekt im Bundesland Hessen werden berufsbildende Schulen in ihrem Evaluationsverbund zusätzlich in der Entwicklung von Evaluationsinstrumenten sowie deren Anwendung und in der Qualitätsentwicklung durch eine Hochschule unterstützt (Institut für Qualitätsentwicklung, 2007). Die Kooperation einer Schule mit einer Hochschule zur „exemplarischen Entwicklung, Erprobung und Evaluation richtlinienorientierter Prüfungsinstrumente" wird am Beispiel des Projektes „Lern- und Leistungskontrollen" verdeutlicht, das die Basis der hier vorgestellten kompetenzorientierten Prüfungsdesigns darstellt. Damit wird zugleich ein Beispiel dafür geliefert, wie eine Schule des Gesundheitswesens in Kooperation mit einer Fachhochschule bei einer auch für die Schulentwicklung wichtigen Innovation seitens des Ministeriums für Arbeit, Gesundheit und Soziales des Landes NRW unterstützt wurde.

Innovationen sind auch im Bereich des Prüfungswesens auf eine intensive Kommunikation und Kooperation angewiesen. Sie fördern Transparenz und fachlichen Austausch im Sinne kollegialer Beratung und leisten somit einen Beitrag zur Organisationsentwicklung. Insgesamt ist die Bedeutung einer Intensivierung der Kommunikation innerhalb der Organisation Schule zur Förderung von Transparenz und einer entsprechenden Fähigkeit und Bereitschaft zur Beteiligung innerhalb der Schule ebenso wie die Kommunikation mit externen Institutionen und Personen – im Sinne einer professionellen Öffentlichkeitsarbeit – nicht zu überschätzen.

Die Entwicklung einer lernenden Organisation Schule nach innen und nach außen bzw. gerade auch Innovationen auf dem Handlungsfeld neuer kompetenzorientierter Prüfungsinstrumente und -verfahren sind ohne Veränderungen auf der personalen Ebene nicht vorstellbar. Hinsichtlich des „organisationalen Lernens", d. h. auf der „Ebene von Aktivitäten", wird bei Roes (2006, S. 6 ff.) die Frage nach der „Innovationsfreudigkeit des Subjekts" aufgeworfen.

Dabei werden (unter Hinweis auf den Kommunikationswissenschaftler Everett Rogers, 2005) fünf für das Subjekt relevante Fragen vorgestellt, die sich auf

a. die potenziellen Vorteile für das Subjekt durch die Neuerung
b. die Kompatibilität einer Innovation mit der eigenen Organisation
c. die Komplexität der Änderung
d. die Möglichkeiten zur Erprobung von Innovationen
e. den Nachweis erster Ergebnisse beziehen (vgl. Roes, 2006, S. 8).

4.3.3 Personalentwicklung

These 3: Kompetenzorientierte Lern- und Leistungsüberprüfungen haben Einfluss auf das Personal und dessen Entwicklungspotenziale.

Angesichts umfangreicher gesetzlicher, administrativer und curricularer Neuregelungen und zahlreicher innovativer Modellversuche in den Berufen der Pflege – also in der Ausbildung der „Gesundheits- und Krankenpflegerinnen/-pfleger bzw. der Gesundheits- und Kinderkrankenpflegerinnen/-pfleger" (2004) sowie des Altenpflegegesetzes (2003) und der entsprechenden Einführung von durchaus heterogenen Richtlinien auf Bundes- und Landesebene (vgl. Sieger & Meyer, 2006) – ist einerseits eine hohe „Innovationsfreudigkeit der Organisation" Schule auf verschiedenen Ebenen und in unterschiedlichen Kontexten – bis hin zur Entwicklung und Anpassung spezifischer Curricula innerhalb der eigenen Schule – erkennbar. Andererseits werden diese hohe Veränderungsdynamik und die damit verbundene Zunahme von Aufgaben von den in der Schule tätigen Personen zunehmend auch als Belastung verstanden (vgl. hierzu z. B. Wagener, 2005).

Ohne dass hier ausführlicher auf Fragen der Personalentwicklung im Rahmen von Schulentwicklung eingegangen werden könnte (vgl. hierzu z. B. Rolff & Schley 2000), ist „Innovationsfreudigkeit des Subjekts" also in hohem Maße von der Beantwortung der unter 4.3.2 dargestellten Fragen (a–e) abhängig: Lehrkräften, Schulleitungen und Schülerinnen sollten also zunächst auch die persönlichen Vorteile bei der Implementierung kompetenzorientierter Prüfungsinstrumente und -verfahren deutlich werden.

Diese wurden eindrucksvoll in der umfangreichen Evaluation des hier grundlegenden Projektes „Lern- und Leistungskontrollen“ (➢ 4.2) nachgewiesen, in der sich eine hohe Akzeptanz kompetenzorientierter Prüfungen bei Schülerinnen, Praxisanleiterinnen sowie insbesondere bei den in die Prüfungen eingebundenen Lehrkräften zeigte. Damit verbunden ist eine entsprechende Beteiligung der angesprochen Gruppen an der Erprobung dieser Innovationen – auch mit Blick auf die Kompatibilität mit der eigenen Organisation bzw. insbesondere auf die Handhabbarkeit kompetenzorientierter Prüfungsdesigns.

Die Frage nach der „Komplexität der Änderung“ macht deutlich, dass gerade Innovationen im Bereich Prüfungswesen auf einem mittleren Komplexitätsniveau anzusiedeln sind. Prüfungsgestaltung ist einerseits Teil des Alltagsgeschäftes von Lehrenden und Schulen. Somit kann für diese Änderungen auf personale Ressourcen und Kompetenzen zurückgegriffen werden. Andererseits weisen die am Innovationsprozess beteiligten Lehrkräfte und Schülerinnen bei der Entwicklung und konkreten Nutzung von innovativen Prüfungsverfahren einen (je nach Ausgangslage unterschiedlich hohen) Unterstützungsbedarf auf, der nach einer bedarfsorientierten Erweiterung der Kompetenzen verlangt.

Damit ergibt sich ein jeweils vom Schulteam zu definierender und zu präzisierender Fortbildungsbedarf, dem einerseits durch schulinterne Fortbildungen zu kompetenzorientierten Prüfungsverfahren begegnet werden kann oder dem durch externe Fortbildungen (z. B. in Kooperation mit Hochschulen) zu entsprechen ist. Im Ergebnis geht es sowohl um eine Nutzung vorhandener personaler Entwicklungspotenziale als auch um eine Erweiterung der Prüfungskompetenz von Lehrkräften und perspektivisch sogar um die Vorbereitung von Schülern auf fächerübergreifende, kompetenzorientierte Prüfungsinstrumente und -verfahren.

4.3.4 Unterrichts- und Curriculumentwicklung

These 4: Kompetenzorientierte Lern- und Leistungsüberprüfungen haben Einfluss auf den Unterricht und werden zugleich durch diesen bestimmt; sie sind Folge (und Bedingung) der Curriculumentwicklung.

Festzustellen ist zunächst, dass kompetenzorientierte Prüfungen als Reaktion bzw. als notwendige Antwort auf gesetzliche und administrative Neuregelungen bzw. kompetenzorientierte Richtlinien, entsprechende schulinterne Curricula und eine stärker an dem Konzept beruflicher Handlungskompetenz orientierte Unterrichtsgestaltung zu verstehen sind. Die hier entwickelten kompetenzorientierten Prüfungsinstrumente und -verfahren wurden explizit auf der Basis der „Ausbildungsrichtlinie für die staatlich anerkannten Kranken- und Kinderkrankenpflegeschulen in NRW“ in Nordrhein-Westfalen entwickelt.

Für diese (noch vom damaligen Ministerium für Gesundheit, Soziales, Frauen und Familie des Landes Nordrhein-Westfalen herausgegebene) Richtlinie stellt Hundenborn (2007a, S. 29 ff.) fest, dass die Wirkung und der Erfolg curricularer Innovationen nicht allein von der Qualität der Curriculumdokumente abhängen würden, sondern dass tragfähige Konzepte und Strategien zu deren Begleitung entscheidend seien. Grundlegend für die o. g. Richtlinie, die von Hundenborn und Kühn (2003) an die aktuellen gesetzlichen Neuerungen angepasst wurde, war der „Entwurf einer empfehlenden Richtlinie für die Kranken- und Kinderkrankenpflegeausbildung“, der von Oelke (1998) vorgelegt worden war. Dieser ursprüngliche Entwurf ist in einem seitens des zuständigen Ministeriums unterstützten Modellversuch, an dem sich 30 Schulen über vier Jahre (1999–2003) beteiligt haben, erprobt worden, sodass entsprechende Erfahrungen für die o. g. Überarbeitung und Anpassung für die Konstruktion der auch aktuell noch gültigen Richtlinie genutzt werden konnten.

Als eher unbefriedigend hatten sich jedoch bereits in diesem Modellversuch sowie unmittelbar anschließend in einem weiteren vom Ministerium für Gesundheit, Soziales, Frauen und Familie des Landes Nordrhein-Westfalen geförderten Forschungsprojekt „Fortbildungsmaßnahmen zum Prüfungswesen in der Pflege“ (Bonse-Rohmann, 2004) der Entwicklungsstand, die Qualität und die berufliche Handlungskompetenz von Lehrkräften hinsichtlich der Durchführung fächerübergreifender, komplexerer und eher handlungsorientierter Prüfungen gezeigt.

In einem parallelen, ebenfalls vom Ministerium für Gesundheit, Soziales, Frauen und Familie des Landes Nordrhein-Westfalen geförderten Forschungsprojekts „Fortbildungsmaßnahmen zur richtlinienorientierten Ausbildungsgestaltung" wurde deutlich, dass ein Kompetenz- bzw. Wissenszuwachs bei den meisten Fortbildungsteilnehmerinnen nicht in dem erwarteten Ausmaß erzielt wurde, da offensichtlich modernere Unterrichtskonzepte immer wieder von tradiertem unterrichtlichem Handlungswissen überlagert wurden (Hundenborn, 2004).

In der Konsequenz bedeutet dieses, dass sich nicht nur der – durch die aktuelle „Ausbildungsrichtlinie für die staatlich anerkannten Kranken- und Kinderkrankenpflegeschulen in NRW" und entsprechend formulierte schulische Curricula – erhobene Anspruch, sondern auch die tatsächliche Umsetzung handlungs- und problemorientierter Unterrichtsmethoden in der Gestaltung von kompetenzorientierten Prüfungen widerspiegeln sollte.

Eine den Konzepten der beruflichen Handlungsorientierung und dem problemorientierten Lernen verpflichtete Unterrichtsgestaltung verlangt nicht nur entsprechende kompetenz- bzw. problemlösungsorientierte Prüfungsinstrumente und -verfahren. Umgekehrt verlangt die Entscheidung, in Prüfungen möglichst berufsnahe bzw. realitätsnahe Handlungskompetenzen messen zu wollen, dass diese in der vorangegangen Unterrichtsgestaltung entsprechend methodisch angelegt, konsequent geübt und von allen Beteiligten (Lehrkräften und Schülerinnen) beherrscht werden.

Insofern gewähren kompetenzorientierte Prüfungen einerseits einen Einblick in die dafür grundlegende Unterrichtsgestaltung und können retrospektiv als Indikator der Handlungs- bzw. Kompetenzorientierung genutzt werden. Anderseits ist bei der Unterrichtsplanung und -gestaltung, d. h. prospektiv, die entsprechend kompetenzorientierte Überprüfung der unterrichtlichen Prozesse stärker selbstorganisierten Lernens zu berücksichtigen. Konkret bedeutet dieses z. B., dass die Formulierung von Erwartungshorizonten von kompetenzorientierten Prüfungsinstrumenten stringent aus dem Unterrichtsprozess abzuleiten ist. Dieses gilt nicht nur für fachlich-inhaltliche Kompetenzen, sondern im gleichen Ausmaß für methodische, sozialkommunikative und personale Kompetenzen, die im Unterricht angestrebt werden, um sie adäquat in kompetenzorientierten Prüfungen messen zu können. Im Sinne einer möglichst hohen Validität setzt also eine fallorientierte Performanz-Prüfung (z. B. zur Kommunikation: „Gespräche führen", „Anleiten und Beraten") voraus, dass entsprechende fallorientierte Rollenspiele im Unterricht vorgestellt, erprobt und reflektiert (mit den Schülerinnen gemeinsam „beurteilt", nicht bewertet) worden sind.

4.3.5 Curriculum- und Richtlinienevaluation, Revision und Weiterentwicklung

These 5: Kompetenzorientierte Lern- und Leistungsüberprüfungen können als Basis der Evaluation von Unterrichtskonzepten, Curricula und Richtlinien genutzt werden.

Die zurzeit in Europa und auch international sehr heterogene „Schulentwicklung durch curriculare Reformen" – so ein aktueller Beitrag von Kuiper & Akker (2006, S. 55 ff.) – spielte sich in der jüngeren Vergangenheit zwischen den völlig gegenläufigen Polen einer zunehmenden *Zentralisierung* ehemals dezentral geregelter Curricula (z. B. Kanada und England) und einer zunehmenden *Dezentralisierung* in anderen Ländern bzw. Bundesländern (z. B. in Schweden, den Niederlanden und NRW) gleichzeitig ab. Für die Zukunft wird einerseits eine mögliche Rückkehr in Richtung einer wieder etwas zunehmenden Zentralisierung bislang curricular eher dezentral orientierter Länder (z. B. Schweden) erwartet, während andererseits für England mit einer am bisherigen Stand gemessenen völligen Umkehr der Entwicklung hin zu einer „vorsichtigen" Dezentralisierung gerechnet wird.

Ein wesentlicher Anlass für eine Revision von Curricula in die eine oder andere Richtung ist ohne Zweifel auch in den erzielten Ergebnissen von Bildungs- bzw. Ausbildungsgängen, d. h. in den Prüfungsergebnissen und der Bewährung von Absolventinnen im Praxisfeld zu sehen. Dabei ist selbstverständlich im Detail zu prüfen, ob mögliche Defizite oder Schwächen bereits in der Konstruktion der

Curricula begründet, in der Implementierung und Dissemination der Curricula (auch hinsichtlich o. g. Prozesse zur Unterstützung der Implementierung von Curricula) oder in der unterrichtlichen Umsetzung von übergeordneten didaktischen Orientierungen und Unterrichtskonzepten im schulischen Alltag zu suchen sind.

In jedem Fall sollten die Summe der Evaluationen und die ggf. erforderlichen Revisionen von schulspezifischen Curricula der einzelnen Gesundheits- und Krankenpflegeschulen zugleich als materielle Basis für eine Evaluation von (zentralen) Richtlinien genutzt werden, um so eine der Curriculumtheorie und -praxis immanente bzw. nach entsprechenden Zeiträumen für dynamische berufliche und gesellschaftliche Felder zwingend erforderliche Revision und Weiterentwicklung auch von Richtlinien für den Unterricht in der Gesundheits- und Krankenpflege bzw. Gesundheits- und Kinderkrankenpflege zu initiieren.

KAPITEL

5 Perspektiven

Die Perspektiven der hier vorgestellten „Kompetenzorientierte(n) Lernerfolgs- und Leistungsüberprüfungen in Gesundheitsberufen“ sind bereits an verschiedenen Stellen (insbesondere in Kapitel 4) angedeutet oder auch schon konkreter dargestellt worden, sodass es folgend vor allem um eine Zusammenfassung und einzelne bislang nicht formulierte Ergänzungen zu 10 zentralen Punkten geht:

1. *Nutzung* der hier exemplarisch entwickelten, erprobten und evaluierten Prüfungsinstrumente und -verfahren für die Implementierung dieser und weiterer kompetenzorientierter Prüfungsdesigns in Verantwortung der eigenen Schule;
2. *Integration* der komplexen Prozesse der Entwicklung, Erprobung und Evaluation von innovativen Prüfungsdesigns in die jeweils spezifische Schulentwicklung – Organisations-, Personal- und Curriculum-/Unterrichtsentwicklung – der eigenen Schule;
3. *Vernetzung* der eigenen Innovationsprozesse zur Implementierung kompetenzorientierter Lernerfolgs- und Leistungsüberprüfungen mit dem Qualitätsmanagement bzw. der Evaluation der eigenen Schulentwicklung im Verbund mit weiteren Schulen in einer vergleichbaren Situation;
4. *Erweiterung* der Prüfungskompetenzen von Lehrkräften als Aufgabe der Personalentwicklung durch schulinterne Lehrerfortbildungen und/oder in Kooperation mit Hochschulen und externen Bildungsträgern;
5. *Evaluation* von Unterricht – insbesondere auch dessen methodischer Gestaltung unter dem Anspruch beruflicher Handlungskompetenz – und Evaluation schulspezifischer Curricula auf der Basis der Evaluation von kompetenzorientierten Prüfungen;
6. *Weiterentwicklung* von Unterricht unter dem Anspruch der Konzepte „Handlungsorientierung“, „Erfahrungsorientierung“ und „problemlösenden Lernens“ im Sinne grundlegender unterrichtsmethodischer Innovationen;
7. *Kooperation* mit weiteren Schulen der Region, Gesundheitsämtern, Bezirksregierung und Ministerien zur Qualitätskontrolle von Prüfungsinstrumenten und -verfahren;
8. *Revision* dezentraler schulspezifischer Curricula und Beitrag zur Evaluation und Revision zentraler Richtlinien für die Ausbildung in der Gesundheits- und Krankenpflege bzw. Gesundheits- und Kinderkrankenpflege;
9. *Prozess- und Kompetenzorientierung* von Prüfungsverordnungen erweitern, um bereits im Ausbildungsverlauf einzelne Lernbereiche/Lernfelder/Module verbindlich zu überprüfen und damit bereits die Staatsexamensprüfung zu entlasten;
10. *Transfer* der hier exemplarisch entwickelten, erprobten und evaluierten Prüfungsinstrumente und -verfahren zur Entwicklung und Implementierung analoger kompetenzorientierter Prüfungsdesigns in anderen Berufen des Gesundheitswesens.

Literaturverzeichnis

Achtenhagen, F.: Ausdifferenzierung beruflicher Kompetenzprofile nach Wissensarten bei gleichzeitiger Berücksichtigung von Motivation und Metakognition. In: BMBF (Hrsg.): Expertise zu den Konzeptionellen Grundlagen für einen Nationalen Bildungsbericht – Berufliche Bildung und Weiterbildung/Lebenslanges Lernen. Bildungsreform Band 8. Berlin 2004, S. 20–29.

Achtenhagen, F., Tramm, T.: Übungsfirmenarbeit als Beispiel handlungsorientierten Lernens in der kaufmännischen Berufsbildung. In: Friede, C., Sonntag, K. (Hrsg.): Berufliche Kompetenz durch Training. Moderne Berufsbildung, Band 14. Sauer, Heidelberg 1993, S. 161–184.

Allendorf, O.: Lernerfolgsüberprüfung im Lernfeldkonzept mit Projektarbeit. In: Landesinstitut für Schule (Hrsg.): Steigerung der Effizienz neuer Lernkonzepte und Unterrichtsmethoden in der dualen Berufsausbildung (SELUBA). Werkstattbericht, Heft 5. Soest 2002, S. 54–72.

Altrichter, H., Rolff, H.-G.: Theorie und Forschung in der Schulentwicklung. Journal für Schulentwicklung 4 (2000), S. 4–8.

Atteslander, P.: Methoden der empirischen Sozialforschung. 10. Auflage. Walter de Gruyter GmbH & Co. KG, Berlin, New York 2000.

Austin, J. L.: Zur Theorie der Sprechakte (How to Do Things with Words). Reclam-Verlag, Stuttgart 1972.

Bader, R. Handlungsorientierung als didaktisch-methodisches Konzept der Berufsausbildung. In: Bader, R., Müller, M. (Hrsg.): Unterrichtsgestaltung nach dem Lernfeldkonzept. W. Bertelsmann Verlag, Bielefeld 2004, S. 61–68.

Bader, R.: Lernfelder konstruieren – Lernsituationen entwickeln. Die berufsbildende Schule 55 (2003), S. 210–217.

Bader, R., Müller, M. (Hrsg.): Unterrichtsgestaltung nach dem Lernfeldkonzept. W. Bertelsmann Verlag, Bielefeld 2004.

Bader, R., Schäfer, B.: Lernfelder gestalten. Vom komplexen Handlungsfeld zur didaktisch strukturierten Lernsituation. Die berufsbildende Schule 50 (1998), S. 229–234.

Bader, R., Sloane, P.F.E. (Hrsg.): Bildungsmanagement im Lernfeldkonzept: Curriculare und organisatorische Gestaltung. Eusl-Verlagsgesellschaft, Paderborn 2002.

Bader, R., Sloane, P.F.E. (Hrsg.): Lernen in Lernfeldern: Theoretische Analysen und Gestaltungsansätze zum Lernfeld-Konzept. Eusl-Verlagsgesellschaft, Markt-Schwaben 2000.

Bayrisches Staatsministerium für Unterricht und Kultus: Lehrplanrichtlinien für die Berufsfachschule für Krankenpflege und für Kinderkrankenpflege. (2005) Unter: http://www.isb.bayern.de/isb/download.asp?DownloadFileID=58bd3bad5e66e42aa03fb2c34d7efa06. Letzte Änderung: k. A., Datum des Abrufs: 04.06.2007.

BEA – Wirtschafts- und Organisationsberatung GmbH (2005). Unter: http://www.bea-beratung.de/page_glossar.htm. Letzte Änderung: 20.05.2005. Datum des Abrufs: 23.05.2005.

Berchtold, S., Stock, M.: Wo ist das Denken im handlungsorientierten Unterricht? (2006) Unter: http://www.bwpat.de/ausgabe10/berchtold_stock_bwpat10.pdf. Letzte Änderung: k. A., Datum des Abrufs: 04.06.2007.

Bloom, B.S.: Taxonomie of educational Objectives: The classification of educational goals. Handbook 1. Cognitive domain. McKay: New York 1956.

Bonse-Rohmann, M. Gesundheitsverhalten und Gesundheitsbildung von Auszubildenden. Ein empirischer Beitrag aus berufs- und wirtschaftspädagogischer Perspektive. Europäische Hochschulschriften, Reihe 11, Band 778. Peter Lang, Frankfurt am Main 1999.

Bonse-Rohmann, M.: Fortbildungsmaßnahmen zum Prüfungswesen in der Pflege. Unveröffentlichter Forschungsbericht (Schlussbericht) im Auftrag des Ministeriums für Gesundheit, Soziales, Frauen und Familie des Landes Nordrhein-Westfalen. Fachhochschule Bielefeld 2004.

Bonse-Rohmann, M., Burchert, H., Evers, T., Hüntelmann, I.: Die Anrechnung vorgängigen Lernens auf ausgewählte Hochschulstudiengänge. DGWF. Hochschule und Weiterbildung 1 (2006), S. 72–80.

Bonse-Rohmann, M., Sohr, S.: Bewertung von Schlüsselkompetenzen in „Performance"-Prüfungen: „Ich habe mich erstmals auf eine Prüfung gefreut!". In: Sohr, S., Bonse-Rohmann, M. (Hrsg.): Schlüsselkompetenzen für Gesundheitsberufe. G. Conrad Verlag für Gesundheitsförderung, Gamburg 2005.

Bortz, J., Döring, N.: Forschungsmethoden und Evaluation. Für Human- und Sozialwissenschaftler. 3., überarbeitete Auflage. Springer-Verlag, Berlin 2003.

Brunner, I., Schmiedinger, E. Portfolio – ein erweitertes Konzept der Leistungsbeurteilung. Erziehung und Unterricht 147 (1997), S. 1072–1086.

Buddensiek, W.: Entscheidungstraining im Methodenverbund – Didaktische Begründung für die Verbindung von Fallstudie und Simulationsspiel. In: Keim, H. (Hrsg.): Planspiel. Rollenspiel. Fallstudie. Wirtschaftsverlag Bachem, Köln 1992.

Bundesinstitut für berufliche Bildung (BIBB). (2005). Unter: http://www.bibb.de/redaktion/altenpflege_saarland/lernfeld/lernfeld_start.htm. Letzte Änderung: k. A., Datum des Abrufs: 23.05.2005.

Bundesinstitut für berufliche Bildung (BIBB). (2005a). Unter: http://www.bibb.de/redaktion/krankenpflege/materialien/lernfeldkonzept_02a.htm#. Letzte Änderung: k. A., Datum des Abrufs: 24.05.2005.

Depping, D.: Pool von Prüfungsformen und Aufgabentypen. Unterricht Pflege 9 (2004), S. 12–19.

Depping, D. Portfolio. Unterricht Pflege 9 (2004a), S. 24–25.

Depping, D., Rüller, H.: Gruppenarbeit. Unterricht Pflege 9 (2004), S. 28–33.

Depping, D., Schneider, K.: Präsentation. Unterricht Pflege 9 (2004, S. 38–42.

Depping, D., Schneider, K.: Klausuren: Fachkompetenz überprüfen und bewerten. Unterricht Pflege 8 (2003), S. 31–35.

Deutscher Bildungsrat: Strukturplan für das Bildungswesen. Klett Verlag, Stuttgart 1970.

Deutscher Bundestag: Begründung zum Gesetz über die Berufe in der Krankenpflege. Drucksache des Deutschen Bundestages 15/13 (2003).

Diekmann, A.: Empirische Sozialforschung. Rowohlts Enzyklopädie, Hamburg 1997.

Dubs, R.: Unterrichtsentwicklung im Rahmen von Schulentwicklung. Die Bedeutung der Curriculum-, der Unterrichts- sowie der Lehr-Lern-Theorie als Bezugstheorien. Journal für Schulentwicklung 4 (2000), S. 60–71.

Ebbinghaus, M., Schmidt, J.: Prüfungsmethoden und Aufgabenarten. W. Bertelsmann Verlag, Bielefeld 1999.

Elsbernd, A., Glane, A.: Ich bin doch nicht aus Holz. Ullstein Mosby, Berlin 1996.

Emer, W. et al. (Hrsg.): Wie im richtigen Leben. Projektunterricht für die Sekundarstufe II. Oberstufen-Kolleg, Bielefeld 1991.

Erpenbeck, J., v. Rosenstiel, L.: Handbuch Kompetenzmessung. Erkennen, verstehen und bewerten von Kompetenzen in der betrieblichen, pädagogischen und psychologischen Praxis. Schäffer-Pöschel Verlag, Stuttgart 2003.

Finanzielle Unterstützung, Mutterschaftsgeld. Unter: http://www.schwanger-in-goettingen.de/finanz.htm. Letzte Änderung: k. A., Datum des Abrufs: 06.06.2007.

Frey, K.: Die Projektmethode. Der Weg zum bildenden Tun. 8., überarbeitete Auflage. Beltz Verlag, Weinheim, Basel, 1998.

Friebertshäuser, B.: Interviewtechniken – ein Überblick. In: Friebertshäuser, B., Prengel, A. (Hrsg.): Handbuch Qualitativer Forschungsmethoden in der Erziehungswissenschaft. Juventa, Weinheim 1997, S.371–395.

Gage, N.L., Berliner, D.C.: Pädagogische Psychologie. 5., vollständig überarbeitete Auflage. Beltz – Psychologie Verlags Union, Weinheim 1996.

Gudjons, H.: Schritte und Merkmale eines Projektes. Unterricht Pflege 8 (2003), S. 2–7.

Gudjons, H.: Handlungsorientiert lehren und lernen. Schüleraktivierung – Selbsttätigkeit – Projektarbeit. 6., überarbeitete und erweiterte Auflage. Verlag Julius Klinkhardt, Bad Heilbrunn 2001.

Häcker, T.: Portfolio als Instrument der Kompetenzdarstellung und reflexiven Lernprozesssteuerung. (2005) Unter: http://www.bwpat.de/ausgabe8/haecker_bwpat8.shtml. Letzte Änderung: k. A., Datum des Abrufs: 21.03.2007.

Handgraaf, M., Klemme, B., Nauerth, A.: Entwicklung eines Prüfungsinstrumentes zum Clinical Reasoning in der Physiotherapie. (2004) Unter: http://www-bib.fh-bielefeld.de/docs/volltexte.html. Letzte Änderung: k. A., Datum des Abrufs: 09.11.2005.

Hobbs, P.: Professionelles Projektmanagement: Moderne Verlagsgesellschaft, Landsberg am Lech 2002.

Heckhausen, H.: Motivation und Handeln. Springer Verlag, Berlin 1989.

Hessisches Sozialministerium: Entwurf Rahmenlehrplan für die Gesundheits- und Krankenpflege und Gesundheits- und Kinderkrankenpflege in Hessen auf der Basis der Ausbildungs- und Prüfungsverordnung für die Berufe in der Krankenpflege (KrPflAPrV) vom 10. November 2003. (2005) Unter: http://www.sozialnetz.de/global/show_document.asp?id=aaaaaaaaaaar/dd. Letzte Änderung: k. A., Datum des Abrufs: 04.06.2007.

Horster, L., Rolff, H.-G.: Unterrichtsentwicklung und Schulentwicklung. In: Kalb, P.E. (Hrsg.): Was Schulen bewegt – Auf dem Weg zur „guten Schule". (ohne Verlag), Weinheim, Basel 2001.

Huber, S., Hameyer, U.: Schulentwicklung in deutschsprachigen Ländern – Zum Stand des Forschungswissens. Journal für Schulentwicklung 4 (2000), S. 78–96.

Huber-Hanhart, G.: Mit Portfolio zur Kompetenzkultur. (2006) Unter: http://www.bfg.tg.ch/xml_46/INTERNET/de/application/d1948/f1950.cfm. Letzte Änderung: k. A., Datum des Abrufs: 25.06.2007.

Hundenborn, G.: Fortbildungsmaßnahmen zur richtlinienorientierten Ausbildungsgestaltung in der Pflege. Unveröffentlichter Forschungsbericht (Schlussbericht) im Auftrag des Ministeriums für Gesundheit, Soziales, Frauen und Familie des Landes Nordrhein-Westfalen. Deutsches Institut für angewandte Pflegeforschung e. V., Köln 2004.

Hundenborn, G.: Fallorientierte Didaktik in der Pflege. Grundlagen und Beispiele für Ausbildung und Prüfung. Elsevier, Urban & Fischer; München, Jena 2007.

Hundenborn, G.: Vom Papier in den Unterricht – Curriculumentwicklung in Nordrhein-Westfalen. PADUA – Die Fachzeitschrift für Pflegepädagogik 2 (2007a), S. 29–34.

Hundenborn, G.: Darlegung und Begründung des Kompetenzansatzes nach dem neuen Krankenpflegegesetz. In: Dokumentation der MAGS-Fachtagung „Lernerfolgsüberprüfungen bei Ausbildungen nach dem neuen Krankenpflegegesetz (KrPflG). Ministerium für Arbeit, Gesundheit und Soziales des Landes NRW, Düsseldorf 2005.

Hundenborn, G., Knigge-Demal, B.: Unveröffentlichtes Gutachten für die Landeskommission zur Erstellung eines landeseinheitlichen Curriculums als empfehlende Ausbildungsrichtlinie für die Kranken- und Kinderkrankenpflegeausbildung. Beschreibung von Berufssituation und Qualifikationen in der Kranken- und Kinderkrankenpflegeausbildung. Ministerium für Arbeit, Gesundheit und Soziales des Landes NRW, Düsseldorf 1995.

Institut für Aus-, Weiter- und Fortbildung Medizinische Fakultät Universität Bern (IAWF): Kompetent prüfen. Handbuch zur Planung, Durchführung und Auswertung von Facharztprüfungen. Verbindung der Schweizer Ärzte FMH

Österreichischen Ärztekammer ÖÄK. (1999) Unter: http://www.iawf.unibe.ch/aae/redirect.asp?ID=74. Letzte Änderung: k. A., Datum des Abrufs: 04.04.2007.

Institut für Qualitätsentwicklung (IQ): Kritische Freunde: Peer-Evaluation an hessischen Schulen. 1. Aufl. Wiesbaden 2007.

Jäger, R. S.: Von der Beobachtung zur Notengebung. Ein Lehrbuch. Empirische Pädagogik e.V., Landau 2001.

Jank, W., Meyer, H.: Didaktische Modelle. 5., völlig überarbeitete Auflage. Cornelsen Verlag, Berlin 2002.

Jünger, J., Nikendei, C., Kompetenzzentrum Prüfungen (Hrsg.): OSCE Prüfungsvorbereitung Innere Medizin. Georg Thieme Verlag, Stuttgart 2005.

Kaiser, A.: Sinn und Situationen. Grundlinien einer Didaktik der Erwachsenenbildung. Verlag Julius Klinkhardt, Bad Heilbronn 1985.

Kaiser, F.-J. (Hrsg.): Die Fallstudie. Verlag Julius Klinkhardt, Bad Heilbrunn/Obb. 1983.

Kaiser, F.-J., Pätzold, G. (Hrsg.): Wörterbuch Berufs- und Wirtschaftspädagogik. Gemeinschaftsverlag Julius Klinkhardt und Handwerk und Technik, Bad Heilbrunn, Hamburg 1999.

Kauffeld, S., Kühnert, S., Wittrahm, A.: Psychologische Grundlagen der Altenarbeit. F. Dümmler's Verlag, Bonn 1995.

Keim, H. (Hrsg.): Planspiel. Rollenspiel. Fallstudie. Zur Praxis und Theorie lernaktiver Methoden. Wirtschaftsverlag Bachem, Köln 1992.

Kerzner, H.: Projektmanagement. Ein systemorientierter Ansatz zur Planung und Steuerung. mitp-Verlag, Bonn 2003.

Klemme, B., Walkenhorst, U.: Workshop Ergotherapie und Physiotherapie. 6. November 2003. Workshop-Reader. Fachhochschule Bielefeld, Bielefeld 2004.

Klieme, E. et al.: Zur Entwicklung nationaler Bildungsstandards. Eine Expertise. Bundesministerium für Bildung und Forschung, Bonn 2003.

Klippert, H.: Projektwochen. Beltz – Psychologie Verlags Union, Weinheim 1985.

KMK (Sekretariat der ständigen Konferenz der Kultusminister): Handreichungen für die Erarbeitung von Rahmenlehrplänen der Kultusministerkonferenz (KMK) für den berufsbezogenen Unterricht in der Berufsschule und ihre Abstimmung mit den Ausbildungsordnungen des Bundes für anerkannte Ausbildungsberufe. Bonn 2000, Fassung vom 15.09.2000.

KMK (Sekretariat der Ständigen Konferenz der Kultusminister): KMK-Handreichungen für die Erarbeitung von Rahmenlehrplänen der Kultusministerkonferenz (KMK) für den berufsbezogenen Unterricht in der Berufsschule und ihre Abstimmung mit Ausbildungsordnungen des Bundes für anerkannte Ausbildungsberufe. Bonn 1999: 05.02.1999.

KMK (Sekretariat der Ständigen Konferenz der Kultusminister): Rahmenvereinbarung über die Berufsschule. Beschluss der Kultusministerkonferenz vom 14./15.03.1991. Bonn 1991.

Kuiper, W.A.J.M., Akker, J. van den: Schulentwicklung durch curriculare Reformen. Zwischenstand einer Analyse in europäischen Ländern. Journal für Schulentwicklung 10 (2006) S. 55–64.

Kujumdshjev, S.: OSCE – das neue Prüfungssystem. (2005) Unter: http://www.thieme.de/viamedici/studienort_frankfurt/klinik/osce.html. Letzte Änderung: 12.08.2004. Datum des Abrufs: 07.10.2005.

Kultusministerium des Landes Sachsen-Anhalt: Anregungen zur Umsetzung der Lernfelder des Rahmenlehrplans der Kultusministerkonferenz für den Ausbildungsberuf Industriekaufmann/Industriekauffrau. Halle 2003.

Kuster, J., Huber, E., Lippmann, R., Schmid, A., Schneider, E., Witschi, U., Wüst, R.: Handbuch Projektmanagement: Springer Verlag, Berlin 2006.

Landesinstitut für Lehrerfortbildung, Lehrerweiterbildung und Unterrichtsforschung von Sachsen-Anhalt (LISA) (Hrsg.): Lernfelder in der Schule gestalten. Halle 2002.

Lienert, G., Raatz, U.: Testaufbau und Testanalyse. 6. Auflage. Beltz – Psychologie Verlags Union, Weinheim 1998.

Lissmann, U.: Probleme und Möglichkeiten der Schülerbeurteilung. Empirische Pädagogik e. V., Landau 1997.

Litke, H-D.: Projektmanagement. Handbuch für die Praxis. Konzepte – Instrumente – Umsetzung. Hanser, München 2005.

Lux, U.: Gesundheitsförderung am Arbeitsplatz Krankenhaus. 1. Auflage. Hartung-Gorre Verlag, Konstanz 1999.

Mayring, P.: Qualitative Inhaltsanalyse. Grundlagen und Techniken. Beltz – Psychologie Verlags Union, Weinheim 1983.

Mayring, P.: Einführung in die qualitative Sozialforschung. Eine Anleitung zu qualitativem Denken. Beltz – Psychologie Verlags Union, Weinheim 1996.

Medizinische Hochschule Hannover: Anlage 3 der Prüfungsordnung des Modellstudiengangs Medizin der MHH. (2005) Unter: http://www.mh-hannover.de/uploads/media/Anlagen_1-3_PO_140905_01.pdf. Letzte Änderung: k. A., Datum des Abrufs: 16.11.2005.

Medizinische Hochschule Hannover. (2005a) Unter: http://www.mh-hannover.de/studium/infos/glossar/tests.html. Letzte Änderung: k. A., Datum des Abrufs: 24.06.2005.

Meisel, M. (2005) http://www.pflege-partner.de/Ausbildung/Berufe/altenpfl06.html. Letzte Änderung: k. A., Datum des Abrufs: 24.06.2005.

Meyer, H.: Leitfaden zur Unterrichtsvorbereitung. 12. Auflage. Cornelsen-Verlag, Frankfurt am Main 2003.

Mietzel, G.: Pädagogische Psychologie der Lernens und Lehrens. 6., korrigierte Auflage. Hogrefe, Göttingen 2001.

Mietzel, G.: Pädagogische Psychologie der Lernens und Lehrens. Hogrefe, Göttingen 1998.

Ministerium für Gesundheit, Soziales, Frauen und Familie des Landes NRW (MGSFF NRW): Ausbildungsrichtlinie für die staatlich anerkannten Kranken- und Kinderkrankenpflegeschulen in NRW. Düsseldorf 2003.

Murphy, S., Smith, M. A.: Writing Portfolios. A Bridge from Teaching to Assessment. Pippin Publications, Markham, Ontario 1992.

Nikendei C., Jünger J.: OSCE – praktische Tipps zur Implementierung einer klinisch-praktischen Prüfung. GMS Zeitschrift für Medizinische Ausbildung 23 (2006), Doc47.

Ott, B.: Grundlagen des beruflichen Lernens und Lehrens. Cornelsen Verlag, Berlin 2000.

Pätzold, G.: Berufliche Handlungskompetenz. In: Kaiser, F.-J., Pätzold, G. (Hrsg.): Wörterbuch Berufs- und Wirtschaftpädagogik. Gemeinschaftsverlag Julius Klinkhardt & Handwerk und Technik, Bad Heilbrunn, Hamburg 1999, S. 57–58.

Panke-Kochinke, B.: Pflege neu lernen. Pflegemagazin 4 (2003), S. 14–31.

Panke-Kochinke, B.: Die Lernsituation – Konstruktion und Erfahrung. PrInterNet/PflegePädagogik 3 (2005), S. 139–151.

Price, B.: Problem- und forschungsorientiertes Lernen. Praxishandbuch für Lernende und Lernbegleiter in der Pflege. Hans Huber Verlag, Bern 2005.

Reetz, L.: Situierte Prüfungsaufgaben. Die Funktion von Situationsaufgaben in Abschlussprüfungen des Dualen Systems der Berufsausbildung. 2005. Unter: http://www.bwpat.de/ausgabe8/reetz_bwpat8.pdf. Letzte Änderung: k. A., Datum des Abrufs: 14.03.2007.

Reetz, L., Seyd, W.: Curriculare Strukturen beruflicher Bildung. In: Arnold, R., Lipsmeier, A. (Hrsg.): Handbuch der Berufsbildung. Leske + Budrich, Opladen 1995, S. 203–219.

Richter, H.: Lernerfolgsüberprüfung im Lernfeldkonzept. In: Landesinstitut für Schule (Hrsg.): Steigerung der Effizienz neuer Lernkonzepte und Unterrichtsmethoden in der dualen Berufsausbildung (SELUBA). Werkstattbericht, Heft 5. Soest 2002.

Roes, M.: Handeln und Verwandeln. Schulentwicklung ist Organisationsentwicklung. PADUA – Die Fachzeitschrift für Pflegepädagogik 1 (2006), S. 6–12.

Rolff, H.-G., Schley, W.: Bezugstheorien aus der Personalentwicklung. Journal für Schulentwicklung 4 (2000), S. 60–71.

Ruthemann, U.: Aggression und Gewalt im Altenheim. Verständnishilfen und Lösungswege für die Praxis. Recom-Verlag, Basel 1993.

Sacher, W.: Leistungen entwickeln, überprüfen und beurteilen. Verlag Julius Klinkhardt, Bad Heilbrunn 2004.

Schewior-Popp, S.: Lernsituationen planen und gestalten. Handlungsorientierter Unterricht im Lernfeldkonzept. Georg Thieme Verlag: Stuttgart, New York 2005.

Schewior-Popp, S.: Handlungsorientiertes Lehren und Lernen in Pflege- und Rehabilitationsberufen. Georg Thieme Verlag, Stuttgart, New York 1998.

Schewior-Popp, S., Lauber, A.: Gemeinsam lernen – vernetzt handeln. Curriculum für die integrierte Pflegeausbildung. Georg Thieme Verlag, Stuttgart, New York 2003.

Schmidt, S., Schott, E.: Strategisches Projektmanagement. Springer Verlag, Berlin 2005.

Schneider, K.: Theoretische Grundlagen zum Lernfeldkonzept. In: Workshopreader – Lernfelder in der Pflegeausbildung – Utopie oder Wirklichkeit? Robert-Bosch-Stiftung, 2004.

Schneider, K.: Strukturlegeplan. Unterricht Pflege 9 (2004a), S. 34–37.

Schneider, K.: Beurteilung und Bewertung – ein Spannungsbogen zwischen fördern und fordern. Unterricht Pflege 8 (2003), S. 4–16.

Schrauth, M.: Praktische Prüfungen sind machbar. 2005. Unter: http://www.egms.de/en/journals/zma/2005-22/zma000020.zhtml. Letzte Änderung: k. A., Datum des Abrufs: 07.10.2005.

Schwarz-Govaers, R.: Lernfeld- und problemorientiert prüfen – Prüfungen in einem lernfeld- und problemorientierten Curriculum. PrInterNet/PflegePädagogik 12 (2006), S. 655–664.

Schweizerischer Bildungsserver. 2005. Unter: http://www.educa.ch/dyn/9.asp?url=97365%2Ehtm. Letzte Änderung: k. A., Datum des Abrufs: 24.06.2005.

Sieger, M., Meyer, G.: Panorama – innovative Pflegeausbildung im Vergleich. PADUA – Die Fachzeitschrift für Pflegepädagogik 1 (2006), S. 54.

Tenkleve, E., Thobe, M.: Gewalt – (k)ein Thema in der Krankenpflegeausbildung? Unveröffentlichte Diplomarbeit an der Katholischen Fachhochschule Norddeutschland, Abteilung Osnabrück, 31.07.1997.

Thobe, M.: Ursachen für Gewalt in der Pflege. Unveröffentlichte Unterrichtsmaterialien. Stand: Dezember 2006.

Wagener, S.: Zur Gesundheit von Lehrkräften an Pflegeschulen. In: Bonse-Rohmann, M., Freese, C. (Hrsg.): Gesundheitsförderung für Gesundheitsberufe – Beiträge zur gesundheitsberuflichen Bildung. G. Conrad Verlag für Gesundheitsförderung, Gamburg 2005, S. 120–130.

Walzik, S.: Fachkompetenzen vs. Sozialkompetenzen – Parallelen und Probleme bei der Förderung und Prüfung. In: Pätzold, G., Walzik, S. (Hrsg.): Methoden- und Sozialkompetenzen – ein Schlüssel für die Wissensgesellschaft? W. Bertelsmann Verlag, Bielefeld 2000, S. 5–16.

Winter, F.: Leistungsbewertung. Eine neue Lernkultur braucht einen anderen Umgang mit den Schülerleistungen. Schneider-Verlag Hohengehren, Baltmannsweiler 2004.

Wirth, U. (Hrsg.): Performanz. Zwischen Sprachphilosophie und Kulturwissenschaften. Suhrkamp, Frankfurt 2002.

Zöfel, P.: Statistik verstehen. Ein Begleitbuch zur computergestützten Anwendung. Addison-Wesley Verlag, München 2001.

Rechtsquellenverzeichnis

Ausbildungs- und Prüfungsverordnung für die Berufe in der Krankenpflege (KrPflAPrV) vom 10.11.2003 (Bundesgesetzblatt Jahrgang 2003 Teil I, S. 2263).

Berufsbildungsgesetz (BBiG) vom 23. März 2005 (BGBl. I S. 931).

Gesetz über die Berufe in der Krankenpflege (Krankenpflegegesetz – KrPflG) vom 16.07.2003 (Bundesgesetzblatt Jahrgang 2003 Teil I, S. 1442).

Schulgesetz für das Land Nordrhein-Westfalen (Schulgesetz NRW – SchulG) vom 15.02.2005 (Gesetz- und Verordnungsblatt für das Land Nordrhein-Westfalen – Nr. 8, S. 102).

Sachregister

7045750R00108

Printed in Germany
by Amazon Distribution
GmbH, Leipzig